理解
·

现实
·
困惑

如何成为一名整合健康教练

[原书第2版]

HOW TO BE A HEALTH COACH: AN INTEGRATIVE WELLNESS APPROACH

[Second Edition]

[美] 梅格·乔丹 / 著

Meg Jordan, PhD, RN

骆宏 许维娜 武敏 / 译

中国纺织出版社有限公司

本书中的信息无意取代卫生保健专业人员的医疗建议。

通过参与、使用全球医药企业（Global Medicine Enterprises）提供的本课程材料，你认可并同意：作为健康倡导者或教练，你对你的业务和实践的所有方面负责，并且你未获得全球医药企业的赞助或支持，或以其他方式与全球医药企业有关联。全球医药企业不以任何方式承担因你的教练或健康宣传业务的行为而产生的索赔或责任；对你的业务、实践行为或你使用此类课程和材料、包含在此类课程和材料中的信息、建议和技术可能导致的任何责任、损失或损害予以免责。

界定医疗或其他保健领域的法律明确规定，应由那些有执照提供某类服务的人提供规定服务。这些法律因地而异，服务的提供取决于需要独立判断和决策的具体情况。

致读者：这本书使用"它们""他们""她们"作为人称代词，这是基于常见的口语用法和包容性的风格选择的。"健康教练"这个词是为了方便而使用的，包括整合健康教练。

"假如你知道……你会怎么做?"

感谢我的老师们,他们教会了我可靠的科学理论;感谢我的学生们,他们探索了合作学习的艺术;感谢我的客户们,他们慷慨地分享了他们的健康之旅。

中文版序

现在，成为教练的最佳时机

文 / 梅格·乔丹（Meg Jordan）

寻找更好的方式

我在医疗机构工作了 30 年，工作单位包括从重症监护到康复计划的各种部门，但我发现，我和同事们仍然用着命令式、权威式的语言和方式与患者沟通，近乎告诫甚至是责备患者以改善他们不健康的生活方式。患者经常因为不听话或不遵从医嘱而受到指责——当然，这种方式很少达到预期的结果。现在回想起来，我感到很尴尬。本书的出现正是源于寻找更好方式的愿望。

我很高兴看到你拿起这本书，而且想成为一名健康教练。很多人以为健康教练是在医学领域中发展起来的，但事实并非如此。教练的高级技能是在商业领域中发展起来的，所以我选择从杰出的商业领袖那里学习健康教练的技能，然后将这个商业模式的一些方面迁移到医疗领域，并结合认知行为疗法、动机性访谈和跨理论模型的洞见进行改进。当今，行为改变、意志力、自我效能感和成长型思维的理论正在重新激发我们与人们合作的方式。在运动心理学方面，新思想正在发展，一些更有效的方法（如心理预演和引导想象）正在被应用。越来越多的功能磁共振成像（fMRI）研究探索了神经可塑性——新神经网络和细胞形成的能力，我们对人类大脑的认识在增加，这也引起了人们对正念培训和冥想越来越浓厚的兴趣。同时，健康、社会心理学和人际神经生物学的跨学科工作为创伤后成长、人类适应力和繁荣发展提供了新的信息。

转变方式，享受身心健康

所有这一切都集中在这样一个关键时刻：现在，是成为一名职业教练的最佳时机。2016 年，中国发布了《"健康中国 2030"规划纲要》，提出了建设健康中国的目标和任务，加速了从治疗疾病到关注人民健康的转型。人们普遍认为，现代社会中不断上升的慢性疾病发病率，约 75% 是由不良生活方式选择以及与健康有关的社会和心理因素造成的。这些因素包括行为风险，例如不充分的运动、营养不良、缺乏高质量睡眠、无法控制的工作或家庭压力，以及缺乏亲密关系；还包括孤独和社交隔离、辍学、住房不安全、食物短缺、不安全的社区、忽视或虐待的养育。人们不愿意做好自己的事情的主要原因不是缺乏知识，而是现代生活制造了许多障碍，这些障碍在我们的日常生活中变得如此常态化，以至于我们看不见它们。这需要一个训练有素的专业教练来帮助你确定价值和优势，把你的目标与你生活的更大愿景联系起来，沿着复杂的变化过程前进，跟踪进展，负起责任，转变观点，增强自我意识，实现你想要的目标。这需要相当大的工作量！健康教练可能是医疗保健领域的最新参与者，但他们面临着与客户打交道的重大挑战。这就是为什么他们需要顶级的培训和教育支持。

自 2017 年以来，健康教练的教育和培训取得了惊人的进展。最显著的进展是教育和培训的基准与标准的提出，这基于越来越多的教练心理学研究机构以及国际专家和众多作者们在实践指南方面合作的有效努力。我对自己一生中所拥有的幸运和特权心怀感恩，在正确的时间和正确的地点，作为美国加州整合大学（CIIS）的整合健康教授、精神病学护士以及临床医学人类学家，我与杜克大学、明尼苏达大学、范德堡大学、亚利桑那大学、美国退伍军人管理局（Veterans Administration）健康系统以及私营培训公司的同事一起，致力于建立美国首个国家整合健康教练委员会认证。我还与他人合作撰写了第一篇经过同行评议的健康教练教育培训论文，以及有关如何教练服务不足的人群、教练和心理治疗之间的差异以及健康教练在全球公共卫生事件中的作用的文章。这些论文成为近几年引用率很高的文献，被认为是该领域的开创性、划时代的文章。本教科书中包括对这些论文的介绍。

我与您分享这些内容是为了让您知道，该领域的爆炸式增长对许多需要教练作为伙伴来改善生活的个人、家庭和团体来说是一个好消息。随着更多的教练愿意学习本教科书中描述的循证方法和理论，并在高水平的教育培训、大学和学院中展示他们的实际技能，越来越多的人将享受到身心健康的感觉，无论他们在疾病—全面健康连续体上处于什么位置。健康是一种心理和身体状态的动态过程，是每一刻做出更健康的选择并建立支持基础设施以维持这些选择的决策。

如何成为一名优秀的健康教练？您已经迈出了第一步——拿到了这本书。阅读、实践、观看演示、勇敢尝试、试错、坦诚地接受反馈、接受指导、保持决心，您会成功的。这本教材极大地受益于学生对早期版本的反馈。新版本提供了充足的练习机会，涉及样例对话的模板、交互式练习、讨论要点，还列举了大量与反思、重构和强有力的问题有关的案例，可供您练习。

致谢

我非常高兴看到我毕生的工作如今呈现在这本首次被译为中文版的书中。我非常感激一路上的许多优秀合作者，包括最初提出中文版想法的市场推广专家任月，以及我的学生、经验丰富的注册护士和健康教练董钰斌，她在美国加州整合大学学习，也是我在中国的教学助理，她的教练将帮助中国的医务人员摆脱职业倦怠。我也非常感激杭州师范大学的骆宏博士进行的专业翻译，如果没有他在心理健康、心理学和医学方面的广泛知识，这本书将不可能诞生。他的翻译工作是一个巨大的任务，使这些材料在文化上更具相关性，更适用于中国教育工作者和实践者当前的需求和兴趣。

我还想感谢在美国加州整合大学和紫荆教育合作开发的应用心理学硕士课程中学习教练心理学的中国学生，以及紫荆的创始人、主任和员工。这些学生分享他们在人力资源、教育、培训、医疗、旅游、工业、酒店、家庭和社会服务领域寻找新激励和与客户沟通模式的经验与见解。他们每周都通过将我的讲座和演示与自己的需求、优势和价值相结合，激励着我。能与大家分享这一成果，我深感荣幸。

我向您表示衷心祝贺，因为您选择了这条职业道路。我预测您的未来会以出乎意料的、令人愉快的方式展开。当您学习和实践深刻的教练对话时，您将见证被您教练的人意识到他们正处于期待已久的转变之中。创造这种体验是让教练对自己崇高的职业——帮助人们变得更好——充满激情的原因。

梅格·乔丹博士
整合健康研究专家
加州整合大学

译者序

一个需要健康教练的时代

文 / 骆宏

以全人为核心的健康教练

享有盛誉的颠覆性创新之父克莱顿·克里斯坦森（Clayton Christensen）在关于慢性病管理的颠覆性方案中指出 [1]，"糖尿病患者每年仅与医生会面 2 小时，剩余 8 758 小时更需要自我管理"，他把慢性病描述为"症状延迟发作的行为依赖型疾病"，并据此提出对于慢性病，诊断和开出治疗方案仅仅是治疗的开始，之后病人需要坚持进行医生推荐的治疗，按小时、按天、按月，而且往往需要坚持终身治疗。当然更为重要的是坚持这些治疗往往需要病人进行大量令人厌恶的行为调整。这也意味着，当下健康管理工作者面临一个新的任务，即让客户能够更好地理解症状征兆，并且更愿意参与健康目标的设定。而健康教练技术被认为是实现这一目标的其中一种方法，能有效地帮助个体改变行为 [2]。本书的作者梅格·乔丹博士 2015 年撰文介绍了美国国家整合健康教练委员会（NBHWC）提出的美国认证标准，这也催生了一类如克里斯坦森所说的帮助

---

[1] 克莱顿·克里斯坦森，杰罗姆·格罗斯曼，黄捷升 . 创新者的处方：颠覆式创新如何改变医疗 [M]. 北京：中国人民大学出版社，2015.

[2] 许维娜，骆宏 . 健康教练技术在慢性非传染性疾病管理中的应用 [J]. 中华健康管理学杂志，2016，10（6）：475-478.

慢性病患者坚持治疗的职业，即健康教练。当然，健康教练的服务人群不仅仅是慢性病患者，可以说，健康是一个涵盖了所有人群全生命周期的一个议题，是人人都需要面对的。

这里引申出一个话题。健康教练和传统的健康教育有什么区别？我们过去不是一直在通过健康教育的方式帮助患者坚持治疗吗？要知道传统的健康教育来源于生物医学范式，医生面临的是疾病的标准症状，医生结合检查把症状和主诉归类在疾病分类标准中，从而进一步实施相应的医学干预，使病人回归到健康状态。这个过程中患者常常扮演着"被教育"的角色，知道应该怎么做并需要按照医生的要求进行自我健康管理。但研究表明，知识和行为之间并非线性关系，并不是知道了知识，就一定会做出改变。更为重要的是，仅仅被告知是不够的，参与治疗决策可以大大地激发患者的自我管理意愿。当前大量实证研究表明，医患之间的协作和帮助，可以使慢性病病人自我效能感（self-efficacy）及自我管理疾病的能力得以提高、自信心增强，患者主动做出行为改变来促进健康，能够有效降低再次入院率及医疗费用。由此我们可以看到健康教育以疾病为核心、症状管理优先，而健康教练则以全人为核心、行为干预优先。前者更多强调了指南的重要性，强调患者要遵照执行，而后者则更多强调患者的参与和患者的意愿。再具体地讲，健康教练的独特之处在于教练过程本身是一个高度个性化的过程。健康教练的作用是尊重当事人的知识、经验和偏好，尊重当事人的自决权利，在适当的时候给予信息和知识支持，与当事人一起协商讨论，从而达成行为改变计划。

健康教练在这个时代备受关注

目前研究数据显示，我国中老年人群慢性病患病率为 50%，与 2015 年 CHARLS 数据库（中国健康与养老追踪调查，China Health and Retirement Longitudinal Study）中老年人群慢性病患病率相比较，患病率明显增加！[①] 我们国家一半的中老年人都有慢性病，这是一个不可想象的数字！如何把预防关口前移，让其采取主动的健康生活方式，是一个亟待解决的问题。毋庸置疑，健康教练技术是当前身心健康管理和慢性病防治管理中的重要技术。而与居高不下的患病率相比，健康教练在我国还属于只有少数专业人

---

① 刘贝贝，田庆丰，郭金玲. 我国中老年人群慢性病患病现状及共病模式分析 [J]. 医学与社会，2022，35（8）：58-66.

员知晓的新生事物，由此也说明相应专业人员的巨大缺口和培训任务的刻不容缓。

这些年，全球对健康教练的关注程度可以从学术文献的数量略窥一二。美国杜克大学的鲁思·沃利弗（Ruth Wolever）博士通过 PubMed 数据库 ① 在 2003—2012 年共检索出 800 篇健康教练的相关文献，最后识别出 284 篇以实证研究为主的文章，这些文章中在 2003 年之前发表的仅有 22 篇，而在 2010—2012 年发表的就有 152 篇，这在一定程度上也反映了健康教练技术的迅速普及。此外，英国曼彻斯特大学的艾米·布莱克默（Amy Blakemore）博士在关于健康教练干预用于慢性阻塞性肺气肿的文献综述研究中发现，在 MEDLINE、EMBASE、PsycINFO、CINAHL 四个数据库中，2018—2019 年共有 1 578 篇相关文献发表。这些数字足以显示健康教练在这个时代备受关注。

整合健康教练时代即将到来

这本由梅格·乔丹博士撰写的《如何成为一名整合健康教练》，涵盖了关于健康教练各个领域的话题，可以说最为权威地向中国读者介绍了世界健康教练发展的现状和趋势。当前，《"健康中国 2030"规划纲要》提出了大健康发展的理念，这也意味着过去我们只关注如何治疗疾病，而如今我们需要以促进人的健康为中心。健康教练的价值和意义正在于帮助个体和群体通过健康行为改变，实现一种更有效的慢性病管理方式，实现一种更积极的健康生活方式。健康教练不但要减少亚健康，还要提高个体的身心素质，帮助人们了解如何从透支健康、治疗为主的生活方式转向呵护健康、预防为主的生活方式。

我们有理由期待"健康教练"这个概念在国内会很快流行起来，而这个职业也会很快让更多的大众受益。当然，我们的未来不仅仅是引入西方已有的健康教练的成果，可以预期未来中国的健康教练会是一种整合的健康教练。这个"整合"将体现在科技的整合上，例如，各种数字化技术将大大地助力健康行为改变，数字疗法或许将成为健康教练的重要工具；这个"整合"还将体现在文化的整合上，我们传统的中医学是健康教练本土化的资源沃土，特别是中医中"治未病"理念和大量实践方法与健康教练技术的理念和方法异曲同工，而中国"天人合一""正气存内，邪不可干"的哲学思想，更加体现了与传统医学模式更多关注缺陷不同的正向思维方式，这些都将为健康教练技术

---

① PubMed 是互联网上使用最广泛的免费 MEDLINE 检索工具，PubMed 中国，2012-08-14。
　　——编者注

注入更加系统、更加全面的介入路径。当然，这些都需要中国的健康教练们积极探索和实践！他山之石，可以攻玉，相信不久的将来我们将发展出具有中国特色的健康教练体系。

骆宏

心理学博士，精神卫生学主任医师

杭州师范大学医学部执行部长

浙江省医学会健康管理学专委会副主任委员

推荐序

实现行为改变的密钥

文 / 汪健

如果我们追踪一位门诊患者，可能会看到以下情景：在诊室与医生面对面问诊3~5分钟，去药房取好药后离院，回到家没几天，他已经有了好多困惑，如"我好了吗？药要不要继续吃？""医生说要清淡饮食，这么吃对不对？""让我多运动，但我的运动强度是不是太大了？"等。这也意味着，当患者几乎99%的时间都在院外时，医生除了疾病诊断和给出治疗方案，确保患者在院外能够继续坚持治疗，将是最终战胜疾病的关键。

患者坚持治疗的关键之一，在于依从性。长久以来，患者依从性问题在全球广泛存在：世界卫生组织（WHO）披露，全球有25%~50%的患者未能按医嘱服药；我国关于老年高血压患者用药依从性干预研究进展的报告显示，仅31.2%的患者药物治疗依从性较好；美国国家生物技术信息中心（NCBI）数据显示，美国每年因不按医嘱服药所造成的医疗成本高达近2 900亿美元。针对患者依从性差的问题，美国商业保险公司推出了一种"治疗＋管理"的模式，为患者提供疾病管理服务，评价其依从性，并将其纳入保险是否赔付的依据。

面对患者依从性难题，我们同样渴望能够探寻出一个更优的解决方案，但遗憾的是，传统的管理模式始终无法真正实现患者行为的改变。直到接触到梅格·乔丹博士撰写的《如何成为一名整合健康教练》这本书，我们似乎找到了一把实现患者高依从性的"密钥"，一个诊后健康管理的核心工具。

对于我来说，这是一本启发之书。梅格·乔丹博士在书中谈道："教练需要时间与客户建立信任和融洽的关系，以帮助人们增强意识并尝试新的行动。"这与我们所倡导的诊后健康管理理念高度契合：健康教练是健康支持者，更是温暖的陪伴。关键在于将本书中的理念、技术与诊后健康管理进行融合与创新，开展健康教练技术的研究与实践。

对于健康教练从业者来说，这又是一套系统的实操指南。本书涵盖了健康教练的基本理论技能、整合健康原则、道德准则、循证模型和实践工具，甚至在不同课程阶段介绍了与之相应的会谈模板，为健康教练职业入门、日常培训、情景模拟、应用实践提供了专业支撑。我们目前组建了一支 200 人规模的健康教练团队，在与患者的日常沟通中，有一个很深刻的感受：以往我们可能习惯于告诉患者应该要怎么做，整个过程更像是在跟患者角力，而现在我们学会了与患者共舞。这其实就是健康教练与传统管理方式的本质区别所在，即健康教练提供的是一种尊重的、伙伴式的对话，他们不是完全的劝诫、建议和说教，而是以同理心去引导和启发，同时建立融洽关系并跟踪行为和心态改变的进展，以此实现患者自身认可的健康目标。

一个健康教练的时代正在到来。我们期待持续推动健康教练技术在中国的落地与转化，以人才培养、解决方案、实操指导、质量管理为实践重点，打造具有中国特色的健康教练体系，深度赋能诊后疾病管理发展，助推完善行业顶层设计。我们也期待梅格·乔丹博士的这本《如何成为一名整合健康教练》在中国的出版，能够吸引更多同行加入国内健康教练的队伍建设，共创健康教练职业发展的良好环境。健康中国时代，人人都是自己健康的第一责任人，我们期待通过健康教练的辅助，每个人都能养成健康的生活方式，以真正的全民健康，支撑起朝气蓬勃的健康中国！

汪健

健海科技创始人兼首席执行官（CEO）

目录

第三部分
整合健康教练的实践

第四部分
现在，开始你的整合健康教练生涯

附录

引言

祝贺你决定成为一名健康教练！帮助他人实现并保持健康的生活方式，是任何一个医疗保健领域的专业人士都应该付出的更有价值的努力之一。

本书致力于开启你作为一名整合健康教练的学习和实践。和你猜测的一致，健康教练帮助客户做出决定并付诸行动，让他们合理饮食、适度锻炼并有效减压。整合健康教练有一个特殊的"整体特征"，即使用身心技术、替代疗法和辅助疗法来扩大健康教练的范围，并帮助客户聚焦于生活目标、意义、乐观、归属感、社区和精神联系，所有的这些都是过上健康而有活力的生活的必要基础。

成为一名优秀的教练需要终身学习，所以这只是一个开始。你在本书中获得的技能和信心将是未来发展和深入实践的基础。此外，健康教练领域正在发生动态变化，教育水平和专业技能的标准在不断提高。

本书涵盖了基本的教练技能和健康生活方式的基本知识，不过你不必期望成为一名健康专家。但是，你的客户会期望你成为榜样和资源。通过额外的阅读、研究、对话和实践，你将积累以下方面的知识：一般健康原则、营养、身体健康、心理—情绪健康和工作—生活—娱乐平衡。

学习成果包括：

- 具备基本的核心教练技能；
- 掌握健康生活方式因素和改善健康的步骤；
- 促进客户的自我认识及自我发现的解决方案和策略；

- 识别客户变化过程的各个阶段，鼓励其成长和学习；
- 适当应用健康评估工具和激励技巧。

你不能单靠读书来学习成为一名教练。你需要与教练导师合作，并向他们展示简短的教练会谈。你需要寻找能够支持你的人来练习技能，并反思你做得好的地方和需要加强之处。你需要准备好与其他学习者分享见解、经验、障碍和互动。

我致力于助你成功，相信你的意愿、天赋和才能。我知道在成为一名教练的道路上，你会产生很多的见解，其中一些想法会影响你的情绪，改变你的生活。确保在信任、尊重、保密、支持的氛围中进行教练对话。在你成为一名整合健康教练的道路上，你会发现教练不仅仅是一种职业——它是对个人成长的终身承诺。

学习协议

在联盟开始时声明教练协议，学习期间多次浏览协议，然后在结束时评估效果。在开始本课程时，我们承诺遵守本学习协议。

我成为一名健康教练的明确意图是什么？

_____

我对学习的一些期望包括：

_____

我将如何为这些意图负责？（确定核对这份协议的日期和纠正课程的方式。）

_____

在我的教练实践中，我遵守信任原则：

　　尊重所有参与者的意见，重视多元化。

　　遵守时间安排表。

　　遵守协议。

　　承诺保密。

　　当某个过程令人困扰时，请表达担忧，因为沉默是无法被理解的。

　　对教育负责，根据需要提出要求。

　　进行更深层次的倾听。

签名_____日期_____

1

Part One

第一部分
整合健康教练的基础知识

第 1 章
教练的基本概念

完成本章后，你将能够：

- 描述什么是教练，什么不是教练。
- 简要定义教练。
- 解释什么是执业范围。
- 回顾教练发展历史上的里程碑。
- 熟悉各类证书。
- 确定国际教练联合会的主要道德准则。

有时候，大多数人做不到知行合一，教练可以帮助我们避免这种现象。**教练**（**coaches**）是一个快速发展的职业，不是提供建议或治疗，而是通过建立支持关系，为客户带来更有效、更有意义的生活体验。通过合作探究，通过对优势、价值观和愿景的反思以及强有力的对话，教练成为客户转变的催化剂和见证者。

无论是针对商业、健康目标还是生活意义，**教练**（**coaching**）的过程本质上都是相同的。大多数教练教育工作者一致认为，教练不需要成为满足客户特定利益的专家，但他们必须运用最有效的方法来帮助客户达到预期的结果。当然，这并不完全适用于**健康教练**（**health or wellness coaches**），他们还需要掌握关于健康生活方式的基础知识。

有时，客户可能会专注于实现职业转型或戒烟之类的目标，却在努力实现目标的过程中常常犯错误，导致一次又一次的失败，陷入了同样根深蒂固的模式。因此，教练必须从促进视角的转变开始，即客户需要有更广阔的视角，并对*过程*本身有清晰的认知；另外有些时候，客户可能会对开始锻炼或万米跑训练感到兴奋，也有一个坚定的目标设定过程，但她的生活是失衡的，教练需要再一次请客户考虑她生活中的整体*环境*和*平衡*。在生活中，为了对现在的选择说*"是"*，她需要对什么说*"不"*？仅仅是设定优先级这一点，就需要更深入地了解，什么对于客户是真正重要的，以及价值观是如何在行动中发挥作用的。

这些都是一位知识渊博、经验丰富的教练应该做的事，他知道如何把客户的需求和愿望放在首位，同时也考虑到了更大的前景。客户的基础有多牢固？他们必须利用的资源有多丰富？他们自己有没有意识到是什么阻碍了他们的发展？他们知道如何运用自我照顾或身心技巧来克服一个不想要的坏习惯，并尝试新的行动吗？

教练既是一门科学，也是一门艺术。随着神经科学和正念研究的最新发现，借助科学知识，教练的发展已经取得了巨大的飞跃。通过发现客户产生了新的神经连接，摆脱了旧的模式和习惯，并且重塑了大脑中更健康的反应，教练的座右铭（"改变是可能的！"）得到了强化。事实上，对大脑的研究已经揭示，为什么教练的实际工作是帮助人们转移注意力，并通过环境线索和社会支持来强化不稳定的新行为。现在是学习教练的好时机，我们正在学习如何帮助人们利用神经可塑性的力量来暂停、重新聚焦和重新连接。

正如我的阿巴拉契亚朋友所说，"感觉你正在接受上帝的修剪"，因为你正在经历一种正念教练过程的修剪、塑造和重组，这个过程从参与社交的神经系统中吸收和重组出一个更广泛的支持引擎。接受教练的客户（**coach-trainees**）在学习过程中经历了一个发展的成熟期，预计在开始阶段会经历一些艰难的打击、尴尬的时刻和卑微的宽恕行为。

但总而言之，这是一个令人振奋的过程，也是你将做出的最激动人心的个人成长决定之一。

成千上万的教练接受了培训，数百万人受益于教练服务。怎样才能成为一名教练？它始于与他人合作的意愿，渴望解决核心问题、消除障碍、建立优势、发现内在力量和外部支持系统。由于客户已经改变了自己的行为和心态，他们会大步迈入一个新的可能性领域。我喜欢称之为*"啊哈！"时刻*，这也是教练关系的高峰时刻，根据国际教练联合会（International Coaching Federation，ICF）的数据，98% 的客户表示选择与教练合作是一个积极的决定，物有所值。

近年来，教练领域受到极大关注。2020 年的数据显示，ICF 的认证教练约有 4.1 万名，来自 147 个国家和地区。据估计，全球教练人数约为 8 万人，其中约 1 万名教练为身心整合健康的目标服务。领英（LinkedIn）的一项"增长最快的职业"调查显示，私人教练和职业教练在招聘中的职业逐年增长率方面名列前茅。2016 年 ICF 全球教练研究报告显示，教练的平均年收入约为 6.19 万美元。高级教练的收入可能是这个数字的 2～4 倍，但美国劳工统计局（Bureau of Labor Statistics）没有报告相关数据。虽然许多教练在企业、学校、培训机构、领导力项目或职业中心工作，但约有一半的教练享受着自由职业的灵活性。

从培训项目的增长中可以明显看出，人们对教练这一职业的兴趣越来越浓厚，但并非所有项目都提供以循证为基础的方法和技术。虽然没有关于培训项目的规定，但相关项目最好是能对教练进展提供监督指导和直接反馈。最近，有一种快速在线培训的热潮，号称可以"在一个周末轻松地把你培养成教练"。由于很多原因，"速成"是不可能的。"隔夜"教练（"overnight" coaches）被教导要遵循公式化的脚本，这些不足以处理个人反应的复杂性。对我们所有人来说，学习成为一名教练就像行为改变一样困难，这需要专业训练和对自我成长的承诺，同时还要不断探索如何克服那些阻止自己改变的障碍。

教练需要时间与客户建立信任和融洽的关系，以便帮助人们增强意识并让人们愿意尝试新的行动。并不是每个人都能接受草率的或没有条理的反馈——除非你现在还没有注意到！学习提供及时、具体的反馈和如实的反思，以帮助客户将失败转化为学习机会，这对新教练来说至少需要 1 年的练习。教练是一种双重体验，教练和客户需要一起成长。

最后，教练帮助客户确定并实现更高的人生愿景——这个愿景激励客户成为最好的自己，并服务于他的最高目标。当涉及行为改变时，教练联盟胜过友谊，因为他们不会在对抗或说实话时退缩。

教练的定义

专业教练提供一种持续的合作伙伴关系，旨在帮助客户在其个人和职业生涯中取得令人满意的结果。教练帮助人们提高工作绩效，改善生活质量。

教练通过倾听和观察，并根据客户的需求定制个性化方案。他们从客户那里探寻解决方案和策略，并相信客户天生就有创造力和智慧。教练的工作是提供支持，以提高客户已经拥有的技能、资源和创造力。

国际教练联合会（2007 年）

教练综合了多种学科的科学理论，并将其应用于行为改变。

帕特里克·威廉姆斯（Patrick Williams）和

黛安·梅内德斯（Diane Menendez）

《成为一名职业生活教练》（Becoming A Professional Life Coach）作者

教练是在激发一个人的潜力来使其最大限度地发挥自己的才能。教练是在帮助客户学习，而不是在教导他们……客户自己头脑中的对手比球网另一边的真实对手更可怕。

提摩西·加尔韦（Timothy Gallwey）

《身心合一的奇迹力量》（The Inner Game of Tennis）作者

教练是一个合作的、以解决方案为中心、以结果为导向的系统过程，用于正常非临床人群。教练促进了学员的自我学习、个人成长和目标实现。

安东尼·格兰特（Anthony Grant）

悉尼大学

教练过程是教练和客户之间的一个支持性联盟，使客户能够提高自我意识、挖掘优势、确立价值观、建立信心，并尝试改善日常行为，从而实现目标。

梅格·乔丹

花点时间来创建你自己的"电梯演讲"（elevator speech），来说明什么是教练。这将有助于消除人们对教练实际工作的困惑。毫无疑问，许多人会认为教练就是要告诉人们该做什么的人。能够清晰而简洁地描述什么是教练将有助于你吸引想要参与强有力的共同创造的客户，而不是进行不负责任的练习的人。

教练是：＿＿＿＿＿＿＿＿＿＿＿＿＿＿＿＿＿＿＿＿＿＿＿＿＿

教练简史

在 20 世纪 60 年代，第一批职业教练是商业教练、成为管理顾问的前高管，有时也是在组织机构内工作的心理学家。首席执行官和高管经理聘请商业教练来帮助他们克服个人问题和组织障碍，实现战略计划。对于更偏向企业导向的教练来说，商业管理知识是有帮助的，但不是必需的。在 20 世纪 70 年代至 80 年代，商业教练经常兼任生活教练，因为在工作场所提高绩效和生产力涉及的技能与更好地管理自己生活的技能相差无几。最终，商界之外的人利用教练服务来实现减肥、戒烟和人生规划等目标。

当然，"教练"或者"生活教练"一词在被商界普遍使用之前就已经被用于体育界了，然而，二者的技巧不尽相同。回想一下你高中的体育教练，你会记得他是一个有指导性且权威的人。网球冠军兼教练提摩西·加尔韦写出《身心合一的奇迹力量》（1987）时，针对运动表现的教练终于具备了一些教练的属性（如本书所述），这本书彻底改变了体育教练的理念。加尔韦建议，教练不是告诉运动员该做什么，而是帮助运动员唤起潜能。这在体育教练界是一个令人震惊的转变，并非每个教练都认同这一观点。但是，加尔韦的书启发了教练和训练员，让他们意识到，如果你想帮助人们拓展和学习，首先要给他们空间，让他们的内心有深刻的认识，拥有自己的"啊哈！"时刻。如果他们能自己探索出洞察力或解决方案，那就更好了。一种更持久的印象会在他们的想象力和心灵中深深扎根。

随着安东尼·格兰特博士在悉尼大学开设了第一门教练心理学研究生课程，教练也取得了极大的飞跃。最初的案例研究表明，教练方法与当时的标准做法有所不同，包括行为改变、传统的目标设定和动机训练。之后，"教练方法"变得更加复杂，并寻求具有人文主义视角的循证模型。从系统和复杂性理论、行为视角、认知行为疗法、积极心理学、成人学习方法、大脑研究和成人发展理论中吸取的理论和框架，为第一批高水平的教练实践提供了理论基础。教练协会是一个为成员提供会议、资源、高级研习班和人际关系网的主要资源。

当下流行的理论学说和模式层出不穷，这是健康行业一贯的风格，虽然理论框架服务于教练行业，但许多大师级教练表示，教练仍然是以客户为中心的、非医疗的、合作的，要避免像临床心理学家或医疗机构的教练们一样经常朝着疾病的方向思考问题。一方面，至关重要的是，要将客户视为有智慧的整体，不需要修复、诊断或治疗。如果把目光转向识别缺陷而不是优势，那么就会出现关注问题、提供解决方案和建议的滑坡谬误（slippery slope）。另一方面，如果你的客户不能或不愿意负责任地出现在你面前，反思自己的行为，或调节自己的情绪，总是沉浸在指责或愤怒之中，那么教练对他们来说并不合适。你可以建议客户寻求其他渠道的帮助，如心理健康咨询师。在第 3 章"健康教练 VS. 咨询、教育和治疗"中有针对这些棘手问题的指导意见。

教练的执业范围

执业范围是指执业者根据专业资格证书的条款被允许进行的步骤、行动和过程，无论是许可证、注册证书还是其他监管手段，您的执业范围由您所持有的证书决定。商业或生活教练的执业范围并不是一成不变的，但可参考来自 ICF 公认的指导方针，ICF 作为商业或生活教练的认证组织，发挥了领导作用。健康教练的执业范围将在第 2 章中讨论。

根据 ICF 的要求，一个有资质的教练应该是怎样的？

- 遵循职业道德开展实践
- 树立教练心态
- 达成和维护协议
- 直接且真诚地交流
- 培养信任和安全感
- 保持临在感（presence）

- 积极倾听
- 唤起意识
- 促进客户成长
- 唤起（evokes）和引导（guides），而不是指导和建议
- 激励过程，关注动力
- 帮助达到更高的目标

这里列出的只是部分内容。ICF 提供了教练执业范围内的行动和流程的完整核心能力列表（ICF Core Competencies）。

哪些超出了非临床教练的执业范围?

- 咨询
- 诊断
- 提供心理治疗
- 指导式咨询
- 开处方、治疗、管理身心健康
- 进行评估和评价,除非有其他技术

(DISC 测试[①]、MBTI 人格测试[②]等)的资格认证。
- 推荐或推销健脑补充剂
- 参加任何未通过专业标准或法律要求的培训或无资格认证的教练举办的实践或活动
- 违反教练道德准则的行为

---

① DISC 是指 Dominance——支配,Influence——影响,Steady——稳健以及 Compliance——服从。——译者注
② MBTI 全称为 Myers-Briggs Type Indicator,是一种自选型、自我报告式的人格评估测试。——译者注

上述条例的例外情况:

- 对于那些同时持有临床或心理咨询师执照的教练,咨询、评估、诊断或治疗都在他们的执业范围内。然而,如果在教练关系中存在这种变化,教练应该事先与客户讨论,并在教练协议中阐明。教练在结束教练对话并进入心理治疗领域时,也应该做出明确的划分。

- 对于有经验的教练,他们也提供特定的商业策略或管理咨询,那么这些服务应事先在教练协议中确定,当教练在教练和咨询之间转换时,应做出明确的表述。

资格认证(以美国为例)

职业资格认证通常有一个教育和责任水平进阶提高的等级结构,从简单的结业证书,到国家级资格认证,再到国家颁发的执照或注册证书(图 1-1)。

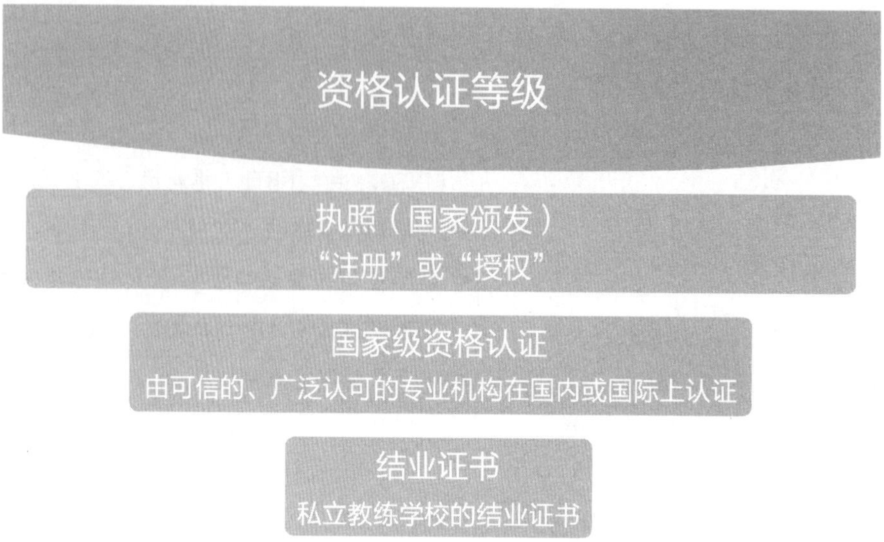

图 1-1　教练资格认证等级

在撰写本书时，无论是商业健康教练、生活健康教练还是整合健康教练，美国的任何州政府机构都没有对其颁发教练执照或设立政府授权注册机构，但这在未来可能会改变。然而，这并不意味着教练职业没有成熟的网络或专业教练之间的互动指导。教练和健康教练都有在行业指导方面发挥了领导作用的专业协会。

商业教练和生活教练经常把 ICF 视为一个领先的组织，ICF 已经设置了 3 个级别的证书：助理、高级和专家。教练依托于美国国家整合健康教练委员会（National Board for Health and Wellness Coaching，NBHWC）的教育和培训标准、倡导行业方面的领导力、对有效研究的支持、良好的国家认证考试程序的管理，以及对关系网、指南和进修机会的支持。这两个组织都提出了道德准则，声明了行为规范和执业范围。ICF 的道德准则见下文。关于 NBHWC 提出的执业范围和道德准则，请参见第 2 章。

值得注意的是，这些教练认证级别都被视为是自愿认证的。尽管，人们仍然有可能不经过任何培训就称自己为教练，但自愿认证对教练行业来说很重要，有两个基本原因：①通常根据技能、理论知识以及对继续教育的承诺，可以判断教练的能力是否达到最低标准；②公众有可靠的方法来确定教练是否至少达到了最低的培训和教育标准。

一些专业协会主要充当专业论坛的角色，促进其成员的职业发展；而另一些专业协会则是公认的领导角色，提供教育、培训、网络建设等方面的支持，并致力于推进其成员的职业发展以及助力研究合作。

总而言之，教练不是一个需注册或得到许可的职业。它不同于有些职业，比如注册按摩师、注册医生、注册护士或注册营养师，这些职业通常需要由美国各州颁发的执业证书，由制定教育能力标准并证明熟练程度的州立法机构认证。

教练也不是"认证的"。认证是指组织自愿根据认证的非营利机构的循证标准、政策和措施，来获得认可和地位的过程。例如，非营利性的美国国家质量保证委员会（National Committee for Quality Assurance），该委员会对提供保健计划的组织进行认证。

- 定义什么是教练
- 说明教练职业的执业范围
- 介绍教练简史
- 了解资格认证
- 理解专业教练的道德准则
- 熟悉国际教练联合会

专业教练的道德准则

每个职业都有其道德准则，它反映了其成员的核心价值观，为行为和实践提供哲学指导，可以作为行为与实践的指导方针，并在教育、宣传和进一步培训中为其成员提供支持。

国际教练联合会道德准则

以下道德准则适用于 ICF 专业人员的专业活动：

第一节 对客户的责任

作为 ICF 专业人员，我会：

1. 在首次会面之前或在首次会面时，向我的客户和资助人解释并确保他们了解教练的性质、潜在价值、保密性和保密例外、财务安排以及教练协议和合同的其他条款。

2. 在服务开始前，与客户和资助人就各方角色的责任和权利签订一份协议或合同。

3. 按照约定，与各方保持最严格的保密级别。我知晓并同意遵守所有有关个人信息和通信的适用法律。

4. 在所有教练互动中，我清楚地了解各方是如何交换信息的。

5. 与客户、资助人或利益相关方就信息不被保密的条件达成明确共识（例如，违法活动，如果法律要求公布，需根据有效的法院命令或传票，此外还包括可能危害自己或他人的风险等）。如有上述情况之一，我有理由认为需要通知有关部门。

6. 作为一名组织内部教练时，我会通过教练协议和持续对话的方式，管理与我的客户和资助人之间的利益冲突或潜在利益冲突。这应该包括处理组织角色、职责、关系、记录、保密性和其他报告要求。

7. 维护、存储和处理在我的职业互动中创建的所有记录，包括电子文件和通信记录，以促进保密性、安全性和隐私，并遵守所有适用的法律和协议。此外，我会适当地利用一些被用于教练服务的新兴技术（技术辅助教练服务），并考虑这些技术是否适用于教练道德准则。

8. 觉察教练关系中的获益是否发生变化，如果是，则改变关系或鼓励客户和资助人寻求其他教练、专业人士的帮助或使用其他资源。

9. 尊重各方在符合本协议规定的教练过程中以任何原因终止教练关系的权利。

10. 对同时与同一客户或资助人签订多个合同的后果保持警惕，以避免利益冲突的情况。

11. 了解并积极处理客户和我之间可能由文化、关系、心理或背景问题引起的权力或地位差异。

12. 向客户公开我可能得到的报酬，以及我在将客户推荐给第三方时可能获得的其他利益。

13. 无论约定的金额或报酬形式如何，都要确保教练的质量始终如一。

第二节　实践责任

作为 ICF 专业人员，我会：

14. 在所有的互动中遵守 ICF 道德准则。当我意识到自己可能违反了准则，或者发现另一名 ICF 专业人员的不道德行为时，我会向相关人员郑重地说明此事。如果这不能解决问题，我会上报权威机构（例如，ICF）来解决。

15. 要求所有辅助人员也遵守 ICF 的道德准则。

16. 通过持续的个人、专业和道德发展来追求卓越。

17. 认识到个人的局限性或可能损害、产生冲突或干扰我的教练表现或我的职业教练关系的情况，我将寻求支持，以确定要采取的行动，并在必要时及时寻求相关的专业指导，这可能包括暂停或终止我的教练关系。

18. 通过与相关方合作、寻求专业协助、暂停或终止教练关系的途径，解决任何利益冲突或潜在的利益冲突。

19. 保护 ICF 成员的隐私，仅在 ICF 或 ICF 成员授权的情况下使用 ICF 成员的联系信息（如电子邮件地址、电话号码等）。

第三节 职业责任

作为 ICF 专业人员，我会：

20. 准确认定我的教练资格、教练能力水平、专业知识、经验、培训、证书和 ICF 资格认证。

21. 用真实和准确的口头与书面陈述描述我作为一名 ICF 专业人士所提供的服务、ICF 所提供的服务、教练职业以及教练的潜在价值。

22. 与那些需要履行本准则的人沟通，并告知其准则规定的行为职责。

23. 有责任意识到并设定清晰、适当和符合文化习惯的界限，以管理我和客户或资助人之间可能会有的身体或其他方面的接触。

24. 不得与客户或资助人发生任何性行为或亲密接触，我会时刻注意在关系中保持合适的亲密程度，必要时采取适当的措施来解决这个问题或终止合约。

第四节 社会责任

作为 ICF 专业人员，我会：

25. 在所有活动和实践过程中保持公平和平等，同时尊重当地规则和文化习惯，避免歧视。

26. 承认并尊重他人的贡献和知识产权，只要求对自己的材料有所有权。我理解，如果我违反了这一标准，可能会导致第三方追究我的法律赔偿责任。

27. 在实施和报告研究时，我会保持诚实，并在公认的科学标准、适用的学科准则指导下，在我的能力范围内工作。

28. 意识到我和我的客户对社会的影响。坚持"做好事"和"不作恶"的理念。

反思练习

　　一些健康保险公司向公司提供较低的保费，但前提是他们的员工需要在规定的时间内接受一定时长的健康教练培训。想象你是一名健康教练，正在与这些员工会面。如果一个员工没有动力去改善任何健康习惯，并且说他找健康教练就只是为了少扣工资，你会怎么做？

　　如果客户要求你在他的培训完成表格上签字，但实际上他并未完成与你达成的培训协议中要求的内容，你会怎么做？

　　教练莉迪亚告诉她的客户，由于她改变了价格，他们需要在原始协议的基础上购买延期服务。基于道德准则，你对她的行为有何看法？

第 2 章

整合健康教练概述

完成本章后，你将能够：

- 将健康教练定位为一门新兴的职业和一份成长中的利基。
- 鉴定健康教练的技能水平。
- 了解资格认证的价值。
- 定义整合健康教练中的"整合"。
- 应用执业范围和道德准则。

健康教练作为卫生保健领域的一种新兴职业

健康教练或许是卫生保健专业群体中最新的参与者，在医学梯队中的地位也相对基层，但他们肩负着最为重要的任务——帮助人们改变行为，促使他们采取更健康的生活方式。事实上，具有讽刺意味的是，在聘请健康教练的人群中，约有 1/2 的人患有因不健康的生活习惯与方式导致的慢性病，本该求助于健康教练，却总是求助于数量最少的医疗专家，而患有罕见病或更复杂疾患的人群则更多求助于专科医生甚至初级卫生保健医生（AHRQ，2021；Infectious，2021；Specialties，2018；CDC，2019；Primary care，2018）。图 2-1 显示出倒置的现状以及为什么说健康教练是一份成长中的利基。

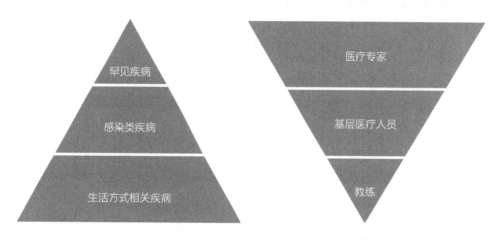

图 2-1　疾病类型与医学梯队

令人欣慰的是，在健康教练人数稳步增长的同时，我认识的健康教练似乎对迎接这一巨大挑战一直保持着热情。一位教练告诉我："我们是自己的服务产品的产物——致力于生活方式的转变。健康教练不是一份工作，而是一种生活之道。你必须言行一致！"

然而，把自身放在生活方式转变专家的位置上并非易事。自 20 世纪 80 年代初以来，一部分整合健康教练是自学成才的，直到 2005 年前后，健康教练培训行业才开始迈出关键的步伐。在此前，整合健康教练缺乏一个公认的定义，没有统一的教育标准和培训基准，也没有达成关于熟练程度或核心能力的共识。2005 年前后，一个由健康教练、教练教育者和健康护理人员组成的关键小组，合力将这一职业推进了一步，使之走向了专业化。

2009 年，50 多位关键利益相关者参加了美国首届健康教练峰会（Health Coaching

Summit）。组织方得到了 80 多个健康相关组织的大力支持，发起了一个全国性联盟，旨在定义健康教练职业和制定其教育标准。其长期目标是确保在卫生保健领域里占有一席之地，并为所有健康教练组织了一次资格认证考试。他们还与 ICF 的领导人会晤，以打开沟通和合作的渠道。第一个健康教练联盟的成员跨界了几十个卫生保健行业，最终通过努力达成共识，这些成员包括社会科学家、心理学家、医学博士、注册营养师、健康教育工作者、公共卫生官员、卫生机构官员、健康管理人员、健身教练、物理治疗师、运动医学专家和一些重要的健康教练。这些不同的行业原本很少达成共识或者群策群力。

美国国家整合健康教练委员会注册认证健康教练的历史

为了所有人的利益，各行业从业者确实团结起来并开始了艰难的工作，他们通过整合健康教练，应用有理论基础的循证方法来改善人们的生活方式。2011—2017 年，整合健康教练国家级资格认证事宜的讨论在全美范围内展开，有执照的健康专业人员注册认证的兴趣也在不断地增加。该联盟成立了一个非营利组织，现称之为美国国家整合健康教练委员会（NBHWC），之后该机构成为美国国家医学考试委员会（National Board of Medical Examiners，NBME）的一个非营利性附属机构，NBME 是一个有着百年历史的医疗行业"守门人"，为数个生物医学学科提供资格认证考试。NBME 认识到健康教练的需求，并支持初步完成工作任务分析后的健康教练领导者和教育工作者组成新的非营利组织。

工作任务分析（Job Task Analysis，JTA）作为一种工作范式，专门收集由研究议题的专家（目前从事该工作的个人）对教练工作所需知识和技能提出的建议，明确教练岗位每日执行的关键工作及任务活动，讨论工作所需的知识和技能，然后确定一个任务清单。一旦确定了这些基本任务，工作人员向大约 1 000 名整合健康教练发起调查，了解大家是否认同这份清单。NBHWC 自启动开始到艰难开展工作的全过程已被研究者回顾并整理为综述发表出来（Wolever，2016）。855 名受访者一致认为，这些确实是他们在一个典型的教练过程中所做的工作。自此，NBHWC 建立了整合健康教练公认的定义，这对于制定研究策略来评估健康教练的有效性至关重要。紧接着，教育培训的国家标准也被公布出来（Jordan et al.，2013）。总而言之，这些工作见证了 NBHWC 坚持至今的合作和专业精神。随着第一个整合健康教练教育和培训国家标准的发布，许多培训项目的课程体系都获得了升级。2017 年 NBHWC 与 NBME 启动合作，使 NBHWC 能够应用 NBME 严格的考试专业知识，包括测试项目的生成和校验这两个部分。2017 年，第一批整合健康教练获得了国家认证。如今在美国各地的监考站点，这些考试每年举行两次。

很荣幸我能参与到 NBHWC 发展的全过程中，并继续担任董事会名誉成员和顾问。我与董事会创始成员共同撰写了一些发表在同行评议期刊上的文章，内容涉及健康教练的国家教育培训标准、无家可归者及处境不利人群在应用健康教练技术方面的挑战、健康教练与心理治疗的区别，以及健康教练在全球性流行病中不断扩大的作用（Jordan et al., 2013; Jordan, 2013; Livingstone & Jordan, 2013; Jordan, 2020）。

我强烈建议希望从事健康教练职业的个人都能够通过 NBHWC 获批的项目，然后申请美国国家委员会注册认证考试。截至 2021 年撰写本书时，已有超过 5 000 名美国国家委员会认证的整合健康教练，在他们的名字后面自豪地展示着 NBC-HWC 的称号（www.nbhwc.org）。

本书的内容与 NBHWC 不断发展的知识体系和逐步扩大的调查结果同步。下文列出的健康教练能力清单是已被确定为有效的整合健康教练所精通领域的集中反映。要了解最新的考试时间和准备方法，可访问 NBHWC 官网。你将看到认证教练的动态名单，经核准的培训教育计划，以及为申请美国国家委员会认证考试准备的时间表和推荐内容。

整合健康教练的定义

NBHWC 提供的定义——

整合健康教练指的是与客户保持合作性关系的专业人员，他们帮助客户进行自我主导的、可持续的且符合他们的价值观的行为改变，来改善他们的健康状况，从而提高幸福指数。在工作过程中，整合健康教练对客户表现出无条件且积极的尊重，并相信他们自身具有改变的力量，尊重每位客户就是他（她）自身的生命专家，同时确保所有的互动交流都是被尊重的和非评判性的。

教练是一个以客户为中心，以互动关系为基础的过程，它有助于将客户从被动接受医疗保健转变为持有负责任的、自我指导的、主动而为的行为立场，并促进持久的变化。教练干预有别于医学治疗、健康教育、个案或疾病的管理、私人教练和营养咨询。

临床健康教练的注册认证

NBHWC 成立的同时，理念先进的整体护理注册护士已认识到，美国护士协会（American Nurses Association）迫切需要明确**护士教练（Nurse-Coach）**这一新角色的实际需求。美国整体护理协会（American Holistic Nurses Association）领导人芭芭拉·多西（Barbara Dossey）、苏珊·拉克（Susan Luck）、琳达·巴克（Linda Bark）等开创性地开展工作，促成了护士教练的资格认证培训及考试。护士教练以一种结构化的方式工作，倾听患者的需求，帮助他们实现目标。一些注册护士认识到帮助其他护士及专职医疗人员预防职业倦怠是很有必要的，于是为他们提供了各种教练服务，帮助他们提升幸福感和做好职业生涯规划。

美国整体护理人员认证机构（American Holistic Nurses Credentialing Corporation，AHNCC）提供多种资格认证选择：护士教练（Nurse Coach，NC-BC）、整体护士（Holistic Nurse，HN-BC）和健康护士教练（Health & Wellness Nurse Coach，HWNC-BC）。这些认证的前提条件是必须有注册护士执照和至少 2 年的全职护理工作经验，在过去 3 年内完成 60 小时练习时间，并获得 60 小时的教练实践经验。更多信息请访问国际护士教练协会（International Nurse Coach Association）网站。

其他一些临床卫生专业人员已经认识到，为了让服务对象达到最佳的健康状态，很有必要在他们的学科中引入健康教练方法。脊椎指压按摩师、牙医、初级保健医生和生活方式医生也在为他们自己及其团队的临床工作人员提供教练培训。

健康教练的能力

当你开始学习健康教练的理论、模式、任务、技巧和能力时，你会需要以下这份清单。

基本了解教练
- 知晓教练技术基本知识
- 能描述专业健康教练在社会和卫生保健领域中所起的作用
- 遵守职业道德准则
- 树立健康生活方式的典范
- 推广健康教练在综合和公共卫生保健方面的应用

- 评估并倡导疾病—全面健康连续体的理念

共创教练关系

- 建立融洽和信任的关系
- 表现出同理心、非评判性和开放的好奇心
- 运用语言和非语言的沟通技巧
- 无偏见地提供教练方法
- 遵守保密性
- 设定问责准则；要说"不会让人失望"的话
- 就教练风格、节奏和方式达成一致
- 就联络和预约签到的方式达成一致
- 制定有关教练目标和方案的书面协议

管理教练关系

- 运用积极的倾听技巧
- 建立与客户间的良好关系
- 表达出临在感（一种随时间推移而逐步形成的发展性技能）
- 表现出对文化的敏感度，并能融合文化背景做出恰当的调整
- 认同并重申"一切以客户为中心"的目标
- 会使用图形工具，如生命转盘、健康转盘以及人生规划图等
- 共创个人的健康愿景
- 朝向可实现的目标共创行动计划
- 知晓如何以及何时应将客户转介给心理健康专业人员或其他有资质的卫生保健专业人员
- 培养客户的责任感和独立性
- 不断更新行动计划
- 知晓和识别改变阶段
- 应用恰当的阶段性干预技术和工具
- 总结成长和改变
- 展示激发和引导的能力（避免直接建议）

- 使用图形工具记录进步

- 庆祝阶段性成果和成功

- 对挫折、困难或艰辛感同身受

- 实践真实性和坦诚的反思

- 运用沟通技巧：重构、大局观、想象未来

- 适时帮助客户扩大视野

- 适时练习可视化和引导想象

- 定期调整目标计划

- 采用 SMART[①] 原则强化目标

- 结束教练过程

加强学习

- 识别客户的关键资源和支持系统

- 得到客户共享信息或资源的许可

- 展示自己的"无限性"和挑战旧观念的能力

- 将知识（在适当的时候）应用于健身训练（模式、强度、频率、持续时间、靶心率[②] 建议、转介及后续支持）

- 健康饮食和营养知识的应用（长期健康维护方面）

- 体重管理和减肥知识的应用（当适当和需要时）

- 压力管理的技巧应用（如呼吸、可视化、冥想、引导想象等）

- 提供整体自我照顾方式的有用资源

- 提供慢性病（心血管病、肥胖症、糖尿病、关节炎、代谢综合征）基础知识的有用资源

促使改变

- 让客户思考需求和兴趣；从内心唤醒

- 建立明确的自我责任界限

---

① SMART 指具体的、可衡量的、可实现的、相关的或现实的、有时限的。——编者注

② 靶心率（Target Heart Rate，THR）指通过有氧运动提高心血管循环系统的机能时有效而安全的运动心率。靶心率范围在最大心率的 60% 与 80% 之间。——译者注

- 提出开放式的、有力的问题
- 避免向客户提出有预设性、诱导性的问题（陷入教练思维）
- 明确关键资源和支持系统
- 分析个人改变的主观意愿并分阶段实施教练干预
- 警惕分阶段改变过程中的反复期（跨理论模型）
- 适时运用成人学习理论
- 促进认知改变和观念转变
- 应用引导想象进行干预
- 利用隐喻来提高清晰度和洞察力
- 帮助客户识别动机
- 赞美成功；肯定和认可优势和成长
- 展示动机性访谈技巧（顺应阻抗，邀请"改变性谈话"，避免持续的谈话，探索矛盾心理和个人意愿，评估下一步的影响，使用量表技术，总结技巧，提供建议时要征求许可）
- 对肢体语言的暗示保持敏感
- 监测进展
- 运用电话或视频的教练技巧
- 总结成长和改变，赞美学习过程
- 促进客户的自我效能感和心理韧性（小步前进，重构阻碍，在面对逆境时挖掘内在力量和外部资源）
- 运用自我决定理论（能力需求、自主需求、关系需求）
- 促进客户向内在动机转变
- 促进客户对时间管理技巧的运用
- 认同不断增长的个人自尊心
- 表示赞赏和表达信心

连接医疗保健系统
- 充当医疗保健专业人员间的联络人
- 与医疗保健团队进行有效沟通；协商目标，发送进度报告
- 为客户识别社区资源

展示作为健康教练的持续学习承诺

- 了解自我成长的过程
- 作为整体自我照顾实践的榜样
- 分享自我教练过程
- 继续接受人际动力学和家庭系统方面的专业培训

高级技能

- 将健康计划纳入慢性病管理计划和员工援助计划（Employee Assistance Programs，EAP），这通常是人力资源管理的一部分
- 应对具体的健康挑战
- 根据主题或技能建构来促进团体教练
- 为企业及社区设计和实施健康计划

健康教练与普通教练有何不同？

强调生活方式和幸福感

健康教练的一个核心原则是：生活满意度和幸福感是密不可分的。正如一位来自英国的教练所说："我们不健康的生活方式是导致疲劳、体内毒素累积、抑郁和精神萎靡的罪魁祸首。教练建立了一个支持性联盟，在这个联盟中，客户可以利用内在力量和外部资源来实现健康且充满活力的生活，并最终获得幸福感和满足感。"

虽然健康教练的实践作用可能会更多强调饮食、锻炼和减压方面的改善，但也有一些整合模式，包括大量的技能发展练习，可以提高积极情绪的比例，增强社会联系和归属感，以及有目的、有意义、富有成效的互动参与。马丁·塞利格曼（Martin Seligman，积极心理学运动的先驱）提出的真实幸福教练模式（Authentic Happiness Coaching Model）通过科学研究表明，提高生活满意度在很大程度上是一种学习艺术。注重过程导向的教练会通过与客户交谈，让他们识别自己的优势和价值，并学习将其锚定在自己的想象空间里，在遭遇困难和挑战时用此来坚定信念。

许多教练培训项目强调建立一种安全和信任的关系，与心理治疗类似，通过这种方式使客户愿意承认过去曾使得许多努力付诸东流的不良习惯或根深蒂固的行为模式。正如生活健康教练马戈·阿黛尔（Margo Adelle）所说："我们来找教练，是因为我们无法

仅靠自己的力量实现某些目标。于是我们认识到，我们需要来自他人的视角与建议，以便超越我们自身所处的条条框框的限制。"

然而，芭芭拉·弗雷德里克森（Barbara Fredrickson）等幸福学研究者指出，仅仅追求幸福是一种短暂而令人怀疑的努力，而另一些研究表明，生活满意度或满足感的程度则更加具备可测量性、现实性、可达性和可持续性。弗雷德里克森的拓展与建构理论（Broad and Build Theory）认为，积极情绪（感恩、快乐、爱）可以帮助你拓展自己的世界，从而产生新的想法和解决方案，而积极情绪与消极情绪的比例（力争达到 3 : 1 及以上）将帮助你建构心理韧性、资源和支撑网络，以收获更积极的生活体验。

转向积极的一面

也许，积极学研究者对整合健康教练领域的最大贡献就是指引客户向积极的方向转变。当客户陷入一种消极模式循环或沉浸在一个消极的故事中时，教练会先让客户注意到这个老套的、消极的剧本，然后引导他们转向一个更乐观或积极的角度。这种转折通常被称为教练的**"重构"和"重新聚焦"**（**reframe and refocus**），或在治疗中被称为"重新评价"（reappraisal），这也是欣赏式探询（Appreciative Inquiry）和叙事教练（Narrative Coaching）的主要内容。在与客户建立融洽和信任的关系时最好采用这种方法，它营造了一个允许客户体验一系列情绪状态，并对消极的心理模式进行反思的空间，无论这种模式是指责、忽视还是评判。同时，在这个温柔的（tender）空间中，客户也经常要面对一些令人不安的潜在真相。

一次体验会谈的机会

接下来，客户通常会在教练会谈中被邀请尝试一种更积极的思维和行为方式。这种试验需要一位整合健康教练提供非评判性见证和支持，并通过真实的临在（与现状保持一致）来培养，同时需要教练采用富有同理心的开放式提问。当然，除了语言，还有很多东西起作用——面部表情也有一个整体的生理协调过程，支持这种积极情绪的共同调节状态。教练的整个状态和表情都表现出他们是可以共同练习的给人安全感的同伴。与客户建立良好的关系需要教练付出努力，当教练的眼睛流露出善意，脸上露出温暖的微笑时，所有这些都表明迷走神经张力良好、神经系统协调配合。如果教练可以提高他们的情商和自我同情，那就更好了。所以，现在，请深呼吸，.我知道我刚刚向你抛出了很多新术语，这些在技能建构的第 8、第 9 和第 10 章中将有更为深入的阐述。

健康转盘

正如你现在所怀疑的，教练的行为在很大程度上依赖于对话本身，这主要是一个对话的、智力的过程，一种倾听、反思和回应的动态互动关系。但如上所述，有经验的教练还会对身体感官线索（手势、姿势、面部表情、语气、活力）进行关注和回应。它还整合了可视化工具，如"健康转盘"（wellness wheel，见附录 D 中的示例）。"健康转盘"允许客户通过图形把自己在以下若干领域的内部体验质量外化：职业、营养、智力、情绪、娱乐、社会关系、精神与归属、锻炼。使用"健康转盘"能够转变态度，可以把一些客户的注意力从他们自己谈论不满意的失败感转移到更情感中立的角度，并采用客观的图表来进行评估。迈出空间上的一步，将"健康转盘"作为一个工具来使用是很有帮助的。关于几个健康转盘的介绍详见附录 D。

理论基础和循证方法论

即使在倾听、反馈和回应方面拥有高深的技能，教练依然需要理论框架来获得支持和强化。当事情变得棘手时，你就会像一头突然被车灯照到的小鹿一样不知所措，不知道接下来该说什么，该提出什么有力的问题，或者如何应对让自己偏离方向的事情，这时候没有什么比有效的理论更能支持你了。教练借鉴了许多理论，包括社会认知理论、阶级变化模型、健康信念模型、计划行为理论、成人学习理论和自我决定理论；同时还借鉴了几个模型，如欣赏式探询、情商、非暴力沟通和动机性访谈。您将在第 5、第 8、第 9 和 10 章中学习如何应用这些理论和模型。

基于同理心[①] 的自我探究设定目标

传统的目标设定技术是所有教练项目的基础，无论是人生教练还是健康教练，它们的基本过程都是以结果为导向的，具体的方案都基于行动和成就。"我们感兴趣的不是'为什么'而是'怎么做'。"美国第一位公认的健康教练兼心理学家迈克尔·阿伦斯基（Michael Arloski）博士解释道。把"怎么做"付诸行动就是目标设定的全部内容。"SMART"这一缩写提供了一个路线图：如何建构具体的（specific）、可衡量的（measurable）、可实现的（attainable）、相关的（relevant）或现实的（realistic）、有时限的（time framed）目标。然而，健康教练的目标设定需要富有同理心的自我探究、关注正念并拥抱成长型思

---

① 原文"compassionate"意为"同情心"，此处据上下文意译为"同理心"。——译者注

维，因为它涉及与身体健康的密切联系，以及随时间推移而形成的个人生活方式。

我们为什么需要健康教练？

有一天，你可能需要说服决策者，让他们相信与健康教练签约的益处，不管教练是面向公司、护理机构、社区还是学校健康中心的员工。以下几点可用来帮助你梳理观点[1]。每一句陈述都可以得出一个合乎逻辑的结论：有教练在，事情会变得更好！

- 与生活方式相关的疾病不断增加，相关费用约占美国医疗保健费用的 70%（美国生活方式医学学会）。

- 在美国，真正可改变的行为风险因素却是导致死亡的主要原因（Mokdad，2000）。

- 行为改变可以将各种主要慢性病的风险降低 80%，包括心脏病、癌症、脑卒中、糖尿病、痴呆症和肥胖症（Katz，2014）。

- 非传染性（慢性）疾病（如心脏病、呼吸道疾病、癌症、肥胖症和糖尿病），目前造成了全球约 2/3 的过早死亡（Duff-Brown，2017）。

- 选择不健康的生活方式将导致慢性健康问题；当你改善了生活习惯，就可以因降低风险而得到实质性的好处（Willett et al.，2006）。

- 已经有 5 种生活方式因素被证明能够降低 II 型糖尿病的风险：健康饮食、保持理想体重、体育锻炼、不吸烟和尽量少饮酒。采用所有 5 种健康生活方式的男性患糖尿病的风险降低 72%，女性降低 84%（Reis，2011）。

- 约 50% 的美国人口患有慢性病，这种情况还在扩大蔓延，86% 的医疗费用被用于慢性病治疗（Holman，2020）。

- 关于健康行为方式的改变是十分困难和复杂的，人们并没有真正理解这个改变的过程（Prochaska & Prochaska，2016）。

- 知晓疾病病因的机制（病因学）与形成良好健康行为的机制（健康本源学）这两者是全然不同的。文化和社会实践需要整合到有效的个人行为改变计划中（Antonovsky，1987）。

- 许多人由于缺乏持续改变生活方式的动机、技能、知识和资源，一直以来健康情况差、个人精力缺乏。要成功完成改变多项健康习惯的复杂任务，需要协调一致

---

[1] 改编自美国国家整合健康教练认证联盟公告。

的努力、循证方法和支持系统共同起作用。

- 医疗保健系统的零散状态和持续改革的社会需求，强调了个人十分有必要对自己的疾病预防和生活方式改善负责。

- 当今医疗实践中通常的采取方法是告知、说明、指示、开处方、警告、告诫或责备那些不服从或缺乏动力的人。这些方法始终不能够使大多数患者实现显著的、可持续的行为改变。

- 大型综合医疗保健系统通常缺少必要的时间让医务人员帮助患者促进生活方式的改变。就医过程中，病人和医生的平均相处时间是 12 ～ 16 分钟（Gilchrist et al.，2004）。

- 医务人员很少能获得行为改变方面的知识以帮助客户完成改变健康习惯这一艰巨任务。

- 2009 年，美国国家医学研究所的整合健康峰会（Institute of Medicine Summit on Integrative Health）呼吁设立一个新的整合健康教练职业，以协助医疗和公共卫生专业人员满足人们在生活方式转变方面的需求（美国国家医学研究所，2009）。

- 基于健康教练在帮助个人实现健康目标方面的种种证据，这一新兴职业被定位为医疗和预防保健领域中有前途的干预者和关键支持者（Sforzo et al.，2019）。

- 医学界认识到，患者需要得到作为行为改变专家的健康教练的帮助。2019 年，美国医学协会（American Medical Association）宣布批准 3 种不同的"Ⅲ类"代码，用于"整合健康教练技术"。教练被定义为由美国国家整合健康教练委员会资格认证的非医生医疗保健专业人员。这些代码支持医疗保险（其他保险公司可能会效仿）报销面对面教练、初步评估、至少 30 分钟后续会谈以及至少 30 分钟团体教练的费用。

健康教练可以减少健康差距

教练可以为童年生活不幸、社会经济地位低、家庭或社区环境混乱、缺乏自我行为调节能力、肥胖、缺乏营养饮食和缺少自我健康知识的大部分人群提供友好的同辈支持。杜克大学整合医学中心的调查研究表明，越来越多的人迫切需要生活方式支持、个人行为改变、压力管理以及赋能，然而事实上，医生和护士要么没有时间在繁忙的工作时间表中安排全方位的健康保健，要么没有得到补偿或"物质激励"。

在过去 10 年中，人们越来越清楚地认识到，处理与健康问题相关的社会决定因素对体重增加及患肥胖症、糖尿病和其他慢性病人群的总体健康和寿命有重大影响。目前，依赖医保干预措施（药物、手术、医疗设备）的美国卫生保健系统，还未能遏制代谢紊乱、慢性炎症和压力相关疾病的大流行。

例如，在非裔美国人等少数族裔人口中，糖尿病的发病率是不成比例的，因此有必要研究管理糖尿病的有效方法。大约 14.7% 的非裔美国人患有糖尿病，而非拉丁裔白人的患病率为 9.8%（www.diabetes.org）。在一项针对 Ⅱ 型糖尿病的健康教练计划中，健康教练根据文化相关性和敏感性量身定制策略，用以降低这一人群的发病率。

在收入、教育和职业方面，我们发现，社会经济地位越低，健康状况越差。新的研究表明，处境不利人群的慢性压力（高适应负荷）增加，血压升高，体重指数不健康，甚至可能还将遭受更多的 DNA 损害（以更短的 DNA 端粒来衡量）。社会经济地位低会使人们接触更多毒素、获得医疗保健和健康保险的机会减少，从而影响社会规范和自然环境。社会经济地位的低下将直接影响到改善健康以及减少疾病的行为结果（参见第 14 章对处境不利人群健康教练的深入探讨）。

健康教练的执业范围

整合健康教练在"以客户为中心"的过程中与个体和团队服务对象都保持着合作关系，帮助客户制定并实现与身心健康相关的自主目标。教练能够帮助客户充分调动个人的内在力量和外部资源，并制定其自我管理策略，以实现可持续的、健康的生活方式和行为改变。尽管整合健康教练不进行疾病诊断，不开治疗处方，不提供心理治疗干预，但他们持有国家资格认证的有效上岗证书，可提供专业性帮助，并且还能够提供国家权威认可的资源，如 NBHWC 内容大纲的参考内容（https://nbhwc.org/resources-for-coaches/）。作为合作伙伴和助人者，整合健康教练会根据客户的个人目标，并参考专业卫生保健服务者提出的诊疗方案，帮助客户实现个人决策的健康目标和行为改变。教练还会帮助客户熟练运用自己的洞察力、个人优势和资源、目标设定能力、行动步骤和责任感，从而朝着健康的生活方式改变。

美国国家整合健康教练委员会道德准则 [①]

NBHWC 以发展和促进卓越的教练技术为己任。因此,NBHWC 希望持证的整合健康教练(教练、教员、导师以及学生)均可以遵守道德行为的要素和原则:要胜任并综合应用 NBHWC 健康教练的技能以保障高效地开展工作。

NBHWC 道德准则旨在向所有 NBHWC 证书持有人提供适合的指导方针、问责制和可施行的道德准则并予以培训。根据 NBHWC 对教练的定义,所有 NBHWC 证书持有人均应承诺遵守以下道德准则。

第一部分 定义

- 整合健康教练:整合健康教练与有长期自我改变意愿的客户合作并与其价值观保持一致,促进他们的健康,进而提高他们的幸福感。在整合健康教练的工作过程中,教练应对客户表达无条件的积极尊重,相信他们有自我改变的能力,并认为每位客户都是他(她)自己生活方式的专家,同时确保所有的互动都是带着尊重的和非评判性的。

- NBHWC 教练:指由 NBHWC 认证(经国家注册认证及考核)的整合健康教练,在此之后才能获批 NBHWC 许可开展执业范围的实践工作。NBHWC 教练应当承诺遵守 NBHWC 制定的道德准则。

- 职业教练关系:职业教练关系体现在教练协议(包括合同)中,其中定义了各方的权利、角色、责任。

- 教练关系中的角色:为了明确教练关系中的角色,通常有必要区分客户和资助人。在大多数情况下,客户和资助人是同一个人,因此统称为客户。然而,为了便于识别,NBHWC 定义了以下这些角色:

  § 客户:指接受教练服务的人员(也可称为"学员""患者",在某些机构也被称为"会员")。

  § 资助人:指支付或安排教练服务的个人。在任何情况下,假使客户与资助人不是同一人,教练协议都需要明确规定客户和资助人的权利、角色、责任,保证对双方都要负责任。

---

① 经许可改编自《ICF 道德准则》。

§ 学员：指注册参加经 NBHWC 批准的教练培训计划或由受 NBHWC 批准的教员或教练导师为其提供培训并提高其教练技能的个人。

§ 教员：能够为 NBHWC 注册学员提供初级个人教练培训计划的个体。

§ 导师：作为老师，负责检查教练的技能教学成绩并向接受培训的学员和教练提供反馈，旨在提升整合健康教练的个人技能。

§ 利益冲突：教练私人的利益可能会影响其作为教练、教员或导师的职业角色或职责目标的情况。

第二部分　NBHWC 道德行为准则

第一节　一般职业行为——作为整合健康教练，我应：

● 要求自己在教练过程及指导活动中严格遵守 NBHWC 道德准则。

● 承诺应与教练、教员或导师联合采取适当的行动，不管是谁，一旦发现违反道德准则或可能违反道德准则的相关行为，应立即联系 NBHWC 及时处理。

● 与其他人保持沟通并增强意识，包括组织者、员工、资助人、教练、客户、潜在客户，以及可能需要被告知本准则规定的其他人。

● 在职业活动中应避免非法歧视，包括年龄、种族、族群、宗教、国籍或残疾；始终注重维护个人尊严并尊重所有的职业。

● 作为整合健康教练、教练行业以及 NBHWC 的工作人员，我必须提供真实、准确的服务，并为此做出口头及书面的声明。

● 承认并尊重他人的努力和贡献，我只对自己的教练材料拥有所有权。我将知晓，违背本准则可能会导致自己被第三方追责。

● 尽量识别出任何可能会损害、产生冲突或干扰到我教练绩效或专业教练关系的个人问题。如果实际情况需要，就必须尽快找到相关的专业人士协助并制定必要的行动，包括是否要暂停或终止我的教练工作。

● 确认本道德准则是否适用于我与客户、学生、资助人和其他教练的关系。

● 在公认的科学标准和适用的学科指南范围内，有能力、诚信地实施和报告研究。我参与的研究须在参与者的知情同意和所有监管机构的批准下进行。此类研究工作应符合相关司法管辖权适用的法律法规。

- 保护、存储和处理我在工作期间创建的所有记录，包括所有电子文件和通信记录，以确保教练工作的安全性、保密性和隐私性，并遵守适用的法律法规和协议。

- 仅在 NBHWC 授权的方式和范围内使用 NBHWC 认证教练的联系信息，如电子邮件地址和电话号码。

第二节　利益冲突——作为教练，我应：

- 充分觉察到明显或潜在的利益冲突，向所有利益相关者公开披露此类冲突，并在发生冲突时主动避让。

- 明确整合健康教练的角色，设定工作界限，并和资助人及利益相关者一起审查教练和其他角色职能之间可能出现的利益冲突。向所有客户披露教练在公司或组织中所扮演角色的性质、局限性和目标。

- 向我的客户和资助人报告可能从第三方获得的所有因推荐客户或接收客户而产生的预期报酬。销售产品或非教练服务的收费应在一开始就让客户充分知晓。在协议里规定的教练服务质量和会谈数量不得与客户购买其他任何额外的产品或服务挂钩。

- 不论报酬形式如何，都要维护教练和客户之间的公平关系。

第三节　对客户的职业操守——作为教练，我应：

- 以符合道德准则的方式，事先向客户、潜在的客户或资助人告知我所知道的教练指导的全过程和潜在价值。

- 向所有雇主、资助人和客户明确告知哪些工作是属于 NBHWC 认证健康教练的执业范围的以及可能的预期结果。

- 遵守各自医疗执照及证书上的所有职业道德准则。

- 初次会面前应认真解释并确保我的客户和资助人充分了解整合健康教练的工作特点、保密内容和保密例外、财务流程，以及教练协议的所有条款。

- 在教练之前，需与客户和资助人签订明确的教练服务协议并遵守本协议。协议应包括所有人的角色、责任和权利等相关内容。

- 有必要明确关于文化敏感性的工作边界，从而调节和改善我与客户、资助人之间的身体或其他方面的互动关系。

- 避免与当前的客户、资助人、学生、会员或监管者发生任何的性关系或恋爱关系。此外，还应警惕各方之间可能存在的其他潜在性亲密关系，包括我的员工和助理，并采取适当措施解决问题或避免他们参与，以确保整体的安全工作环境。

- 根据协议的规定，尊重客户可以在教练过程中的任何时候终止教练关系的权利。我应随时关注教练过程中已发生改变的迹象。

- 积极维护客户的健康、安全和幸福感。如果我相信其他教练或其他资源能为客户或资助人提供更好的服务，我会鼓励客户或资助人做出改变，在必要或合适的时候帮助客户寻求其他专业人员服务。

第四节　保密性和隐私——作为教练，我应：

- 除非法律要求公布，否则对所有客户和资助人的信息应遵守最严格的保密级别，特别要遵守美国所有的州和联邦的法规。

- 就教练、客户和资助人之间如何交流教练过程的信息达成明确协议，包括客户收集的移动健康和电子健康数据。

- 在担任教练、教练导师、教练主管或培训师时，与客户双方以及资助人、学生、学员或受监督人达成明确协议，告知在何种情况下无法做到保密（例如，涉及非法活动、法院命令或传票、即将或可能危害自己或他人的风险等）。保证客户和资助人、学生、学员或受监督人对部分保密例外情况的知情同意。同时，请他们知晓，如有上述情况发生，我可能需要通知相关部门。

- 要求所有与我合作以支持客户的人员都要遵守《NBHWC 道德准则》第四节保密性和隐私标准，以及道德准则适用的其他内容。

第五节　持续发展——作为教练，我应：

- 坚持持续提升我的专业技能。

第三部分　NBHWC 道德承诺

- 作为一名健康教练，我承认并同意履行我对我的客户、资助人、同事和广大公众的道德和法律义务。我保证遵守 NBHWC 道德准则，并与我的教员、导师或督导者们共同践行这些标准。

是什么让整合健康教练"整合"？

首先，让我们给"整合健康"下一个定义，它是指一种多维度的方法，通过整合健康的生活方式，以及采取自我照顾或从业者辅助的整体照顾模式，综合考量身体、情感、思想、精神、社区和环境多种影响因素，应用全人模式解决整体性健康问题。听起来要求很高，对吧？当你感觉到自己在教练过程中总是可以带给各阶段的服务对象舒心放松的感觉，又或者发现你的客户在教练过程中充满了活力和热情时，这一切就会变得容易。向客户介绍一种令情绪平静的呼吸技巧，或者引导其练习正念冥想、进行减压练习、在大自然中快乐地活动，这些只是你的整合健康教练工具箱中的几个工具。

整合健康教练与普通的健康教练一样，致力于应用有效的教练技术和系统方法来帮助他人养成健康行为习惯，从而达到更为健康的目的。同样，他们遵循行为改变、动机和成人学习的循证理论，并坚守职业实践道德。

然而整合健康教练与普通健康教练还是有所不同的，整合健康教练更关注个体对自我照顾实践过程中整体的综合性以及局部的互辅性的承诺。我还想强调一点，整合健康教练更应倡导健康的公平性，他们更擅长对多元的文化敏感性以及包容性方面的实践。并且，整合健康教练需要不断更新文化知识和技能。另外，还应该考虑到社会经济背景不同，服务对象对教练服务内容的需求也会不同。

整合健康教练既可以独立工作，也可以遵循有持照的医疗专业人员推荐的方案开展工作，如整合医学医生、自然疗法医生、按摩医师、临床营养学家、功能医学医生或其他初级卫生保健提供者，如从事整合医学和中西医结合模式的执业护理师。

选择整合健康教练大有好处，他们绝大多数的教练方法都是可获得的、支付得起的、非专技性的，并且属于自我健康管理方案中的一部分。教练可以帮助客户了解各种形式的改善方法，如瑜伽、太极、引导想象、调息，还包括草药、维生素和矿物质、冥想、正念训练、芳香疗法、穴位按摩和针灸、花精疗法、中药、实用锻炼、声音疗法、音乐疗法等。我的《整合健康教练：辅助和整合健康导航资源指南》（*Imtegrative Health Coaching: A Resourse Guide for Navigating Complementary and Integrative Health*）一书，提供了广泛的模式和教练技巧，以便教练自信地与客户展开讨论。

客户一般不愿意主动和医护人员讨论无创的、全人的、自我照顾方面的策略内容。整合健康教练们通过从有效途径进行额外学习，能够解释说明这些策略的成本、效果、相关研究和禁忌症，并友好地给予客户更多的帮助，创设"公平的竞争环境"以支持客户探索选择。许多整合性治疗的关键任务是为慢性病患者缓解生理机能障碍，减少他们的心理应激压力。

其实，很多人都意识到需要改变个人健康习惯，以此来阻止或扭转慢性病的发生，同时他们也发现自己很容易陷入一些现存的问题当中（"为什么这种事会发生在我身上？"），或者害怕自己因突然被确诊为一种新疾病而受到极大限制（"我简直无法面对这一切。"）。另一些人虽然拒绝与心理健康顾问交谈，但是他们非常欢迎教练来帮助他们了解适应新常态所需要的步骤。哪怕冥想片刻、做一些呼吸练习，或者闻一闻薰衣草香薰——这些在会谈开始时的小动作都能帮助客户平静下来，活在当下，投入更有成效的工作中。整合健康教练在每次会谈前都会有自己各自的"存在的—明晰的—感动的—有用的"仪式，这将为客户树立视角转换的榜样。

我建议整合健康教练继续学习以下内容：辅助和整合健康、草药学、全食营养学、身心康复疗愈、引导想象、生态化健康、自然体验、灵性和意识研究。此外，可以通过参加整合健康医学会议，进一步提高你的教育水平，如整合健康保健专题会议（Integrative Healthcare Symposium）、整合健康医学会议（Academy of Integrative Health and Medicine）、美国国家健康研究所会议（National Wellness Institute Conference）和其他综合性研讨会。

护士教练的创始人也开发了一种整合护士教练（Integrative Nurse Coaching）课程，着重教学如何通过辅助以及反馈的方式制订个性化健康计划，包括精神的、心理的、情感的、环境意识的和生活平衡以及生活满意度等相关内容。在医疗保健责任方面，护士教练计划是建立在更高一级的教育、培训和实践水平之上的。

总而言之，整合健康教练涵盖了常规健康教练所做的一切，并且还包含了更多内容。他们严格遵循与客户建立合作关系的常规教练步骤，还运用沟通技巧加强客户的个人责任心并制订目标导向的自我行动计划，促进客户学习并探求健康的生活方式。同时，他们还加强应用措施，激发并帮助客户开展全人照顾，增强归属感，重新梳理生活目标和意义，使客户精神振奋并充满活力，所有的这些都是健康和幸福的先决条件。

整合健康的 7 项原则

1. 整合健康的基础在于将个体视为统一的整体

整合健康认同人是身—心—灵的统合体，以及尊重个体在相互关联的生命网络中的完整性。个人对健康幸福的追求途径似巢状，似碎片，是从局部到整体的。

2. 整合健康的合作以相互尊重为前提

整合健康从业者恢复了由来已久的支持性治疗关系，并愿意与其他从业者真诚合作。整合健康从业者在博人的医疗背景下应用了生物学、辅助医学乃至传统康复学的治疗方法，他们是全人健康教育者、管理者、研究者和政策制定者，共同对人们生活方式的改善提出了创新性思考和解决方案。

3. 整合健康的宗旨是一切以客户为中心

整合健康从业者自始至终认为客户自身是资源丰富的、完整的以及有个人叙事的，这些也是疗愈的基础。整合健康从业者承诺始终鼓励客户发声并尊重客户的自主权。

4. 整合健康认识到我们和我们的社群在一起

社群是整合健康这一大家庭中的核心支柱。不同的身份和多种交叉文化蓄积了集体的能量。完整且智慧的个体将通过加强与不同团队或者盟友之间的互动使自己变得更加全面和更为智慧。

5. 整合健康支持社会公正和健康平等

整合健康认为必须重点关注和努力解决权利不公平及不平等的问题。健康绝不是仅仅通过个人行为改变这一单一途径就可以实现的。整合健康从业人员从更广泛的角度来看待影响所有人健康的社会决定因素，包括公平合理的医疗保健获取方式、食品安全、经济因素、教育因素、住房和就业机会，以及满足日常所需的资源。

6. 整合健康强调疗愈过程中的意识和非物质作用

整合健康强调的是基于循证医学、科学理论以及严格方法论的综合性研究，尽管健康教练认为以下某些方面超出了我们的理解，但依然对每个生物体内部相互作用下的疗愈能量（气、普拉纳生命能量、生命力）充满敬意。换句话说，现在有许多奥秘是有助于全人疗愈（whole-person healing）的。

7. 整合健康主张健康是多维度的

多维度的健康转盘虽然似乎只是一个简单的说明图形，但却有深刻的象征和有价值的隐喻，它表明健康是精神、身体、心理、情感、职业、社会和生态等多种因素的综合结果。

在打造多维角度健康生活方式的时候，该工具可以为我们扩宽视野，增加创造力，并提高解决问题的能力。我们不仅为健康提供教练，同时也在最大程度地发掘知足常乐、和平与共的潜能。

继续教育

除了对本书内容的学习，你又将如何提升自己的健康教练能力呢？面对任何职业，你都必须准备好通过继续教育来持续扩展知识和技能以及接受更多的培训。请及时了解健康教练职业方面的时事新闻、相关研究和方案计划。请通过不同的视角来扩展你的世界观，探索在不同的文化背景下健康和疾病究竟应该如何定义。请培养自己的文化敏感性以及富有同理心的沟通交流方式。继续积累你的健康生活方式相关知识，以及了解更多的行为改变研究。卫生专业人员需要随时了解自己领域中最新的动态、技能、方法和技术进展。健康教练自然也不例外。

美国国家整合健康教练委员会认证的整合健康教练必须每 3 年完成 30 小时的继续教育时长。

反思练习

尽管健康教练的情绪基调或者个人风格迥然不同，但他们都有一个普遍特点：尽自己最大的努力帮助客户探索个人的想法、行为方式、行动目标和解决方案。

> 如果我想出了解决方案，我敢打赌，我的后续行动将更加有力。
>
> *艾伦·戈登（Allan Gordon），在教练会谈后说道*
>
> 人们通常更容易被自己发现的原因说服，而不是被别人想到的原因说服。
>
> *帕斯卡（Pascal），《思想录》（Pensées）*

你什么时候解决过自己生活中的一个困境，尽管有别人的建议，但这个困境是你自己思考后解决的？

一位健康教练喜欢推荐芳香疗法，她决定让客户购买她自己的香薰系列产品。她违反了哪条职业道德准则？

第 3 章
健康教练 VS. 咨询、教育和治疗

完成本章后，你将能够:

- 了解健康教练悖论，并在它出现时做出适当的反应。
- 描述健康教练与心理治疗的区别。
- 描述健康教练与健康咨询、健康教育的区别。
- 评估何时适合在教练、咨询师和教育者之间转换角色。
- 识别不适合教练的迹象。

成为一名健康教练不久，你就会遇到这样的困境：成为一名专家而表现得不像专家。欢迎来到教练生涯中一些比较谦卑的时刻。要成为一名健康教练，你需要行为改变、健康、营养、锻炼和压力管理方面的专业知识。要成为一名知识渊博的健康教练，你需要拓展你的知识库，掌握辅助和整体的方法。

不过，你必须避免像专家一样行事，只是把信息"下载"给你的客户。你必须对健康有足够的了解，以便在客户与其既定目标发生冲突时给出提示（例如，*"我这个月想减重50斤"*或者*"我运动时会咳血，但我想我只是在适应这种运动强度"*），但是你也必须避免成为那种自上而下的教育者、知识渊博的专家或智慧的传播者。让一个权威人物不断地告诉客户他们所不知道的东西，我想，没有什么能比这么做更能抑制他们对自主学习的渴望了。

健康教练悖论

你说："真是进退两难。"不过，有一种方法可以摆脱这种悖论。教练需要学会"转换身份"。健康教练有时需要转换角色，从咨询师变为教育者，再转换回教练。咨询师是传授方法、建议和策略的专家；教育者也是从专家的角度来促进学生学习；教练可能是专家，但他们会尽可能地避免咨询和教学。然而，有时你需要将角色从教练转换为咨询师或教育者，然后再转回教练。

如果你从客户那里听到的一些消息使你必须暂时脱离教练的角色，但是，你知道这违反了你的教练协议，这时的解决办法是**请求许可**。以下是如何进行角色转换的示例。

问：你介意我暂时跳出教练的角色，只是给你提供一些信息吗？

如果你得到了许可，继续，然后让客户知道你何时会回到教练的角色。如果没有得到许可，则需要问客户打算如何自己发现重要的信息和资源，然后为这一学习过程提供帮助。从教练到教育者或咨询师的转换，须保持在健康教练的执业范围内，这很重要。你必须避免从教练转换为心理治疗师，这种转变超出了健康教练的执业范围（除非教练本身已经是有执照的心理治疗师）。

小贴士：关于"问—说—问"

向客户请求允许分享信息的次数可能比你预期的要频繁。因为即使客户制定了进程和目标，他们的医疗保健服务提供者仍然担心他们在降低压力性皮质醇水平、努力保持更健康的体重，或者改善血脂水平方面是否达到了某些生物特征指标的标准。因此，可以理解为，这些目标主要是由客户驱动的，但部分是来自医生的强烈建议。

这也存在于商业教练中。中层管理者可能希望与教练一起改善工作和生活的平衡，但教练是被公司雇佣来帮助员工提高生产力的。那么，究竟要解决哪个目标——中层管理者的还是他们的老板的？经验丰富的高级教练会找到一种方法来同时讨论这两个问题，并对与管理者讨论的内容保密。教练协议的条款需要详细说明在这些情况下的报告策略。

在这两种情况下，你可以通过执行第 5 章"行为改变的理论与技术"中的"共享信息"部分概述的步骤，来获得共享信息许可。

本章的其余部分将讨论这些角色之间的区别、相似和重叠之处。

教练需要传授多少关于健康生活方式的知识？

这是一个常见问题，因为你的主要角色是促进行为改变和心态转变——不一定是通过教学的方式。但很明显，有时教育患者或客户是非常必要的。因此，下一个问题是：一个健康教练应该掌握多少有关健康生活方式的信息？

教练的专业知识和技能水平应该与其最高执照相符，例如，如果你是一名健康教练和执业护士（Nurse Practitioner，NP），你的执业范围和责任范围应延伸到护士执照以及那些专业标准规定的内容。这同样适用于有其他执照的医疗服务提供者。

对于非临床背景的健康教练来说，他们不应该是健康或疾病方面的信息专家。除非他们有如上所述可以提供专家建议的其他职业证书，否则他们不会提出诊断或开处方。然而，根据 NBHWC 的建议，所有健康教练都应该熟悉由公共卫生组织倡导的最新循证建议。

围绕什么是健康生活方式的讨论一直在不断发展。生活方式医学（Lifestyle Medicine）

是传统医学和相关专业中的一个分支，涵盖了一系列不断扩展的研究和应用知识，这些因素有助于实现最佳健康：功能性健身、体育活动、运动生理学、基本营养、补水、体重和饮食管理、减压、心理韧性、睡眠健康、大脑健康、心肺健康、积极心理学、支持性关系和最佳生物测量。由于生活方式医学是以新兴的研究为基础的，因此该领域充斥着许多矛盾的观点（酮类饮食与植物性饮食、饱和脂肪的利弊、间歇性断食、补充剂、草药、顺势疗法、血压、胆固醇水平）。

因此，对于健康教练来说，最可靠的信息来源是大型的、政府赞助的或专业协会的网站，这些网站上有全国专家、作者和研究人员达成的共识。例如，美国国立卫生研究院（National Institutes of Health）、美国疾病预防控制中心（Centers for Disease Prevention and Control）、美国卫生与公共服务部（US Department of Health and Human Services）、美国运动医学会（American College of Sports Medicine）和"健康公民 2020 计划"（Healthy People 2020）。但是，当元分析研究推翻了先前的观点，而官方门户网站还没有及时更新相关信息时，这些也会带来挑战。美国农业部（US Department Agriculture）制定的前"食物金字塔"（food pyramid）就是一个例子。许多综合和功能性医学专家说，长期以来，它过分强调淀粉和面包的摄入，最终导致健康餐盘中营养成分的比例被改变。

所以，对于"一个健康教练应该知道多少？"这个问题的简短回答是——一个基本的基础水平包括健康生活方式的必要组成部分和贡献因素。如何选择天然食品？如何管理压力？如何参与日常体育活动和锻炼？健康教练应该知道良好的睡眠卫生原则和基本的生物特征（健康的血脂、血压、BMI、体脂、血糖水平）。他们需要知晓诸如心脏病、中风、代谢紊乱、糖尿病、关节炎和慢性呼吸系统疾病等慢性疾病的风险因素，对危险行为和家族史也要有一定的了解。他们应该熟悉减轻压力的循证方法，了解冥想和正念练习的好处。NBHWC 还建议，经过认证的健康教练现在要了解阿片类药物（包括处方阿片类药物）成瘾、滥用和过量使用的严重风险。

与这种健康生活方式知识密切相关的是，当客户的健康状况发生急性、严重或意外变化时，健康教练知道何时建议客户联系他们的医疗卫生保健提供者或心理咨询师。例如，一个客户说，他参加了一个社区体检，血压读数为 160/90mmHg，他说："*很奇怪，平常我的血压总是低于 100。*"那么，了解基本健康知识的健康教练应该认识到该血压读数是需要采取行动的，并会敦促客户尽快去看医生。

各种各样的健康教练培训计划在提供专业信息以及哲学方法和方向上各不相同。有些强调天然食物和营养的重要性，有些则提供综合护理模式或功能性药物支持，还有一些人认为他们自己是减压专家。继续教育研讨会和培训支持健康教练选择独特的方向，并为扩展健康生活方式信息知识提供了空间。

健康教练与健康教育者的区别

健康教练和健康教育者之间的区别没有心理治疗师和教练的区别那么明显，因为教练经常需要"转换身份"，并在必要时征得许可来进行告知和教育。健康教育工作者在获得健康教育学士或者硕士学位（更常见）后，通常在学校系统、社会工作或医疗卫生保健部门工作。他们既要对公众负责，也要对他们所服务的机构负责。例如，健康教育工作者负责通过收集和分析医疗保健数据或社区需求数据来改善社区健康，以便计划和实施健康改善方案。这些项目需要广泛的数据收集和监测，并且通常受公共和立法政策的监管。

当然，健康教育的主题类似于健康教练处理的个人的问题（戒烟、减肥、锻炼），但也超出了教练的范围，特别是对机构雇佣的健康教育工作者来说，他们的工作致力于公共健康导向的举措，如减少大学生饮酒、为服务不足的社区提供乳房保健教育、消除健康差距、预防艾滋病和性传播疾病。

正如 2010 年健康教育工作者职业分析项目所概述的那样，健康教育工作者有 7 个不同的职业责任领域。这 7 个领域是注册健康教育专家考试的基础：

领域一：评估健康教育的需求、资金和能力

领域二：规划健康教育

领域三：实施健康教育

领域四：开展与健康教育相关的评估和研究

领域五：执行和管理健康教育

领域六：担任健康教育顾问

领域七：宣传和倡导健康以及健康教育

总之，教练更像是一个向导或盟友，而不是一个教育者。用一个常见的比喻来说，教练关心的是授之以渔，而不是授之以鱼。虽然健康教育工作者可以在他们的实践中很好地应用教练方法技能，但他们的责任更多在于教育规划和公共卫生监管。

健康教练与健康顾问的区别

健康教练和健康顾问之间也有区别（表 3–1）。教练支持由客户发起的改变。顾问告知客户"如何做"，如提供信息、资源、地图、建议、经验，并逐步引导。与健康教育类似，教练有时也会扮演顾问的角色——这在大多数教练联盟中是不可避免的。当你觉得你的客户已经达到了极限，真的没有可能自己解决问题时，你可以转向顾问的角色，但在角色转换之前，一定要征得客户同意（"*我可以为您提供一些信息吗？这超出了我们的教练协议。*"）。

表 3–1　健康教练与健康顾问的区别

专家和顾问做什么	健康教练做什么
作为权威和教育家	促进联盟的建立，让客户学会成为自己的权威并自我教育
设定议程	向客户征求议程
负责客户的健康、成长、护理	坚持客户对自己的健康、成长、护理负责
专注于减少问题，找出问题所在	专注于正确的事情，找出可以发展的核心优势
提供答案	共同寻找解决方案

迈克尔·阿伦斯基对健康顾问的 3 种模式的解释见表 3–2。

表 3–2　健康顾问的 3 种模式

医疗模式	教育者模式	教练模式
处方和治疗	教育和启发	激励和提倡
适合危机处理模式	适合健康教育模式	适合个人成长和自我导向的学习和改变
依赖权威和自上而下的流程	依赖分配信息	依赖客户为目标、行为和后续行动承担责任
承担大部分责任	假设知道就是做到	尽可能减少假设
客户抗拒被告知如何行动	教育者的苦口婆心使客户看上去接受了	客户必须积极参与这个过程，并共同建立联系
依从性低	易于接受信息，但不做任何改变	高满意度和有效的行动

知道何时转换角色

如前所述，当你注意到你客户的行为或陈述对实现他们的目标起反作用时，你需要给予教导、表达反对或传授信息——这不是一种很像教练的行为，对吧？经验丰富的整体生活教练、注册护士、巴克教练学院的创始人琳达·巴克（Linda Bark）博士说，知道何时转换角色需要经验积累。大多数健康专家发现，在一个典型的教练会谈中，他们不得不频繁地转换角色。这与他们对咨询和教学的难易程度感知和熟悉程度有关。以下例子发生在一家聘用护士担任健康教练的健康诊所中。

> *客户：我想减掉一些多余的体重，我需要减 50 斤左右。*
>
> *教练：听起来你已经准备好要制订一个减肥计划了。*
>
> *客户：是的，我开始采用我从一个朋友那里听说的饼干减肥法，他说你只吃饼干就能一个星期减掉 4 斤。*
>
> *教练：我相信你想达到健康体重，但我对这种方法有些疑虑。你介意我把教练的角色转换成顾问吗？*
>
> *客户：为什么？你是要告诉我你不喜欢饼干减肥法，对吧？*
>
> *教练：（笑）你说对了。还记得吗？我们开始教练关系时，我说我会支持你的健康目标，但如果我看到你偏离了路线，我会说出来并为你提供相关信息。好吧，这就是其中一次。可以让我告诉你一些成功的减肥计划吗？这些计划不会像这种所谓的饼干减肥法一样使你的努力付诸东流。*

一个熟练的教练会等待客户明确的同意。你要打破我们中的许多人对自以为无所不知的人的本能抵触，那些人告诉你你的想法有多不好，让你必须听从专家的意见，还警告说如果你不这样做，你将会面临怎样的麻烦。

从教练到顾问的角色转换，是一种熟练的、一气呵成的动作。在心理和情感上，教练与客户并肩作战，共同了解一些新的研究或信息，而不是正面对抗。你要尽最大努力合作"发现"这些新信息。一些教练发现，使用动机性访谈的技巧很有用，你要听从其他领域专家的意见，然后尽快借由你的教练角色把信息告诉客户。

同样，为了能过上幸福的生活，你不需要了解关于健康的一切知识，你的客户也不需要。但健康教练确实需要了解关于合理营养、运动生理学、压力管理、健康心理学和行为动机的基础知识。

医学专业人士和心理治疗师通常很难放弃专家的角色转而成为教练，这是可以理解的。多年的社会情境和必须知道所有答案的习惯使他们很难从专家转变为支持性的、平等的盟友。

迈克尔·阿伦斯基博士在他的"健康地图360"项目中教授健康教练知识已超过28年。阿伦斯基博士说："教练的挑战是如何转向倡导和激励，并与客户保持盟友关系，而不是扮演治疗提供者的角色。"他建议医疗保健专业人员进行"思维方式的转变"，从传统的"开处方和治疗"的生物医学模式及"教育和恳求"的健康教育模式转变为"倡导和激励"的教练理念，他说："所有的健康挑战都有生活方式方面的问题，与盟友一起改善生活方式就容易多了。对于许多人来说，他们改变生活方式是否成功，很大程度上取决于他们与周围支持性健康文化的联系程度。拥有健康教练技巧的医疗保健专业人员，可以有效地帮助他们的客户实现医生建议的生活方式的改变。"

健康教练与心理治疗师的区别

健康教练和心理治疗师都致力于促进患者和客户改变的艺术和科学。虽然不断发展的健康教练领域和已建立的临床或咨询心理学学科有很多重叠的地方，但两个领域之间也有着显著的区别。为了满足各自的专业人员和他们所服务的无数客户和病人的利益，两个助人职业之间可以采取合作和互惠互利的立场。

随着越来越多的心理治疗师在他们的实践中融入了教练技能，越来越多的健康教练与复杂的医疗患者一起与压力相关的疾病作斗争，这两个学科产生了相互碰撞。经常有人指责教练错误地侵犯了心理治疗领域，或者治疗师在没有经过专业教练培训的情况下称自己为教练。与此同时，这里也存在一个日益明显的矛盾：虽然这两个领域可能充满争议，但它们都依靠以结果为导向的心理技能来促进目标的实现，并改善客户的身心健康。

角色定义

一方面，一些健康教练是有执照的医疗卫生专业人士（护士、心理学家、医师、医师助理），他们帮助患者和客户管理慢性疾病，如心脏病、糖尿病、关节炎和癌症。而另一些健康教练有不同的背景（健康促进、教育、健身训练、健康管理）。尽管他们在内容知识结构上明显不同，但他们都使用教练方法来实现客户自我确定的健康和幸福目标。现今，健康教练领域已经变得越来越复杂，因为它汲取了越来越多的循证教练心理学、积极心理学、成人学习理论、动机性访谈以及神经科学的新发现。

另一方面，心理治疗师专注于《精神障碍诊断与统计手册（第 5 版）》（*Diagnostic and Statistical Manual of Mental Disorders−V，DSM−V*）中列出的精神疾病，并接受精神疾病评估、诊断和治疗方面的培训。而心理治疗师的工作通常涉及慢性和急性躯体疾病、术后状态、受伤和创伤的恢复，也涉及一般的自我保健和健康相关问题。这样看来，心理治疗师与健康教练的交叉是明显的。他们职业关系的核心都是通过人际互动帮助客户成长。

与健康教练类似，心理治疗的目标包括改变行为、增强决策能力和更好地利用资源，还可能包括减轻心理症状、提高自尊、减少心理动力学和身体状况之间的因果关系、减少学习障碍的影响以及改善成人和儿童的关系。

在心理治疗中，用于解决这些问题的方法是激励，而健康教练可能会使用更有限和更受限的方式。此外，心理治疗师接受培训以评估和诊断各种情况（例如，严重的饮食功能障碍、情感失调、人格驱动的行为模式、受虐经历、慢性疼痛问题）。对于情感和信念而言，心理治疗方面的考虑比健康教练更为广泛和深入。有效的心理治疗当然要解决心理方面的问题，但对客户和病人的整体护理，特别是受过医学训练的心理治疗师，如护士、医生、社会工作者，他们的方法是全面的且包括健康教练和健康教育的角度。虽然这两种方法通常不是医生、临床心理学家和临床社会工作者的基础教育和专业培训的一部分，但如果心理健康专业人士也受过健康教练和健康教育的培训，那就更好了。

正如公众所理解的，健康教练并没有被视为是一种心理健康服务（精神病学、临床心理学、临床社会工作、家庭治疗）。那些将客户推荐给健康教练的人、向业界推销健康教练的人，以及使用健康教练的客户都不认为他们自己处于心理健康范畴。尽管有时从健康教练开始客户会感觉更舒适，但客户和他们的教练可能很快就会发现，最好还是通过心理健康诊断和治疗技能来解决这些问题。对于大多数人来说，健康教练可能是满足其健康相关需求的恰当方式。

同类研究

传统观念认为，改变一个人的习惯需要坚强的意志和持续不断的动力，或者就像健身大师杰克·兰拉内（Jack LaLanne）在电视上对观众喊的那样："骄傲和自律——这就是你所需要的！"幸运的是，对于那些曾多次尝试戒烟、减肥、锻炼或改善健康但均以失败告终的人来说，现在有了更有效的策略和经过深刻研究的方法论来支撑教练和治疗师所使用的一系列工具。行为改变背后的研究借鉴了科学观察的转变方法和持续的行动策略。

健康教练和心理治疗师都利用了理论框架和概念模型，包括自我决定理论、成人发展理论、学习理论、动机性访谈、跨理论模型、社会认知理论、内部家庭系统、控制点理论、欣赏式探询和非暴力沟通技巧。

一方面，健康教练的培训和教育往往集中于介绍社会心理学、健康促进、组织领导、行为心理学和积极心理学领域在过去 50 多年的研究成果，以及神经科学和大脑运作的最新发现。

另一方面，心理治疗师依赖于更广泛的理论，这取决于他们的教育程度和首选的治疗模式。这些理论包括认知行为理论、精神动力理论或精神分析理论、焦点解决短期治疗、人本—存在主义、超个人主义、理性情绪行为或各种理论的混合。较少使用到的理论或模型包括格式塔、现实疗法、身体取向或躯体心理疗法、客体关系、接纳承诺疗法、叙事、康复模型和正念疗法。

如出一辙的方法

积极心理学

心理治疗师和教练都从积极心理学领域汲取了大量应用研究成果的例子（Seligman，2005）。例如，研究结果表明，需要 3 个积极的想法来对抗或消除 1 个消极想法的影响（Fredrickson，2005）。强调幸福感、基于优势的思考和培养幸福感的方法，是教练工具包的一部分。教练着眼于可能性而不是问题和原因。尽管教练和治疗师都依赖于积极心理学这一基本的工作方式，但教练可能更容易接触到它。兼任心理学家的教练可能会发现，他们更难脱离他们被训练出的医学模式（Williams，2002）。

正念

对于心理治疗师和健康教练来说，一个探究的热门领域是正念练习背后的新兴证据和与身心相关的放松疗法（如引导想象、医学催眠和有意识的呼吸训练）。虽然心理治疗师可能会演示正念练习以减轻压力、抑郁、焦虑或疼痛，但健康教练会促进客户自己实际学习和开展正念练习。教练致力于遵循客户的清单，确定客户对某些选项是否真的有兴趣，并帮助客户自己去发现和探索。正如谚语所说："授人以鱼，不如授人以渔。"

动机性访谈

动机性访谈是一种被治疗师和健康教练广泛使用的方法，这是一种循证的沟通技术，最初是为那些与药物滥用和成瘾作斗争或对改变持有矛盾心理或严重抗拒心理的患者开发的。动机性访谈的首要原则是顺应阻抗（roll with resistance），治疗师从不告诉客户该做什么，而是让客户自己去发现改变的原因，寻找自己在行动和意图上的差异，自己决定解决矛盾的节奏。这是通过共情倾听和支持自我效能感的提高来实现的。当其他方法无效时，动机性访谈提供了改变的可能性。在这个领域中，教练和心理治疗师都以一种坚定的方式跟随客户的引导。对新生的内在动机的关心和培养需要我们有耐心，并需要有能力从心理治疗师和健康教育者所谓的翻正反射（righting reflex）中抽身出来：在正确的时间提供正确的答案、正确的理由、正确的行动。教练不断进行自我监控，努力让客户把握自己的方向。第 5 章"行为改变的理论与技术"中介绍了采用动机性访谈原则的具体策略。

聚焦优势

教练和治疗师都欢迎《性格优势和美德手册》（*Character Strengths and Virtues Handbook*）的问世，它与 DSM–IV 中主要是命名、指责以及治疗的范式不同（在 DSM–V 中稍少一些）。以过程为导向的教练会与客户进行对话，帮助他们确定自己的优势和价值，并学会在他们的想象中锚定这些优势，让他们面对挑战和困难时可以利用这些优势。马丁·塞利格曼是积极心理学和基于优势的干预措施（包括习得性乐观）的创始人，他提出了一个"真实的幸福教练模型"（Authentic Happiness Coaching Model），与此相关的科学研究表明，提高生活满意度是一门艺术（Seligman & Csikszentmihalyi, 2000）。

职业操守及道德准则

健康教练和心理治疗师都应按照其职业的法律、法规、原则、价值观、道德和职业标准行事。然而，心理学领域的这些规定比健康教练领域更为明确。因为心理治疗师、心理学家和其他心理健康专业人员受到严格的监管和许可，接受强制性的继续教育，并由美国各州行为科学委员会统一管理。如前所述，NBHWC 正在制定健康教练的职业实践准则和道德行为标准。

聚焦解决方案

近几十年来，很大程度上由于心理治疗的保险报销额度从几个月的治疗周期大幅减少到仅覆盖 3 个疗程，更多的心理健康专业人员成功地采用了目标导向的治疗方法，这些方法是短期的、以结果为导向的，并且在许多方面与教练方法相似。

精神分析学家迈克尔·贝德（Michael Bader）在他的《今日心理学》（*Psychology Today*）的博客中写道：教练和治疗之间的区别"被严重夸大了"，这两个领域之间的常规划分过于简单和不切实际（Bader，2013）。这些错误观点包括：

> *治疗师处理过去；教练把握现在。*
>
> *治疗师关注为什么；教练关注怎么做。*
>
> *治疗师钻研无意识领域；教练则坚持有意识的思维。*

贝德指出，这些关于时间线的争论是错误的，比如有人声称治疗师仍然关注开放式的询问，而教练则专注于此时此刻。对于任何接受过焦点解决短期治疗培训的治疗师来说，这些说法一定显得很荒谬。目标导向治疗与目标导向教练一样，都是压力管理、自尊心增强、自信训练、婚姻咨询、育儿技巧提升的理想选择，也是开展有效治疗和教练的基石。

培训差异

心理治疗师和健康教练的教育和培训，除了在年限和强度上有明显的差异外，在如何通过培训改变他们对人们能力和生命旅程的看法进而实现有意义改变的方面，也有细微的差别。拥有咨询心理学硕士学位的心理治疗师要接受 3 年的研究生教育、进行大约 3 000 小时的临床实习。临床心理学家可能需要长达 6 ~ 7 年的研究生教育和 5 000 小时的临床实习，这些具体的时长因地而异。

健康教练培训项目在侧重点和学习时间上有所不同。如前几章所述，NBHWC 现已制定健康教练的教育和培训标准，许多培训机构、学院和大学也已在其培训计划中阐述了基本的教练能力。这使医疗保健专业人士认识到聘请健康教练的价值，并推进了健康教练协作研究。

以循证研究、理论框架、监测互动和有充足时间培养熟练技能为基础的培训，是健康教练和心理治疗师的理想选择。当事情变得棘手时，没有什么比一个好的理论（或深入的经验）更有用了。比如，每个医疗保健提供者在职业生涯中的某个阶段都会遇到的情况——客户的情绪高度紧张或激烈对抗，当心理治疗师或刚接受过培训的健康教练面临这种情况时，如果教练的工具包过于简单（只包含再构法、澄清或目标认同等技能），就可能会出现问题。基本的工具可能无法帮助客户打破僵局。心理治疗师的优势在于，他们有数年的教育、培训、广泛的二合一体验和三合一实践、受监管的实习和现场实习经历。心理治疗师也接受过训练，可以从可靠的理论中获取知识，无论是心理动力学模型、家庭系统模型还是认知行为模型。

在培训方面，健康教练和心理治疗的另一个主要区别在于，每个学科如何处理治疗或支持性关系中的困难，以及如何处理客户表达的令人不安的强迫观念、自我毁灭的想法或充满感情色彩的陈述。在这方面，与治疗师相比，健康教练的储备是有限的。教练可能会通过多模式资源培训的方法获得高级技能，以便在面对客户陷入绝望、自我伤害或过度自我评判的情况，尤其是当客户未能实现新的健康习惯或生活方式改善目标时，能保持同理心并肯定客户的优势和价值（Kaufmann，2005）。然而，帮助客户自我调节和学习有效管理他们的情绪的技能是心理治疗的领域。心理治疗师通过多年的实践，学会了当治疗中出现主体间空间（intersubjective space）时如何识别和处理自己的情绪。

客户对治疗的期望

与教练相比，心理治疗本身更具污名化。人们不愿意承认自己患有心理疾病，直到他们必须应对强烈的情感或功能失调的行为。当遇到有经验的治疗师时，这些最初的障碍就会迎刃而解，因为治疗师会通过同理心、好奇心和探索的方式与客户沟通，并试图找出原因和改进措施。我们应建立高水平的信任关系，这样客户可以向心理治疗师透露任何话题或任何行为并得到共情，这同时也便于治疗师探索客户的内在和人际关系因素。

如今，一个合理的期望是，任何心理疗法都能够探索情绪、信念、过去的经验、行为和身体健康之间的内在联系。原则上，这种探索的深度和改进过程是无限的。如果做得好，会谈会在什么对谁有效的证据基础上，根据治疗师感受客户对脆弱的容忍度，以及根据在治疗期间控制不良行为的需要来展开。此外，治疗师需要探索和处理创伤后的应激，包括与疾病有关的压力。最后，治疗师有时需要在疗程间隙和非工作时间处理有关客户情感和行为的紧急问题。

客户对健康教练的期望

一旦个人意识到他们需要帮助来完成涉及健康习惯、锻炼、体重、营养、压力管理或一般健康的目标时，他们通常会联系健康教练。客户对健康教练的期望往往是不明确的，因为他们可能将其视为健康教育者而不是教练。在一些培训项目中，健康教练的角色扩展到包括许多有局限性的心理认知过程。教练被教导要明白他们听到了什么，没有听到什么，以及如何最好地回应。

在健康教练过程中，即使注意到内在心理和人际关系的力量，这些也不像在心理治疗中一样被当作主要关注点。同样地，教练会注意、承认并带着同理心去欣赏客户的情感和行为，但不会对此深究。教练不提供"诊断"，但如有需要，他们将邀请其他机构进行进一步的评估。对客户的情感和关系的探索不应该是无限制的，而应该只在需要的范围内进行，以增强客户的意识并给予他们一些安慰，例如，关于他们在健康决策或坚持用药过程中的特殊矛盾心理。

如果需要，教练可以运用"内部家庭系统疗法"（Livingstone & Gaffncy，2013）或"动机性访谈"（Miller & Rollnick，2013）等有经验的模型，更深入地探索客户的矛盾心理。这些项目使健康教练能够掌握心理学的基本技能组合，以此来激励客户的行为改变。

有时，由于潜在的情感或关系问题，改变是极其困难的。在这些情况下，心理治疗是必要的，教练应该把客户转介给心理治疗师。当客户因过去的经验和当前健康状况引发的情绪或关系发展而出现身体和心理症状时，也应如此。一个很好的例子是，教练客户和教练专业人士共同发现，一个重大的心理创伤尚未得到处理，或者一个严重的持续虐待关系需要关注。

健康教练有可能以一种战略性的建构方式与客户交谈，从而不会刺激客户产生强烈的情绪和行为反应。例如，对于过去的创伤或虐待报告，教练应该以同理心的心态予以承认，而不是一味探究。对于那些从事教练工作的人来说，健康教练过程和心理治疗之间的界限需要明确。

健康教练与心理治疗的主要区别

健康教练和心理治疗之间的一般差异包括专业人员所需的心理自我意识的深度、专业人员的目标和访谈技巧。其他的区别包括二者所使用的基于心理学的过程，客户对焦点的期望，探索的主题和深度以及相关的经验、持续时间和结果。

教练激发和询问；治疗师也会介入

心理治疗师在临床上评估和诊断，并确定治疗中要解决的问题。心理治疗师和健康教练都能够激发客户自主改变的进程和策略。然而，激发客户与教练过程的元素更一致。

这种激发性探究是教练与心理治疗或教练与健康教育之间的本质区别。心理治疗师和健康教育者可能会更快地为客户提供信息或干预措施，因为他们有社会条件并受过专业教育，这让他们成为专家，并为客户提供必要的知识，例如治疗创伤、性虐待、人格障碍和注意力缺陷多动障碍等方面。

心理治疗师通过规划治疗和个案管理来指导治疗过程，教练负责促进客户制定目标和行动步骤。大多数教练都遵循这样的格言：让人从内部获得洞察力或解决方案，比从外部强加给他要好得多。促进客户的自我发现和学习过程是教练的核心。这对许多健康教练来说是一个难题，因为他们被期望在健康、运动、营养、压力管理、综合保健、自我照顾和许多其他健康方面都具备高深的知识。然而，他们接受的培训是，在分享信息时首先要征得客户的同意。仅仅是分享信息的行为就使他们从教练的角色转移到了咨询师的角色，这是一种由专家主导、自上而下的权威地位，与教练的方法完全相反。在实践中，健康教练，尤其是护士教练，需要经常在教练和咨询师之间来回切换。

争议性提问与安全

教练和治疗之间的另一个明显区别是对创造安全环境的不同想法。当健康教练与精神稳定的个体合作，并且建立了信任和安全的关系时，威廉姆斯和梅内德斯（Williams & Menendez，2014）建议教练邀请客户拓展新的可能性，同时向客户提出一系列具有争议性的、强有力的问题。大多数教练培训师认为，在教练冒险进入这个将客户推向舒适区之外的情感领域之前，必须牢固地建立起安全和信任关系。

卡瓦纳（Cavanagh，2006）在一本开创性的教练书籍《循证教练手册》（*Evidence-Based Coaching Handbook*）中提出：

> 治疗和教练的区别之一是，在治疗中，不稳定、焦虑或紧张的程度较高，以至于破坏了当事人在其系统中有效运作的能力。他们已经从混乱的边缘滑入了混乱本身。因此，治疗的中心目标之一是帮助当事人减轻痛苦，使其摆脱紧急状态从而进入新的状态。换句话说，治疗旨在安慰受折磨的人。
>
> 然而，在教练过程中，教练常常被要求与舒适对抗！我们经常寻求增加信息流、能量和多样性，以帮助人们摆脱思维定势和固化行为，从而创造新的洞察、理解和行动。

由于治疗师正在与可能具有脆弱的自我结构、可能会因愤怒而无法控制情绪，或者被偏执、悲伤、恐惧和抑郁所困扰的人共事，因此建立安全感是心理治疗师的一项持续承诺。治疗师应该与客户的内心世界相协调，表现出同理心的敏感性，并在建立信任和安全关系的同时表达情感存在（Jordan，2012）。

结构化但非脚本化

在大多数情况下，健康教练在与客户共同创建教练联盟的过程中，依赖于既定的（但也是灵活的）教练流程结构。虽然健康教练的教育从几天的培训项目到更广泛的证书和大学学位不等，但大多数教练课程都与《ICF核心教练能力》（*International Code Federation Core Coaching Competencies*；ICF，2013）概述的步骤高度一致。这些包括：

- 打好基础：符合职业道德准则并签订教练协议
- 共创教练关系：建立信任和亲密关系并发展教练临在感（coaching presence）
- 有效沟通：积极倾听、提出有力的问题并直接沟通
- 引导学习和成果：创造觉察、设计行动、计划和设定目标、管理进展和责任

有经验的健康教练认为，在教练对话中不存在单向的回应或进展方式，与客户保持同在的基本素质是产生深刻见解和解决方案的来源之一（Jackson et al.，2010）。

传统的目标设定技巧是所有教练计划的母板，无论是人生教练还是健康教练，其基本过程都是以结果为导向的，具体的策略都根植于行动和成就中。目标的SMART法则这一缩写也可以稍加修改为教练过程的象征：智慧的（smart）、可衡量的、以行动为导向的（action-oriented）、务实的（realistic）和有时间限制的。

继续教育

人们常说，教练不仅是一种职业，更是一种生活方式。对于健康教练来说，这种生活方式包括"言行一致"和在健康的各个方面练习自我照顾和成长。对治疗师来说，不断成长和学习不仅是一种职业道德，也是获得执照的强制性要求。执业治疗师和心理学家的继续教育要求他们从事学术研究，在实践中终身学习，并对职业发展负有道德责任。尽管职业道德要求健康教练持续学习，但迄今为止，教练的继续教育还没有得到法律的授权。

多样性和文化敏感性

治疗和教练都被批评体现了代表特权、主流文化的价值观，并且缺乏对文化胜任力或种族、民族、身体缺陷和文化差异的敏感性。

一方面，虽然教练可能认为他（她）可以与任何人合作，只需将重点放在确认客户

的优势和目标上即可，但教练作为一种职业，想要在揭示潜在特权方面取得重大进展，还有很长的路要走。另一方面，心理学专业经历了重要的反思性自我批评，并承认需要以更强的文化敏感性重新审视治疗。这两个职业都需要架起理解差异的桥梁，并引导治疗和教练远离那些对"正常家庭生活"或"非破坏性行为"赋予了无可置疑的价值的模式（Dolan-DelVecchio & Lockard，2004）。

同时求助于健康教练和心理治疗师

并没有规则或政策规定正在进行心理治疗的客户不能同时参与健康教练。二者经常协力配合。由于必须维护隐私和保密性，教练应谨慎处理客户的这些请求和谈话。是否透露他们正在看心理治疗师，总是由客户自己来决定。例如，一个正在服用抗焦虑药物的客户可能有一些目标，他希望与教练合作，共同控制焦虑。通过社会支持减少焦虑的研究能够证实教练联盟的优势（Lambert & Okiiishi，2006）。

对健康教练和有执照的医疗保健提供者之间跨专业合作的呼吁，强调了制定健康教练行业专业标准的迫切需要。随着 NBHWC 在定义健康教练的执业范围和任务方面的工作取得进展，该组织的领导人呼吁制定全美通行的实践指南。例如，其中一项指南将提出教练与医疗保健提供者和心理治疗师合作的方法。另一项指南将帮助健康教练了解如何以及何时要求客户告知他们的医生，他们正求助于健康教练。还有一项是关于教练应该如何以及何时询问客户是否希望教练联系他们的医生或心理治疗师。

对于执业医师来说，这似乎是常识，但对于健康教练来说情况却很棘手，因为他们中的许多人都独立于医疗机构。一些人非常了解《健康保险流通与责任法案》（HIPAA）的规定，在涉及患者（客户）医疗信息的保密时，他们坚持遵守专业实践的道德准则。然而，由于健康教练的职业仍然没有执照（在美国），因此遵守这些指南是教练自愿的行为。健康教练甚至没有被要求存档客户的记录。尽管如果他们希望在国际教练联合会等其他国际组织中保持地位，通常会遵循这些准则。事实上，大多数健康教练在目前缺乏健康教练标准的情况下，都采用了国际教练联合会制定的职业行为准则。

良好的客户关系

健康教练和心理治疗师都高度重视客户和从业者之间的关系质量，并且他们都以自己的方式接受关于培养临在感的培训，该特质的特点是关怀、共情、联结、积极倾听和正念。对心理治疗和精神分析实践模型的研究发现，治疗关系本身可能是改变行为的最具影响力的因素（Lambert，2006；Hubble，1999；Laborsky，1991）。

心理治疗师努力建立心理治疗师—来访者联盟，而教练则致力于将临在感带入教练与客户的关系中。当教练们共创同理心、信任和深度倾听的教练关系时，他们会关注难以测量的临在感的质量，心理治疗师在培训中对主体间和心灵内在空间的发展保持警觉，这为治疗的交流提供了信息和活力。

关系本身就是治疗的工具，就像教练联盟可以提供实现健康教练目标的途径一样。心理治疗师接受高级培训的一个领域是理解心理治疗师—来访者联盟中的细微差别和迂回之处。经验丰富的心理治疗师会把这些细微差别作为增强人际交往效率或心理社会适应能力，以及提高情绪自我调节能力的一种手段。

因为大脑组织良好，可以不断地建立联系，所以几乎任何事情都可以触发创伤性记忆并引发情绪反应。治疗师需要健康的人格和自我结构才能不被客户的移情（transference）、反移情（countertransference）或投射（projection）所影响。心理治疗师经过多年的训练以识别及处理移情和反移情。当来访者将治疗师视为他（她）问题的对象时，就会发生移情。来访者将某人、某事或某物的一些内在想法转移到治疗师身上，与治疗师相关联，就好像治疗师体现了那个特征或"就像"那个人一样。在治疗中，这是一个突破的机会，但有时如果忽视它，可能会对治疗关系造成潜在的破坏。在教练中，移情只会带来问题，因为大多数健康教练都没有接受过处理移情的培训。

反移情是治疗师将情绪直接转移到来访者身上，或在治疗关系中至少投入了某种程度上的情感。投射是指客户否认自己的某些冲动、想法、动机或感觉，并无意识地将其作为冲动投射到他人身上。同样，这些常见的心理防御对治疗师来说是有益的，但会破坏教练关系。要认识到哪些地方出了问题，了解是治疗而不是教练更合适这种情况，这需要经验。

在回顾教练案例研究时，我注意到一位新手教练报告说，他自称"健康狂人"的客户设定了一个不切实际的体重目标。当教练协议结束后，这位客户被治疗师诊断为强迫症、反刍完美主义和危及生命的饮食障碍症。此类事件可能很少见，但表明他们仍需要通过心理学或精神病学评估来正确诊断出现的症状。

反思性自我评估、自我照顾和自我成长

心理治疗师和健康教练都重视参与反思性实践、自我评估和自我照顾的能力，然而，这种结构和过程虽然在心理治疗师的培训和教育中早已确立，但在健康教练培训中仍然是一个非强制性因素。

对心理治疗师（包括硕士和博士）来说，反思性实践和自我评估是普遍要求，在取得执照之前，治疗师必须达到一定的个人治疗小时数。所需小时数因学位和各州行为科学许可委员会的要求而异。硕士级别的治疗师在获得执照之前，通常需要与心理健康专业人员共同开展至少 50 小时的个人治疗。临床心理学家可能需要有 200 小时或更长时间的要求。

企业家、雇主和独立临床医生

健康教练可以以个人实践的方式独立运作，也可以参与到辅助从业者的网络中，或者为各种各样的保险公司或企业健康项目服务。如果他们受雇于健康保险或疾病管理公司，他们通常已经签订了跟踪客户进展的协议。目前还没有明确的标准来规定健康教练与其他医疗保健提供者合作的要求。尽管治疗师可能是私人执业的，但作为有执照的专业人员，他们应该有一个跨学科的承诺：与其他健康专业人员进行有效沟通以提供必要的患者信息，并在必要时与个人、家庭、团体和社区建立联系，前提是他们可以提供适当的信息。

会谈间交流

通常，健康教练会在会谈之间安排并督促客户进行检查，而治疗师只有在来访者陷入危机时才会这样做。为了变得更好而改变习惯是一项艰巨的工作，因此，健康教练可以通过电子邮件、电话、短信或其他基于网络的工具及时提醒客户（如果客户同意）。如果来访者的自理能力值得关注而且被当作一个明确的治疗目标，治疗师可能会被以上的一些新技术吸引。在这种情况下，会谈之间的"暂停"可能会适得其反，在设定目标时，依托新技术的提醒则被视为一个友好的提醒方式。通常情况下，治疗师会在会谈的几个小时之后和会谈之间为情绪波动或陷入危机的来访者提供一些帮助。

对于专业合作的建议

由医生、心理治疗师、健康教育者和健康教练组成的跨专业健康团队可以帮助社会为未来做好准备，将来行为改变对健康的影响会比以往任何时候都更加重要。从美国卫生与公共服务部（"健康公民 2020 计划"）到世界卫生组织（World Health Organization，WHO），每个机构都呼吁采取经济高效的行为改变策略以减少医疗支出，尽管其中许多行动涉及通过以个人和社区为基础的方法来解决健康的社会决定因素，但是哪些专业人员（健康教练或心理治疗师）将承担起促进行为改变的主要责任还有待商榷。最有可能的是，这一责任将由两种职业共同承担。

个人和家庭所面临的社会问题和健康挑战的复杂性，对合作护理模式提出了要求。

关于人类行为的讨论是没有边界的。像寻找运动伙伴这样无害的事情，可能会引发人们去讨论为什么一个人生活中的大部分关系都是虐待或创伤性的。一个正在努力改变生活方式以降低血压的人，可能也需要处理家庭暴力问题。老年人可能需要更好的药物管理来治疗早期痴呆症，也需要与健康教练一起合作来改变她的社会孤立状态。在这些案例中，最佳的方法是一种综合的方法，即健康教练与了解并重视教练模式的心理治疗师开展合作。

用适当的转介取代教练

大多数健康教练培训项目会提醒学员注意病史特征、表面行为和症状（"危险信号"），这表明他们客户的潜在状况可能需要进行心理或精神评估。如果客户表现出抱怨或表达了以下问题，健康教练应说明这些话题不适合教练，并建议客户与心理治疗师交谈。建构一个包括心理学家和医生的医疗保健提供者网络，并为心理治疗的转介做好准备。

危险信号！

　　以下情况不适合教练。在这些情况下，教练应建议他们的客户寻求心理健康咨询或与他们的医生见面。

- 敌对行为；欺凌
- 无休止的愤怒、过度的愤怒或怨恨
- 鲁莽的、冲动的行为
- 非理性的、重复的、强迫性的行为
- 抱怨严重缺乏睡眠和躯体障碍
- 无法解决的、长期的悲伤（因创伤类型和个体差异而不同）
- 原因不明的缺勤；变得无法处理工作；缺勤率上升
- 妄想症的迹象

- 慢性焦虑症状
- 极度疲劳
- 自杀念头；任何关于自杀或自伤的言论
- 谈论伤害他人
- 问题性药物使用或药物滥用以及成瘾
- 侵入性的不愉快的想法；反刍性思维
- 饮食障碍（暴食症、厌食症、饮食失调、身体畸形）
- 抑郁症；失去了体验快乐的能力
- 神经质倾向

- 精神分裂症等精神疾病（脱离现实）
- 人格障碍和躁郁症倾向（从躁狂到抑郁状态）
- 对自己或他人的语言或非语言、身体或家庭的暴力行为
- 不能反思或洞察自己的行为；总是一味指责或羞辱他人

- 不断说谎；不诚实
- 性方面的不恰当行为；尽管被要求停止，但仍继续进行性暗示
- 接连不断的投射；我们都有投射的时候，持续的投射需要治疗

教练和心理治疗的交叉领域

- 二者都保持对客户（来访者）的关注
- 二者都通过特定的沟通方式建立并保持融洽的关系
- 二者都邀请客户（来访者）提供意见、自我暴露和表达想法与感受

- 二者都培养更高层次的自我意识和内在认知
- 二者都可以识别模式（但是，教练会转述客户自己暴露的模式）
- 二者都能重组和澄清陈述

总结

　　健康教练、心理治疗、咨询和健康教育，借鉴了行为改变的理论和方法以及神经科学和积极心理学的发现。虽然许多执业心理治疗师（和健康教育者）正在将教练技能添加到他们的实践中，但健康教练必须小心避免介入心理治疗领域，除非他们接受过专业的心理技能训练。治疗师、教育者、教练和咨询师之间应该建立有意义的专业联系，以应对大规模的行为改变和生活方式改善需求所带来的巨大挑战。

对于心理治疗师和其他持有执照或认证的医疗保健专业人士来说，有时教练和治疗之间的界限似乎很模糊，这使从一个角色到另一个角色的转变具有挑战性。如前所述，有时，从未当过医生或治疗师的人更容易接受教练思维。然而，许多心理治疗师发现，他们可以通过提醒自己以下几点，实现角色转换。

避免讲故事：当你听到来访者表达情绪时，不要继续追问。带着尊重去倾听，但不要深入了解感受、假设、态度和更深层的问题。让它过去吧，因为它通常会引出一个更长的故事。教练要有"底线"并绕过故事。

迎接挑战：学会挑战客户。治疗师通常忙于支持处于危机、过渡期或心理情绪状态脆弱的客户。教练为客户提供赋能、拓展和挑战的机会。教练与客户的关系不是剖析情感，而是引导客户回到他们对自己做出的承诺和保证中。

关注当下：教练允许客户通过一些对过去的反思来处理和澄清陈述，但不会达到治疗师那样的程度。在大多数情况下，教练都会关注客户的议程和需求。教练提醒客户关注当下，以便成功地朝着这些目标前进。对于新手教练来说，他们似乎必须打断客户，使其不要再沉湎于过去。他们必须在打断客户时不带着价值陈述或评判，尊重客户的局限性和不确定性。

反思练习

想象一下，如果你的客户告诉你这些，你会怎么说？

"我在家里遇到了危机。我想继续减肥，但我的前任搬回来了，他有暴力倾向，所以我经常和孩子们出去吃饭。"

你担心这种情况可能意味着客户需要一位心理治疗师提供帮助。

下一步你需要做什么？

你会在哪里进行教练谈话？

第 4 章
健康和全面健康领域概述

完成本章后，你将能够：

- 描述健康、全面健康和疾病—全面健康连续体的概念。
- 描述十几种整合健康和治疗模式。
- 识别有益于整合健康的因素。
- 了解健康运动及其里程碑事件。
- 识别健康转盘的组成部分。
- 为自己完成一个健康转盘，从整合健康的角度评估你的满意度。

本章分为两部分：健康（health）与全面健康（wellness）。作为一名健康教练，你需要了解这些领域和概念是如何相互关联的、影响健康和寿命的各种因素以及健康的组成部分。

第一部分　健康

什么因素决定了你的健康？

你认为决定健康或长寿的主要因素是什么？行为？遗传基因？环境？如果你对这3个问题的回答都是肯定的，那就对了。但是你可能会对它们的相对比例感到惊讶。

医疗照护	*10%*
基因或遗传	*16%*
环境	*21%*
生活方式	*53%*

生活方式的选择不仅包括饮食、锻炼、吸烟、睡眠、安全措施（如系安全带）甚至远离电子设备，还包括对职业、工作环境、社会交往的质量和数量、工作中的认可（或缺乏认可）、教育水平、居住地、邻里和常规社交网络的选择（在可能的范围内）。

其中一些选择完全在我们个人能力和自由范围内，其他选择则比较模糊。不安全的市政供水系统，如密歇根州弗林特市水源中发现的有毒铅含量，或者某些社区的高枪支暴力发生率，或者食物匮乏的地区缺乏新鲜农产品——这些危害健康的因素是个人选择的结果吗？解决这些问题的责任是否要完全由每天都生活在这个环境中的家庭和儿童承担？

如今，美国的自我保健和健康运动已有超过一代人的历史，是时候重新思考和发展一些最初的原则了。20世纪70年代，健康和保健领域的先锋领袖们最先呼吁人们采取行动，负责任地解决**行为健康**问题（吃得好、经常锻炼、不吸烟和管理压力），但现在，这些已经被美国国家医学研究所后来强调的健康的**社会决定因素**（住房、教育、就业、食物短缺、安全）所影响（Giuse，2017）。是的，个人要对这些健康习惯尽可能多地负责，但这里涉及明显的两部分责任。

只有当个人从一个相互关联的因素网络中受益时，才能实现最佳健康，这包括社会对公共卫生措施的承诺，涉及环境卫生、公平地获得医疗保健、安全的建筑法规、充足的住房、干净的水、新鲜的空气、获得新鲜食物、有效的执法、合适的学校、充足的就业机会、远离枪支暴力、安全的街道和人行道、安全的娱乐场所和无毒环境。

之后，另一些事情进一步揭开了"是什么创造良好身心健康"这一问题的神秘面纱。1991 年，关于婴幼儿正常健康依恋的研究出现了突破性进展（Ainsworth & Bowlby，1991）。大量数据表明，童年经历与当前健康状况和行为之间存在相关性，显然，儿童时期经历的虐待、忽视或创伤越多，社会、情感和认知障碍以及高风险行为的发生率就越高，慢性病、残疾和过早死亡的比率也越高。凯泽童年不良经历（CDC–Kaiser ACE）**研究是**一项收集了 40 多万人的信息的大型流行病学调查，调查发现儿童虐待不仅更有可能导致儿童神经发育紊乱，而且会导致儿童在成年后患慢性抑郁症、自杀和入狱的概率更高（Felitti，1998；Edwards，2005；Ports，2017）。

目前尚不清楚的是，一些儿童是如何在幼年时发展心理韧性（resilience）的，并且他们似乎比其他儿童更能克服痛苦或创伤事件。相关调查考虑了很多因素，但仍然没有反映种族主义、偏见、其他形式的歧视、社区暴力、自然灾害和住房或食品不安全可能如何进一步危害健康的情况。这些都是有害的压力，它不仅会对身体、精神和情感健康造成损害，而且可能会危及一个人在成年后与自己或他人之间的联系。ACE 调查问卷面向 18 岁及以上的成年人，包括 10 个关于他们在青少年时期的经历的问题（例如，你是否被打、扇耳光、侮辱、咒骂？父母或监护人是否酗酒或吸毒？家庭成员是否有抑郁症、企图自杀或入狱？你是否经常感到自己不被爱或照顾？）。该问卷是针对咨询健康行为的个人进行的临床评估的一部分，允许匿名回答问题。

作为健康教练，我们介绍这些信息，不是为了让你向客户提供调查问卷，而是为了加深你对各种复杂因素相互作用的理解，这些因素从童年开始就影响着人们成年后的身体和心理健康。

所以，我们可以再次回到这样的问题：*什么对我们的健康有益？我们在多大程度上要对我们健康和幸福的各个方面负责？*

作为健康教练，你的执业范围允许你专业地处理许多影响客户健康的因素，即那些他们通过行为改变或心态转变所能控制的因素。在心理学领域，行为控制感常被称为控制点（locus of control）。这也与自主性（autonomy），也就是自主决定生活方向的能力和为真正重要的事情做决定的能力有关。所有这些都支持代理权（agency）。"*我是自己幸福的代理人。如果真是这样，那就由我来决定。*"

一些客户对自己的控制点有准确的认识，并表现出很强的自主能力。另一些没有太多"代理"（或自我决定）经验的客户不会很好地判断自己的能力——至少一开始不会。

其实他们只是没有机会施展自己的精神力量。但是通过你的辅助性教练，他们可以发挥出自主性和更强的能力来决定他们生活的方向，控制重要的决定。对于那些自主能力下降的客户，你作为一名健康教练尽职尽责地与他们合作，对他们来说这可能是第一次有人支持他们加强自我管理。哇哦，做好准备！在教练会谈中，这些可能是独特的、振奋人心的时刻。

现在我意识到，最后两段话对你来说一定有一点循环往复感——或者像一串衔尾蛇风格的追赶并吞噬尾巴的词组。嗯，你是对的。自主、自我决定、代理权和控制点的概念是紧密相关的。我重复这些概念只是为了给你一个印象：这些概念对教练工作的有效性是多么重要！此外，这些概念将教练与教育和咨询区分开来。在教练生涯的每一个转折点，你都将增强你的客户为自己做选择的能力。我想感谢一些早期教练培训先驱，经验丰富的教练培训师卡伦·吉姆斯－霍斯（Karen Kimsey-House）和亨利·吉姆斯－霍斯（Henry Kimsey-House），他们一直强调教练将客户视为整体的、足智多谋的并且能够创造性地为自己发现最佳解决方案的个体（Kimsey-House et al., 2018）。以这种方式建构的教练过程产生了促进客户自主性的教练陈述：

> *"你今天想讨论什么？"*
>
> *"你想优先考虑哪些方面？*
>
> *"了解自己面临的障碍后，什么样的选择对你来说最有意义？"*
>
> *"如果你准备好做出选择了，我很乐意支持你。"*

因此，现在你可以调查更广泛的健康形成因素，让我们回到这个问题上：还有什么因素对你的健康负责？

在某种程度上，我们都认识到，与那些想更好地照顾自己的人在一起，还是与那些经常做出自我毁灭行为的人在一起，这是一种选择。生活方式选择的范畴比你最初考虑的涵盖的领域更广。你同意吗？你觉得和那些想要好好照顾自己的人在一起是一种选择吗？仅和那些只吃快餐、久坐不动的人做朋友是一种选择吗？还是你仅仅在其中遨游，根本没有进行有意识的选择？在这个问题上有一些新的想法可供我们参考。

研究指出了几十个影响健康的因素，它们往往是我们甚至没有想到的，比如社会地位和排名（social status and ranking；De Vogli，2004），或者你的身材是如何被你的朋友圈影响的（van Woerden，2020；Haruschka，2011）。当教练与客户谈论体重管理目标时，协作（collaboration）、同辈压力（peer preasure）和镜像心理（mirroring）是教练要考虑的重要因素。

当你与亲近的人合作并分享想法时，无论你跟随较胖朋友还是较瘦朋友的选择，你都倾向于选择相同的锻炼习惯和食物。镜像是一种无声的共谋，在这种共谋中，你默默地附和着其他人的做法。同辈压力不一定是显而易见的。如果他们都在餐馆点甜点，你也会这样做。如果没人这样做，你也不会做。这种影响可能在某些较年轻的群体中更为普遍。但是，朋友和知己之间所共享的隐性文化规范（implicit cultural norms）是影响我们生活方式选择的重要因素。

教练们需要知道的是：两个人之间的关系越亲密，他们的生活方式选择就越一致，而且一些研究表明，他们的体重也越接近。这让我想到了现代健康原则之父约翰·特拉维斯（John Travis）提出的整合健康教练的核心原则之一：**联结是健康的货币**。

联结，被定义为社会关系和归属感，对健康心态和愿景的形成至关重要——不幸的是，它也是养成不健康习惯的关键。健康的鸟类趋于成群结队，不健康的鸟类也是如此。你将学习如何应用教练模式、理论和技术来促进生活改善的联结、能力和自主性，并帮助人们享受内在驱动的健康生活方式带来的好处。你将学习如何促进客户提高自我效能感。第 5 章重点介绍了这些理论和方法。

健康和治疗的整合一体化

本节将简要介绍各种类型的整合健康和治疗模式以及整体系统。整合健康教练应与不同领域的专业人士建立联盟，熟悉他们的实践、背景、持续时间、成本、适应症以及禁忌症、研究和益处、从业者培训、资格认证和资源（Jordan，2018）。

对抗医学（Allonpathic Medicine）

对抗医学也被称为生物医学、传统医学、现代医学或西方医学，由拥有医学博士和骨科医学博士学位的人及持有执照的医疗专业人员执行，如理疗师、心理学家、执业护士、医师助理、注册护士和注册营养师。"对抗"一词来源于希腊语"其他"（allo）和"痛苦"

（pathei），这个术语的含义是疾病来自其他方面，因此，最初的治疗方向是切除或修复那些导致疾病的东西，无论是物质、细菌、病原体、骨骼、受损的器官，还是受损的组织。

"西方医学"这个术语已经过时了，因为对抗疗法在全世界都有应用，尽管"西方"在历史上指的是它的起源（盖伦派医学），它根植于古罗马，但主要起源于欧洲的中世纪和文艺复兴时期。不过，即使这样说也不完全准确，因为11—15世纪，与波斯、印度、奥斯曼帝国和北非的文化交流（通过战争、贸易和移民）为博洛尼亚和巴黎等地区的修道院和早期医疗机构，带来了来自东方的更先进的技术，包括手术方法、草药治疗和其他干预措施。

值得称道的是，亚伯拉罕·弗莱克斯纳（Abraham Flexner）的报告提升了将科学标准应用于医学教育的益处。这一标准的应用在研究、创伤和急救护理、外科手术、制药、高科技成像和诊断以及分子医学等领域迎来了非凡的突破。但奥舍（Osher）和其他人预测，在整个20世纪，这种狭隘的认识论焦点将医生从更广泛的患者生活背景中分离出来。

医患之间的社会契约已成为过去式。从20世纪80年代到现在，医疗保健系统变得越来越缺乏关怀，越来越不健康，加上飞涨的成本、碎片化的沟通、无法访问的系统，这些都导致公众信任受损和医疗质量的下降。与此同时，随着职业倦怠率和自杀率的上升，医生对职业的不满也在飙升。调查报告显示，医疗失误和不必要的流程正在危及生命（Roehr，2006）。美国国立卫生研究院的峰会呼吁紧急开展医疗质量改善研究。改革的倡导者宣称，一切都始于将病人重新视为一个整体，而不仅仅是大型医疗中心的利润来源——"心肺移植"的一部分（Sullivan，1999）。医院和医疗执行委员会制定了患者参与协议，让患者能共同决策并参与治疗措施的制定（CMS.gov，2010）。美国医疗改革研究所（Institute for Healthcare Reform）是医疗改革最强烈的呼声之一，它提出了三重目标，即增强患者体验、改善人口健康、降低成本。后来又增加了第四重目标——改善医疗服务提供者和工作人员的工作条件（Bodenheimer，2014；Rothman，2000）。

替代医学（Alternative Medicine）

"替代医学"这个术语现在不像它在19世纪七八十年代那样被广泛使用，当时它指的是治疗实践和替代医学体系，这些体系提出了截然相反的认识论（认知方式）、世界观、哲学、谱系、理论基础、实践和治疗艺术。这些医学体系（阿育吠陀医学、顺势疗法、传统中医）依靠的是通过安全的使用历史以及口头和书面传统传递知识而获得的证据。从业者或治疗者的资格授予是严格的，可能是长达10年的学徒期、效忠于实践的体系，甚至还包括耐力和启蒙仪式。然而，这个术语的含义是广泛且不断变化的，随着时间的推移，越来越多的科学证据出现，实践逐渐被接受。自然疗法（Naturopathic Medicine）是整个医学系统中的一个例子，它可能被传统的对抗疗法医生视为"替代疗法"，但随着毕业后接受培训的自然疗法医生继续为自然药物治疗建立科学证据，他们的实践被认为具有更多整体性和功能性医学取向。正如在顺势疗法、阿育吠陀医学（详见下文）和人本主义医学（Anthroposophical Medicine）中观察到的那样，替代医学更倾向于对物质和能量持有完全不同的科学观。人本主义医学以鲁道夫·斯坦纳（Rudolph Steiner）在20世纪20年代的人本主义哲学为基础，是一种对身心更具有精神性导向的医学模式。

阿育吠陀医学（Ayurvedic Medicine）

这种哲学和医学科学起源于公元前4000年左右的印度，并借鉴了自然主义的宇宙观。"阿育吠陀"（ayurvedic）这个词来自梵语"阿育"（ayur）和"吠陀"（veda），意思是生命的知识。从业者的工作是平衡5种成分（空、气、火、水、土），这5种成分被限定在3个维度中，即身体中能量和物质的组成类型，包括毗塔（pitta）、瓦塔（vata）和卡帕（kapha）。阿育吠陀疗法可能包括营养改善、排毒、按摩、锻炼、瑜伽、草药制剂和一些外科干预方法。

辅助性医疗（Complementary Medicine）

根据美国国家辅助和整合健康中心（National Center for Complementary and Integrative Health，NCCIH）的说法，辅助性医疗是指与传统医学相结合的支持性或辅助性疗法。它们没有提出对立的世界观或认识论，因此更被接受为有助于用传统医学来实现恢复健康和动态平衡的总体目标的方法，例如，生物反馈、塑身、营养、运动、冥想、引导想象、身心技巧、瑜伽、太极和运动疗法。天然产品，如草药和植物疗法、营养疗法、保健品、膳食补充剂、特殊饮食、维生素、益生菌、益生元以及身心放松技术，都属于这一类。

健康（Health）

在人类历史的大部分时间里，直到健康缺失人们才开始意识到它的重要性。健康，作为一个概念，一种中立状态，是介于疾病、受伤、危机和全身不适之间的安静地带。在18世纪和19世纪的某个时期，远东和西方都意识到健康的更积极的定义。在欧洲和北美，一场"身体文化"运动提倡更奇特的养生法，比如晨练、关注饮食、过度咀嚼以及泡温泉。在东方，武术流派推行他们特有的生命力（气）实践，而有公民意识的、实用的健康标准源自儒家思想，乡村医生服务于广大的农村地区。基层卫生运动被世界大战和难民迁移蒙上阴影，直到 20 世纪 40 年代中期，世界卫生组织宣布采用新的健康定义来庆祝一个受欢迎的和平时代：健康不仅仅是躯体没有疾病或不虚弱，还要在身体、精神和社会方面处于良好的状态。自 1948 年以来，世界卫生组织一直沿用这一定义。

然而，我们的健康测量仍然强调病理学和减少风险因素。衡量健康需要转变思路，考虑如何争取最佳的健康，支持个人对生活方式改变的责任，并倡导环境、社会政治部门、工作场所、学校和社区的文化支持。研究创造健康的因素和条件的科学方法是"健康本源学"（salutogenesis），这是医学社会学家阿伦·安东诺夫斯基（Aaron Antonovsky）创造的术语。他的著作《解开健康之谜》（*Unraveling the Mystery of Health*）提出了一个令人信服的论点，将我们的视角从预防疾病转向创造健康。

世卫组织制定的健康的社会决定因素（social determinants of health）为健康和福祉提供了一个更全面的观点，包括收入、社会地位、社会支持网络、教育和识字、健康知识、就业和工作条件、社会环境、物质环境、生活技能、个人健康实践和应对技能、儿童健康发展、生物学和遗传、卫生服务、性别和文化。

健康促进（Health Promotion）

健康促进是一个健康教育工作者和卫生保健人员用来强调那些改善生活方式和健康习惯的关键任务的术语。根据该领域 30 多年来的领军人、《美国健康促进杂志》（*American Journal of Health Promotion*）的创始编辑迈克尔·奥唐奈（Michael O'Donnell）博士的说法，健康促进涉及走向最佳健康的艺术和科学，是身体、情感、社会、精神和智力健康的动态平衡。通过综合学习经验可以促进生活方式的改变，这些经验可以增强意识、增加动力和培养技能，最重要的是，通过创造机会、开放环境，积极的健康实践会成为最简单的选择。（O'donnell，2009）。

整体健康（Integral Health）

这个不断发展的术语将哲学的方方面面与当前的健康和医学趋势相结合，它是关于意识进化的新思考、非局部意向性和治疗、科学与精神的更大统一，以及对自愈奇迹和生死循环的敬畏。这意味着治疗本质上是不可或缺的整体（已经整合），我们的任务是研究和尊重这一点。

整合健康（Integrative Health）

这个术语包含了身心、精神和社区健康的艺术和科学。社区意识从个人延伸到社会网络，直至全球的福祉。"整合健康"一词可能是整合医学的一个产物。它意味着从业者和治疗模式之间的包容性更强。2009 年，在美国国立卫生研究院召开的整合医学峰会上，许多与会者都清楚地认识到，"整合健康"一词将更受欢迎，更能代表所有涉及疾病预防、健康促进、健康和健身的从业者。因为整合医学往往会让人想起配药医生的做法，真正的整合需要专业人士在内心深处进行范式转变，无论他们是传统的医生、护士、治疗师还是管理人员，或在辅助医疗和整合健康领域工作的人员，如按摩治疗师、瑜伽教练和针灸师。

整合医学（Integrative Medicine）

整合医学意味着将传统生物医学与辅助和替代医学实践相结合，以恢复整体性、平衡性和对自愈过程的支持。整合医学既承认不同治疗系统的智慧传统，也承认现代生物医学和对抗疗法在临床实践、科学研究、公共卫生和技术方面的进步。"整合医学"这个词是由整合医学领域的先驱医学博士安德鲁·韦尔（Andrew Weil）提出的，在亚利桑那大学，他创立了第一个采用整合方法的医生认证项目。

整合医学与健康学术联盟（Academic Consortium for Integrative Madicine & Health）成立于 1999 年，包括 75 个学术医疗中心、护理学校和卫生系统，得到了慈善合作伙伴的支持和布莱威尔（Bravewell）合作组织的创始基金。学术联盟的使命是通过支持推进教育、传播研究和宣传医疗保健政策的方式，在学术机构内推进整合医疗保健的原则和实践。截至 2020 年，已有 18 个组织或机构提供了整合医学奖学金项目。

整合健康教练（Integrative Health Coaching，IHC）

整合健康教练是快速发展的健康教练行业中的一项独特服务。健康教练支持客户朝着最佳的健康、增强的责任感和目标导向行动的方向前进，同时他们也是健康营养、锻炼、压力管理和积极关系的资源。IHC 还采取了额外措施就以下方面开启对话：整体自我照顾、社区、辅助性治疗方式、本土治疗传统、生态意识、健康公平倡导、归属感、意义和目的。

生活方式医学（Lifestyle Medicine）

据美国生活方式医学学会的说法，生活方式医学使用循证生活方式治疗的干预措施（全天然食物、植物为主的饮食模式、规律的体育活动、恢复性睡眠、压力管理、远离危险物质、积极的社会联系）作为主要的方式，由在该专业接受过培训和认证的临床医生提供，以预防、治疗且通常能够逆转慢性病。这一新的医学分支非常重视基本生活方式对饮食的干预，因此初级保健提供者应该把它整合到常规医学实践中。这样做不仅是治疗的良药，而且能挽救数十亿的生命和金钱损失。生活方式医学是一种基于预防、健康促进、辅助医学的治疗用途、有针对性的营养和全面的营养策略的治疗模式。一些学者主张应该把生活方式医学作为慢性病管理和基于价值的医疗保健的重要组成部分（Rippe，1999；Egger，2008）。

操作性的身体治疗和运动（Manipulative Body–Based Therapies and Movement）

NCCIH 将操作性的身体治疗和运动归为辅助健康模式。这些是基于身体的、躯体感觉的方法，将意识转移到身体自我的完整体现中，以诱导放松、获得内在疗愈或整合更有效的活动和感知手段，例如，脊柱推拿、按摩疗法、费登奎斯法（Feldenkrais Method）、创伤缓解训练、真实运动、亚历山大技术（Alexander Technique）、普拉提、罗尔夫按摩治疗法（Rolfing）、结构整合、特拉格心身整合（Trager）、肌筋膜放松、身体工作、颅骶疗法、按摩疗法、舞蹈疗法和瑜伽。体感疗法（Somatic Experiencing™）将运动和呼吸与心理治疗结合起来，以解决创伤或发展问题。历史悠久的东方运动实践，如气功、太极拳和某些武术，架起了运动与身心康复之间的桥梁。

身心医学（Mind–Body Medicine）

这一快速发展的医学和自我保健技术领域涵盖了大脑和身体（实际上是一个身心实体）之间复杂的相互联系。该术语是许多模式的总称，如生物反馈、呼吸疗法、感觉疗法、体感教育和运动模式、催眠疗法、冥想、各种放松技术、引导想象和可视化。如你所见，这些术语有相当多的重叠之处。例如，考虑到非语言的形体训练，并邀请你探索感觉知觉（内感受）的内在维度的瑜伽可能属于几个类别，如运动或身心医学。身心医学的严格定义依赖于行为医学、意识研究、应用心理生理学和心理神经免疫学方面的研究。

天然产品（Natural Products）

这个类别是由美国国家辅助和整合健康中心规定的。它包括草药和植物疗法、营养疗法、营养品、膳食补充剂、特殊饮食、维生素、益生菌和益生元。使用天然药物的从业者认为，在提供药物或侵入性治疗之前，遵循优先选择天然药物的行动方针可以减少伤害。尽管有些东西被贴上了"天然产品"的标签，这听起来很令人欣慰，但并不是所有的东西都是有机的或"天然的"、安全的、适合所有人的，或者没有副作用的。

受过专业培训的草药师或研究过天然药物的医生准备与正在服药或有健康问题的患者合作。获得美国食品药品监督管理局（Food and Drug Administration，FDA）评级为成分"一般认为安全"的产品，可以增强各种系统（如免疫系统或消化系统）的结构或功能，但被禁止做出治疗性声明。

自然医学（Naturopathic Medicine）

自然医学是一种独特的医疗保健体系，其理念是人体具有内在智慧和自我健康倾向。自然医学医生（Naturopathic Doctor, ND）通过应用自然疗法来支持身体天生的治愈能力。在约翰·巴斯帝尔（John Bastyr）富有远见的努力下，自然医学获得了突出地位。约翰·巴斯帝尔是一位开创性的教育家，于 1978 年创建了世界领先的自然医学学院——巴斯帝尔大学。如今，经过认证的自然医学学院四年制本科毕业生拥有更广阔的视野，包括基因组学、污染物的表观和遗传影响、压力、精神状态、临床营养、针灸、生活方式医学咨询、生化研究和功能医学等方面。这种更高水平的教育已经脱离了过去的自然医学，它更多地依赖于原始的生命力和自然治愈力的根基。

预防保健（Preventive Health）

预防保健措施包括那些能够防止患者病情恶化的既定任务和过程，这需要更多的疾病护理和医疗干预，如药物、手术、先进的技术程序和诊断测试等。其目标是预防那些会危害生命并造成身体、精神和经济上巨大负担的慢性病，如糖尿病、心血管疾病、病态肥胖症、癌症和呼吸系统疾病等。筛查（乳房 X 光检查、PSA 检测、PAP 和 HIV 检测、免疫接种等）通常被看作预防保健措施，但这只是监测疾病存在的手段。真正的预防需要采取积极主动的态度，如消除环境中的毒素，每天锻炼，食用高纤维、多蔬少肉、有营养的食物，通过冥想或愉快的活动来管理压力，获得充足的睡眠，享受支持性关系。

传统中医（Traditional Chinese Medicine）

传统中医是一套完整的医疗实践体系，起源于中国，可以追溯到2 000多年前。最早可以追溯到公元前476—221年。作为一个综合的整体系统，中医关注一个人生活中的心理、情感、身体、社会、环境和精神方面。其主要概念包括：阴阳，即与宇宙双重性质中的平衡相关的两极；气，即流经身体并滋养身体的能量；与主要器官（心、肺、脾、肝和肾）有关的五行（火、金、土、木和水）。中医使用草药、太极拳或气功运动、穴位按摩、针灸、拔罐、特殊饮食、冥想和按摩等方法，通过解决失衡来治疗各种疾病。

传统和民间疗法（Traditional and Folk Healing）

这部分内容超出了本书的范围，涵盖了世界各地的传统和民间治疗的广泛领域。我非常尊重那些为治愈他们的部落而涉及神圣领域的从业者，从西伯利亚和中亚最古老的宗教记录，到各大洲的草药师传统，再到中美洲的巫术治疗传统和几大洲普遍存在的男女巫医宗教仪式。一些传统治疗师在旅行中使用植物、矿物、自然元素、守护神或图腾动物，帮助人们消除悲伤、排毒和净化，并在精神领域内进行交流，为他们的部落带来深远的影响。大多数的传统治疗师都需要经历艰苦的训练和入门仪式，包括苦行和净化仪式。

为患者和医护人员提供健康教练

对健康教练的最大需求一部分来自医疗行业本身。我和肯恩勒（Kientzler）咨询公司一起为一个拥有300家医院的医疗系统的员工开发了一个内部教练计划，即复临健康（Adventist Health）。一个管理团队为教练计划的实施编写了指导原则，也就是说，组织中的每个领导者都需要学习教练方法。他们的首席执行官表示："我们相信，担任专职领导角色的人**有责任成为**一名教练，致力于发展自己和他人，通过关注他们的优势来确保明确的期望，并提供机会以优化个人福祉。"

你可能会认为医院和医疗中心的员工是最健康的，因为他们从事专业的医疗保健工作，对吗？事实并非如此。储文健康分析公司（Truven Health Analytics）的一项研究报告称，医院员工的健康状况不如普通员工，而且他们在医疗保健方面花费更多。该研究于 2010 年调查了 74 万名医院工作人员及其家属的健康风险和医疗保健使用情况，并将其与 2 500 万名普通员工及其家属进行了比较。医院和卫生系统作为雇佣单位，它们正感受到医疗费用不断上涨的负担。事实上，医院员工对医疗保险的使用率高于美国的普通员工。与其他行业的员工相比，平均而言，医院员工的医保使用率更高，慢性病负担更重。

更多有关医护人员的"不健康事实"：

- 医护人员的医疗费用支出比普通员工多9%。医院员工更容易被诊断出患有哮喘、肥胖症和抑郁症等慢性病，住院的可能性也高出 5%。

- 目前的研究表明，即使是预防性筛查（是预防疾病和降低整体医疗保健成本的最佳方法之一），在医疗保健人员中的筛查比率也较低。

- 之前的报告记录了医护人员不健康的习惯，包括他们相对较差的饮食习惯。他们接受胆固醇检测、乳腺癌、宫颈癌和结肠直肠癌筛查的意愿一直较低。他们去急诊室的次数可能比看主治医生的次数还要多。

- 一个平均拥有 16 000 名员工的医院或卫生系统，每降低 1% 的健康风险，每年就可以节省约 159 万美元的医疗和药品支出。

- 医护人员的职业倦怠率是其他职业的 3 倍。这就意味着他们有较低的自我效能感（"我只是认为我的努力不会有任何进展"），极度疲惫，感到孤立无援。

关键点

再次强调，这里的关键是行为改变很难——即使对那些最了解健康习惯的价值的人来说也是如此。行为改变专家（教练！）应该成为工作场所健康计划的一部分。医院环境中的健康教练不仅对医疗系统所服务的患者群体至关重要，他们的专业知识对医疗系统的员工也很重要。

第二部分　全面健康

全面健康（wellness）是医疗保健领域视野中最光明和最广阔的一个概念。全面健康本身就包含广泛的方面：身体、心理和社会福利的所有方面以及健康、健康促进和疾病预防。不是每个人都认为疾病预防是全面健康的一部分，但我喜欢把全面健康作为一个整体概念，它可以广泛地包括其他所有方面。有一些模型将全面健康的不同维度描述为身体、情感、社会、精神、环境、智力和职业健康等。

最重要的是，全面健康是一个动态的过程，它通常被描述为一种持续的选择，带着行为、态度和内在热情。将全面健康视为一个日复一日的旅程，而不仅仅是一个目的地，这种对待健康的方法让教练们能够更加灵活地思考它，知道无论我们面对的是哪种疾病、缺陷或限制，我们都可以为全面健康而努力。教练的责任是帮助他人增强意识，增加动力，继续培养技能并发掘资源，无论身体的能力或功能如何，都可以使全面健康成为日常的一部分。

以下是该领域的领导者对全面健康的几种定义。

"全面健康是一个过程，是一段旅程，而不是一个最终的目的地。每时每刻的决定都是一个变得更健康或更不健康的决定。我们对全面健康的追求使我们不再关注技术，而是关注生活的意义和目的。它已经变成了一个在'外部'发生的事情和在'内部'发生的事情之间的来回循环。"

约翰·特拉维斯和雷吉娜·萨拉·瑞安（Regina Sara Ryan），著有《全面健康手册》（The Wellness Workbook）

"全面健康的本质始于人类内心深处，那里是智慧、情感、意志和精神所在之处。这是对人生意义和目的的不懈探索的一部分。"

伊莱恩·沙利文（Elaine Sullivan），全面健康运动的领导者

"全面健康一直是非裔美国人社群中的一个避而不谈的话题，我们希望

改变人们对整体健康和治疗的偏见并改变这种文化，颠覆现有的全面健康产业。我们希望表明，照顾好自己是一件很酷的事情。"

埃莉莎·尚克尔（Elisa Shankle），HealHouse 联合创始人，

纽约布鲁克林

"全面健康太重要了，不能用冷冰冰的语言表达，真正的全面健康包含理性而非迷信，繁荣而非节制，运动而非常态，自由而非压抑。真正的全面健康太重要了，以至于不能用冷酷的方式去追求、描述或体验，也不能与预防或健康教育混为一谈。"

唐·阿德尔（Don Ardell），Real Wellness，

《阿德尔全面健康报告》（The Ardell Wellness Report）

"全面健康是对日常管理的各个方面（身体、情感、精神、智力、社交和职业）的承诺。"

约翰·芒森（John Munson），学术项目创始人

"全面健康是一种具有高度意识、自觉选择、自我接纳、相互联系、爱、意义和目的的生活体验。"

迈克尔·阿伦斯基，RealBalance，全球全面健康服务公司

全面健康运动：一种职业的诞生

半个多世纪以来，全面健康的概念已经渗透到全世界的社区、学校、工作场所和医疗场所中，激励人们追求更健康的生活方式。全面健康已经成为一种运动、职业和行业，但最重要的是，全面健康作为一个动态的过程继续发展，至今已经激励了 4 代人。

讽刺和激励的历史

虽然全面健康这个概念经常被批评为数据不足或投资回报率有问题的软科学，但具有讽刺意味的是，它的创立理念来自客观的统计数据。全面健康之父哈尔伯特·邓恩（Halbert Dunn）博士是公认的生物统计学家先驱，和另一位从事文书工作的天才（爱因斯坦）一样，他一定是在与世俗作斗争时有所顿悟的。他目睹了不良健康习惯导致慢性病的明显趋势，例如在美国人均烟草使用高峰时期心脏病和肺病的增加，他的书《高级全面健康》（*High-Level Wellness*）激励了下一代医疗保健专业人员和社会科学家将视角从疾病照护转向疾病预防，并最终转向*健康本源学*——真正创造健康。

发起运动

受邓恩的演讲和著作启发，1977 年，医学博士比尔·赫特勒（Bill Hettler）将志同道合的人聚集到一起，创立了美国国家健康研究所（National Wellness Institute，NWI）。自称采用"康复适应疗法"的医学博士约翰·特拉维斯开发了一个"疾病—全面健康连续体"（Illness–Wellness Continuum），该连续体（见图 4-1）将最佳健康概念化为从全面健康到疾病的范围内的动态和灵活的选择（Travis & Ryan，2004），这些工具促进了 NWI 的使命，即为专业人士和组织服务，促进个人和社区的最佳健康和全面健康。40 多年以来，NWI 一年一度的夏季会议一直是将这项运动转变为一种职业的源泉。

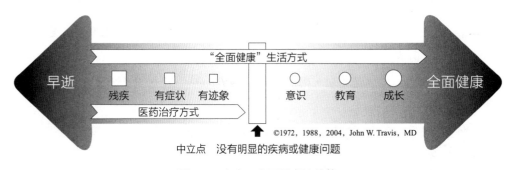

图 4-1 疾病—全面健康连续体

教育博士贝蒂·尼尔森（Betty Neilson）创办的期刊进一步推动了这一转变，她创办了《健康价值》（*Health Values*）杂志，并帮助创立了一门健康促进和全面健康的学科。该杂志后来更名为《美国健康促进杂志》，上面刊登了大量经同行评议的研究成果，这本杂志是编辑迈克尔·奥唐奈的不朽遗产。其他先驱如安妮·阿伯特（Anne Abbott），将"全面健康"这一概念引入心脏康复领域，而全面健康哲学家唐·阿德尔则受到"真正的全面健康"（理性、活力、运动精神和自由）和第 2 版《高级全面健康》的启发，这都归功于邓恩的工作（Ardell，2015）。

根据《全面健康手册》的合著者医学博士约翰·特拉维斯的说法：

"从疾病—全面健康连续体的中心向左移动表明健康状况逐渐恶化。从中心向右移动表明健康和幸福水平不断提高。治疗方式（药物、草药、手术、心理治疗、针灸等）可以将你带到中心点，此时疾病的症状已经缓解了。全面健康范式可以在连续体的任何一点上使用，帮助你达到更高水平的健康。全面健康范式引导你超越中心点，鼓励你尽可能向右移动。它不是要取代连续体左侧的治疗范式，而是与之协调一致。如果你生病了，那么治疗很重要，但是不要让自己停留在中心点。你可以使用全面健康范式，向高水平的健康迈进。

尽管人们通常没有躯体症状，但他们仍然可能感到无聊、沮丧、紧张、焦虑或对生活不满意。这种情绪状态往往为身心疾病埋下伏笔。过度的压力会导致免疫系统功能弱化，甚至会导致癌症。消极的情绪状态可能会通过吸烟、酗酒和暴饮暴食的方式导致身体虐待，这些习惯会试图取代其他更基本的人类需求，如承认和尊重、刺激和支持的环境，以及目标感和意义感。

全面健康不是静态的。高水平的全面健康包括照顾好自己的身体，建设性地使用你的大脑，有效地表达你的情绪，创造性地与周围的人交往，关心你的身体、心理和精神环境。事实上，重要的不是你在连续体上的位置，而是你所面对的方向。高水平的全面健康并不排除疾病和虚弱的时期，也不试图否认死亡是生命的自然组成部分。"

每年夏天举办的美国全面健康大会（National Wellness Conference）都会促进健康事业的发展，与会者聚集在一起探讨个人发展和专业提升。健身教练、运动领导者、健康教练、教师、医生、护士和营养学家通过提供优质资源、研讨会、继续教育培训和专业发展计划共同合作。这场年会是美国最大型的健康教练会议，这里汇集了包括工作场所健康促进、整合健康、多元文化能力和学校健康等各个方面的思想领袖。

大数据和角色

在我与约翰·芒森共同担任 NWI 董事会联合主席期间，我见证了健康产品和服务市场是如何成长为一个估值为 34 亿美元的行业的（全球健康研究所，2016）。从狗粮到我现在所用的"健康垫"，每样东西上都有健康标签。这种产品和服务的爆炸性增长引起了一些批评者的呼吁，他们敦促我们为了"幸福"而放弃"全面健康"一词，并遏制过度商品化的趋势。然而，自由市场总是会吸引商业企业。我想同样的事情也会发生在"幸福运动"上。尽管幸福一词在更多地方得到支持，它声称比全面健康更广泛地包含生命的多个维度，但这并不准确。最初的全面健康图有 6 个维度，而我们现在使用的全面健康图有 7 个维度：社会、职业、环境、身体、情感、智力和精神。然而，我很感激盖洛普调查公司（Gallup）在编制全球幸福指数（Global Wellness Index，GWI）方面所做的巨大贡献。GWI 收集了超过 155 个国家的行为经济数据。通过测量一系列超出通常国内生产总值（GDP）数据的指标，盖洛普向世界展示了创造一个人们不再受苦或挣扎，而是真正繁荣的社会的价值。

一些 GWI 指标包括感觉休息良好、受到尊重、微笑及大笑、学习与兴趣、享受、身体疼痛、担心、悲伤、压力和愤怒。是的，当谈到满意的生活时，它们都很重要。许多联盟的专职医务人员寻求从更狭隘的职业生涯转向更广阔的全面健康愿景，并且他们相处得很融洽。

谁是全面健康专家？

如果大家采取全面健康的心态，将会有数以百万计的人有资格成为全面健康专家：有执照的医务人员、健康教育工作者、积极生活方式倡导者、研究人员、营养师、健身教练、团体运动领导者、自然健康作家和博主、公共卫生政策制定者、健康计划主管和工作人员、健康促进联盟的医学学者、体育教育专家、健康项目专家、商业领袖、致力于健康计划的人力资源人员和福利人员、健身工作室和健康俱乐部员工、全天然食品活动家、公园和娱乐工作人员，甚至懂得健身技术和佩戴数字化设备的企业家。你可能会认为，我们可以共同克服由生活方式引起的日益增长的慢性疾病的全球流行。

然而，一些纵向研究表明，Ⅱ型糖尿病、肥胖症、某些癌症、慢性呼吸系统疾病、压力过大、焦虑、孤独和其他慢性疾病在大部分人群中不受控制地增加，这些研究显示，3 个风险因素（吸烟、超重及肥胖、缺乏运动）仍然是导致健康状况不佳和过早死亡的主要原因。根据美国疾病预防控制中心的说法，健康的生活方式仍然是阻止和扭转这些趋势的最重要的方法之一（CDC，2021）。健康教练正是专门从事这方面的工作。

健康教练大军

健康行业目前拥有超过 30 000 名健康教练，其中 5 000 名是美国国家委员会认证的健康教练（美国国家认证和教育培训国家标准的发布过程详见第 2 章；Jordan et al.，2013）。研究发现，将健康教练引入工作场所对患有慢性疾病的员工有积极的影响，不仅能够缓解工作倦怠，也能够提高慢性病患者的工作自我效能感、心理韧性和个人幸福感（McGonagle et al.，2014）。健康教练最初的创始人只是希望激励人们过上更健康的生活，他们可能从来没有预料到今天数字化工作场所的过度压力，也没有预料到建筑环境带来的挑战以及大型食品公司会像大型烟草公司那样威胁健康。如果全面健康运动是为了扭转和挽救更多的生命，那么它需要被更好地组织起来。将健康教练引入职场不管对过去、现在或是将来而言，都是一种合适的策略。

工作场所中的全面健康

全面健康首次涉足工作场所领域的时期被称为黄金时代，在此期间，施乐（Xerox）、旅行者集团（Travelers）和金宝汤公司（Campbell Soup Company）等公司大力投资于员工全面健康，为员工设置了健身房和综合项目。20 世纪八九十年代，美国医疗保险费率的飙升一度威胁到美国企业的生存，经济学家们怀疑，美国企业能否在经济日益全球化的市场中重新获得竞争优势。不幸的是，许多资金充足、令人印象深刻的工作场所项目都在成本控制的时代被放弃了。在 2000 年项目进入第二阶段，全面健康项目转向了人力资源和员工福利（Thorpe，2009）。这些管理者面临着将全面健康服务分包给众多外部供应商的挑战。有时，这会导致一种碎片的结果：有太多目光短浅、设计拙劣的项目。元分析研究对此提出了批评，并对全面健康项目的关键内容提出了建议。

一项对工作场所全面健康项目的详细评估发现了这些项目在质量上的巨大差异，于是对有效性项目的关键组成部分提出了建议（Heavey & Goetzel，1997）。互联网上充斥着激烈的、有时甚至是破坏性的辩论，人们普遍认为 3∶1 的效益成本比是不准确的或者是过度夸大的（即每投资 1 美元在健康计划上，公司就可以节省 3 倍的健康成本）。兰德公司（RAND）2013 年的一份报告显示，92% 的企业仍在尝试提供某种类型的全面健康项目（主要是锻炼和减肥），但实际参与率低至 2% ～ 10%（Mattke，2013）。该报告无法确定这种低参与率是否与项目强度有关。

美国人力资源研究所（Human Resources Institute）负责人贾德·艾伦（Judd Allen）提出了"接触点"（touch points）的概念，旨在为全面健康建立支持和联系。资金不足的项目如何期望沟通、激励和维持参与？参与程度极低的项目带来的好处值得怀疑，这就启动了目前工作场所全面健康规划的第三阶段，该阶段的重点是建立一种参与的文化。巴塔哥尼亚（Patagonia）和西夫韦（Safeway）等公司发现，真正的领导力可以有效地支持一种积极参与的幸福文化。现在的目标是拓展到全面健康之外，关注员工的整体体验。罗西·沃德（Rosie Ward）等人都支持这种观点，他们采访了许多高管，探讨了哪些方法对他们有用（Ward & Robinson，2014；Putnam，2015）。高管们不仅要接受良好的企业文化，还要成为榜样。现在有一些有效的衡量参与度和企业文化的新工具，如丹尼森组织文化量表（Denisen Organizational Culture Survey）和盖洛普 Q'12 员工参与度量表（Gallup Q'12 Employee Engagement Survey）。

为了解决重新思考我们如何提供工作场所全面健康的需要，领先的非营利组织提供了严格的新的教育、培训和研讨会。NWI 为专家和项目经理提供两种认证。国际工作场所健康促进协会（International Association of Worksite Health Promotion）的负责人乔治·普菲弗（George Pfeiffer）正在与美国疾病预防控制中心（CDC）召开关于健康工作场所的论坛。

几十年来，全面健康计划关注个人选择和行动。传统全面健康方案的目的是将戒烟、坚持体育锻炼、健康饮食和营养促进、压力管理、早期体检和筛查、体重管理、定期保健和积极的慢性病管理结合起来。这在今天仍然有意义，因为 3 种生活行为方式（营养不良、缺乏运动和吸烟）导致了 75% 的慢性疾病（包括 80% 的心脏病、中风、糖尿病和 40% 的癌症）。此外，大约 75% 的医疗支出（包括 96% 的医疗保险和 83% 的医疗补助支出）是用于慢性病患者的治疗（Travis，2015）。工作场所的全面健康与为高风险员工提供降低风险的咨询是密不可分的。一项随机试验表明，这些机会需要成为有效的工作场所全面健康促进计划的关键部分。

建立社区伙伴关系对影响促进全面健康的变革至关重要。我从一位受人尊敬的同事和朋友劳夫·梅特卡夫（Lauve Metcalfe）那里直接学到了这一点，她因为行为改变计划制定了激励策略，使全年干预和健康策略的计划遵守率达到了 70% 而获得 NIH 授予的奖金。梅特卡夫坚持说："你必须让这件事变得好玩而有趣，这值得每个人努力。"她明白全面健康是一种日常生活方式的选择。

职责：从个人到集体再到个人

虽然各种风险因素的存在使人们将健康行为改变的责任推到了个人身上，但新的研究强调，不利的社会决定因素可能会压倒个人的自主性，并给不同人群带来不成比例的负担。建筑环境等社会因素可能会增强或削弱个人、家庭或群体的能力和资源，影响他们做出健康改变并维持下去的行为。其中包括市政当局的环境和社会政策、建立安全公共空间、公园和娱乐区、是否有健康食品选择（例如甜点）、社区和家庭暴力的发生率、是否有教育机会、就业率和社会经济水平。

虽然全面健康的呼声可能仍然像耐克的"想做就做"（Just do it）口号一样响亮，但健康专业人士已经意识到，要真正建立和维持全面健康的生活方式，需要采取一种双管齐下的方式：积极主动的个人承诺、持续的社区支持和文化支持。这包括对文化多样性的敏感以及尊重包容来自不同背景的声音。

全面健康绝不能被概括为减少风险因素或为健康做好预防的一套策略，它比那些要广泛得多。全面健康是一种日常选择，是提高自我意识的积极过程，还是有社区支持和自我指导的整体行动。全面健康是多维的、积极的和肯定的。它的存在始于为孩子们提供充满爱和安全的成长环境，以及贯穿整个生命周期的繁荣环境。它会影响身体、社会、情感、心理、职业和环境等方面。是什么使全面健康发挥作用？我想引用我在肯尼亚学到的一个概念，哈兰比（harambee），意思是齐心协力。我们只要和社区工作者一样齐心协力就可以实现全面健康。

关键点

全面健康是一种每时每刻的选择，它会积极地影响你的情绪、心理、身体、社会、精神和生态健康。无论你的身体有什么限制或诊断、年龄如何或你在疾病—全面健康连续体中处于什么位置，全面健康都是你可以追求的目标。

健康的 7 个维度

图 4-2 展示了全面健康的 7 个维度。

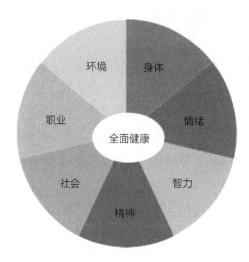

图 4-2　全面健康的 7 个维度

身体健康（Physical Wellness）：

- 健身：定期锻炼
- 营养：合理饮食
- 医疗自我保健：定期进行身体检查

- 控制药物使用和滥用：避免使用烟草或违禁药物

精神健康（Spiritual Wellness）：

- 人生的意义和目的
- 弱化"他者"界限：对不同文化持开放态度
- 志愿服务：参与社区服务活动

- 花时间定义个人价值观和道德规范，并做出与之相辅的决定
- 花时间独自思考
- 爱和关怀：参与对精神有益的活动

- 扩大关注范围：参与保护环境的活动

- 慈善：关心他人的福利并提供帮助

社会健康（Social Wellness）：

- 重视人际关系：在他人有需要时候伸出援手
- 接受：能够在需要的时候得到他人的支持
- 魅力：与人相处融洽并喜欢自己
- 参与：轻松与有着不同年龄、背景、种族、生活方式的人交流

- 为社群贡献时间和精力
- 表达和交流你的感受
- 培养友谊
- 认识到生活中需要"有趣"的时间
- 规划和平衡你的时间，包括分给承担责任和放松的时间

情绪健康（Emotional Wellness）：

- 保持积极的自我评价
- 保持积极的态度
- 对自己和他人的感受保持敏感
- 学会应对压力
- 对自己的期望和时间规划要切合实际

- 为自己的行为负责
- 现实地处理自己的个人和财务问题
- 将挑战视为机遇而不是障碍
- 独立工作，但知道何时适合寻求帮助

智力健康（Intellectual Wellness）：

- 因自己想学而非被别人要求而学习：完成分配的工作任务
- 通过不同的方法学习：阅读、写作、分享和探索
- 观察你周围的事物

- 倾听
- 思考课堂所学材料如何应用
- 关注世界时事和新闻
- 保持怀疑
- 让自己接触新的体验（如艺术、戏剧）

环境健康（Environmental Wellness）：

- 了解你所居住的自然环境
- 发现能让你学到新技能的机会，并利用好它们
- 努力确保我们的自然资源的稳定存在和长久持续

职业健康（Occupational Wellness）：

- 工作要符合社会需要，有意义，有目标，能发挥你的才能和技能
- 从指导他人中获得满足感
- 确保你的工作环境和人际关系是舒适的

（资料来源：改编自范德堡大学健康资源中心）

健康转盘

图 4-3 为可供教练和客户使用的健康转盘。

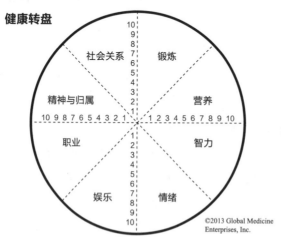

图 4-3　健康转盘

说明：在附录 D 中填写此健康转盘或其他任一健康转盘，在 1～10 的基础上对每个区域的满意度水平打分（1 是最低满意度，位于最接近中心的位置；10 是最高满意度，位于外圈）。之后，画一条曲线连接所有的标记，创建一个新的内圈以显示你在整体上的功能。

要问客户（和你自己！）的问题：

- *你的真实健康转盘看起来怎么样？*
- *它是否相当平衡，或者如果你调整它，会不会不平衡，让你的健康受损？*

- *你对哪些领域感到满意？*
- *你希望增强哪些领域？*
- *现在最需要关注的是哪个领域？*

在客户填好他们的健康转盘后，教练的倾向是先查看有缺陷的领域，但其实他们首先应该关注客户取得成功的领域，并肯定已获得的成就。之后，教练会根据客户希望改进的一两个领域来设计教练会谈。帮助你的客户优先考虑现在最重要的事情——即使他们是为了一个具体的目标来寻求教练的帮助，也要给他们一些时间来反思这个健康转盘。它将有助于查明哪些领域让客户产生了障碍和困扰，并指出在健康教练关系中应该重点关注哪些领域。

反思练习

　　花点时间整理你自己的健康转盘。对每个部分的满意程度打分，你的健康转盘有多圆？它是平衡的还是不平衡的？你对自己有哪些新认识？你的注意力和精力倾注在了哪些方面？

>

　　你一生中的不同时期都处在疾病—全面健康连续体中的什么位置？

>

　　是什么帮你度过了健康似乎遥不可及的那段时光？

>

　　你是如何向高水平健康进步的？哪些步骤造成了最大的差异？

>

　　以上是你将向客户提出的激励性问题。

第 5 章
行为改变的理论与技术

完成本章后，你将能够：

- 描述理论和循证模型的有效性。
- 识别自我决定和自我效能感的关键要素。
- 描述积极心理学和心理韧性对教练的益处。
- 识别跨理论模型的各个阶段。
- 定义动机性访谈的主要原则。

为什么要学习理论？

在教练谈话中，有时教练会发现他们惯用的工具或技术对客户根本没有效果。他们感到极度困惑、缺乏能量，或者只是感觉自己被一些事情困住了。或许客户可能并没有每周都采取承诺的行动步骤，这种现象非常普遍；心理治疗师发现，治疗联盟在几次会面后也会以类似的方式停滞。有时，教练对话似乎毫无进展，或者客户对教练或治疗师在重新规划、重新聚焦或头脑风暴方面的每一次尝试都越来越抵触。

在这一点上，一个好的理论最能帮助你走出困境，帮助你思考这个情况，并提出一个新的方法。有经验的教练会在他们的实践中运用一个自己最喜欢的理论作为关键支持。有效的理论为从业者观察客户行为和寻找新信息提供了一个视角。一旦你学会了基本的理论框架，你就不会对如何深入研究困难的问题或根深蒂固的习惯感到不知所措。

这本教科书中描述了许多行为改变的理论，但我只选择了那些我认为对教练最有帮助的理论。你将面对的每个人都是独一无二的，有独特的动机和挑战。当你学会问客户正确的问题时，你就会了解到是什么让他们积极地参与到改变的过程中，并激发他们的动力。最好的理论是动态的，经得起时间的考验。它们不会把人们放进一个有预期答案的盒子里。你需要不执着于从客户那里得到的答案，而且不用预先准备好的问题来"引导证据"，即把你希望听到的答案偷偷带入问题。这就是我所说的"动荡的对话"。作为一名教练，你经常会遇到意想不到的事情，一个好的理论能够让你保持稳定并走上正轨，也能帮助你专注于以客户为中心的过程。

理论方法的发展

随着高级教练领域的专业化，组织发展领域的心理学研究者和学者开始寻找和检验各种实践的理论基础。今天，一些理论试图为教练互动提供基础，它们来自行为科学、精神分析理论、认知行为心理学、成人学习理论、组织发展和变革型领导。

当教练在理论基础上实践时，他们能够采用有效和可靠的方式来支持改变和成长。一个可靠的理论基础允许专业教练运用一些能够被测试的，并形成循证方法基础的知识和技能。当专业人士分享关于他们所使用的不同技术的想法和观点时，他们共同推进了一个知识体系的发展，并更深入地理解了什么是有效的，什么是无效的。

当我们想到学习、成长和成熟的发展里程碑时，学生通常会背诵婴儿期、学步期、学前期、学龄期、青春期和青年期这些阶段。教育学（Pedagogy）是一个术语（peda 指儿童，gogy 指教学），用来描述儿童教学的有效方法。但当你满 21 岁时，学习并不会停止。相对较新的成人教育学（Androgogy）领域，揭示了成年人是如何整合各个阶段的知识，从而改变他们的想法、行为，以及对自我认知的思考（元认知）的。

成人学习模式的基础是建立在由卡尔·罗杰斯（Carl Rogers，1960）和亚伯拉罕·马斯洛（Abraham Maslow，1962）共同创立的人本主义心理学（Humanistic Psychology）原则之上的。罗杰斯将"无条件的积极关注"作为治疗关系的基础。治疗联盟的理念是**以人为中心**，而不是以从业者为主导。"以人为中心"是罗杰斯所表达的人本主义心理学的产物。罗杰斯疗法在很大程度上是反思性的和现象学的，正如他的自我理论所概述的那样，还有他对理想自我和现实自我的建构，以及内心挣扎所产生的不协调。他的修辞方法对教练对话中紧急情况的影响，可能比人们通常认为的更大，因为这种方法坚持重述对方的立场，直到获得接受和理解。马斯洛建构了一个富有同理心的需求层次理论，至今，这对教练来说仍是一个有价值的工具。

对教练心理学领域有其他重要贡献的是格式塔治疗（Gestalt Therapy）和格式塔心理学（Gestalt Psychology）。由弗里茨·珀尔斯（Fritz Perls）开发的格式塔（德语，意为"形状"）成为一个流行的法则：*整体大于部分之和*。格式塔疗法包含了广泛的经验思想，使治疗师能将他们的焦点转移到治疗师和来访者之间的互动*过程*（对所说和所感的现时体验），而不是内容上，如评估、诊断、识别模式和对人类行为理论基础的研究。格式塔的过程导向与教练的直接性具有一定的对称性。

马斯洛和需求层次理论

亚伯拉罕·马斯洛因其经常被人引用的需求层次理论（Hierarchy of Needs）而闻名，该理论在作家和思想家中掀起了一股关于人类潜能和自我导向学习（self-directed learning）的思想浪潮。马斯洛的需求层次理论从基本的生存开始，一直到顶端的自我实现（图 5-1）。他的理论是：如果基本的生存需求无法被满足，就无法达到更高层次的需求。他的层次理论因狭隘的文化规范视角而受到批评。传统的亚洲社会或南太平洋文化并不像马斯洛所认为的那样重视个人成长和发展的高峰。在一些文化中，集体拥有社会智慧、合作精神，以及人类与自然世界互动的更多渗透性概念。

对于教练来说，了解马斯洛需求层次理论有什么用？

关注客户想要谈论的那些看起来紧急和重要的事情。这无疑是一种平衡，既要坚持客户的初衷，又要意识到当下有什么东西正在分散客户的注意力。所以，顺其自然吧。你必须在每个阶段解决最紧迫的问题。最佳教练计划通常会被生活的复杂性所干扰。一旦解决了更紧急水平的需求，你就可以回到最初的议程上来。亚伯拉罕·马斯洛会希望你这么做的。

教练示例

一名客户的总体目标是提高体能，并且商定本周的行动计划是在早上快步走 20 分钟，每周 5 天。然而，在下一次会谈中，他报告说，自己一次步行计划都没有完成。客户当时心烦意乱，因为他一再拖欠租金，所以他的房东向他发出了逐客令。突然间，健身行动的步骤让位给了基本的安全需求，这一需求在层次上更低，因此更紧迫。

问问客户：这似乎是你现在最关心的问题，我能看出你很担心。今天的时间我们聊些什么对你来说最有用？

然后通过深思熟虑的倾听和反思以及诱导式询问来设法解决客户的感受、准备、动机、行动计划、潜在障碍，以及任何与当前挑战相关的事情，这些挑战以客户的需求为首要和中心。

后来的理论框架为行为改变模型增加了复杂性和细微差别。然而，马斯洛需求层次理论为我们留下了一份经久不衰的常识遗产和对现代生活中应对挑战的冲击富有同理心的回应，并帮助专业人员成功地与他们的客户进行沟通。

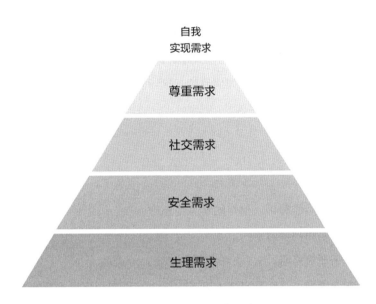

图 5-1　马斯洛的需求层次理论

自我导向学习

虽然关于自我导向学习的详细介绍并不是本书的主要内容，但教练必须明白，成人教育和自我导向学习可以而且应该得到客户的支持，因为学习是改变习惯和改善生活方式所必需的技能发展的基础。因此，客户需要退一步思考，反思他们的元认知过程——他们对自我思考方式的认知能力。

当客户能够意识到他们的惯性思维方式充满了陷阱时，比如迅速得出结论、仓促的假设或做出轻视的陈述，他们才会放慢脚步，并为自己的思维过程带来更清晰和更广泛的视角。他们也有机会学习一些新的东西。但是当他们沉浸在惯性的思维方式中时，学习就会受阻。

自我导向学习是在我们从童年走向成年的过程中产生的，我们从这一过程中积累了丰富的经验，认识到生活的意义。这些经历增加了我们的是非感，让我们懂得如何做出判断，也塑造了我们的好恶。在我们年轻的时候，我们很少能意识到——我们已经把自己对经历的看法和结论藏在了短期和长期的记忆中。

马尔科姆·诺尔斯（Malcolm Knowles），一位著名的成人教育理论家，他提出了"成人教育学"的概念，认为成功的成人学习者会从依赖转向独立或自我导向。这种自我导向的品质是教练联盟中最希望看到的。当客户能够进入一个自我导向的角色时，他们也会对自己的决定有更高的满意度，并更坚定地执行由自我导向学习而产生的行动计划。

成人学习理论为教练提供了关于如何改变长期习惯的重要建议。诺尔斯确定了成人学习的 6 种方式：

- 成人是目标导向的。
- 成人被相关性所吸引。
- 成人是现实的。
- 成人将知识和生活经验带入他们的学习经验中。
- 成人是自我导向和内部激励的。
- 成人学习者需要被尊重。

教练对成人学习者来说是一种自然的方式，因为它不会把信息、行动或目标强加给他们。相反，它会引出并激发客户走向自我导向、负责任的学习。教练允许客户挖掘和培养他们自己的学习欲望，并促进从外在（外源性的）动机到内在（内源性的）动机的转变。

经验丰富的生活教练吉姆·珀辛（Jim Persing）谈到了在教练联盟中的发展，即从更多的结构到更少的结构。"随着关系的发展，我说的和做的越来越少，这意味着客户要承担更多的责任，而我做的促进工作则越来越少。到最后，我应该几乎没有赚到钱！"他幽默地说道。建立融洽的关系对于这一进程的发生是非常重要的。客户必须去适应教练启发性的问题，且对教练在会谈间隙通过一点家庭作业来进行概念探索的邀请持开放态度。不要简单地向客户提供答案或大量事实，这是一种挑战。给客户时间和空间，让他们成为自己的老师，这是一种高级的教练技能。

成人发展模式

成人与儿童的学习方式不同，这不足为奇。作为成年人，了解我们如何学习，如何适应或吸取生活中的教训的过程是一项相当新颖的工作。哈佛大学成人学习和专业发展教授罗伯特·凯根（Robert Kegan）做了很多追踪成人建设性发展过程的工作。在他开创性的著作《发展的自我：自我成长中的过程与问题》（*The Evolving Self: Problem and*

Process in Human Development）中，凯根（1982）描述了在 6 个平衡里程碑上的主体—客体阶段：①一体化阶段；②冲动阶段；③唯我阶段；④人际阶段；⑤法规阶段；⑥个体间阶段。每个阶段都有一个与前一个阶段相关的主体和客体。凯根的模型为成人学习的内在过程提供了丰富的情境，并为研究提供了理论基础。

这张简单的图表（图 5-2）同样有用，而且很容易让健康教练学习和实践，从而引导他们自己的自我照顾和内在发展。

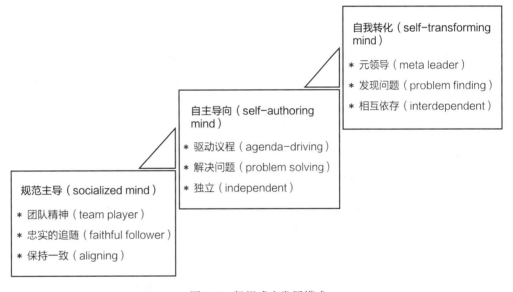

图 5-2　凯根成人发展模式

最重要的是，教练要对客户的盲点和弱点保持敏感，当客户暴露出*不知道*（*not knowing*）某些东西时，当他们必须学习才能变得更好时，盲点和弱点就会出现。这种模式可以帮助教练判断客户的行为是否出于反射性和冲动性，这些与成为"自己人生的作者"相去甚远。教练会谈可能需要一些额外的注意力，用于建立信心和制定短期行动步骤以提高自我效能感。

关系文化理论

在教育和心理治疗方面，女性主义理论和多元文化主义的倡议，为研究有意义的、幸福的首要关系带来了新的能量。关系文化理论（Relational Cultural Theory，RCT），或称关系文化疗法（Relational Cultural Therapy，RCT）是一项将女权主义、社会正义和心理学中的多元文化运动结合在一起的开创性工作，由医学博士琼·贝克·米勒（Jean Baker Miller）在波士顿韦尔斯利学院的斯通中心开发。该理论提出了一个简单的问题：关系在心理健康和保健方面有多重要？并提出了一个悖论——中心关系悖论（Central Relational Paradox）。尽管我们有建立人际关系和联系的天生驱动力，但我们经常认为自己没有价值或不值得被爱，这使我们以疏远或令人不快的方式行事，进一步孤立了自己。我们该如何克服这些被忽视，被孤立的感觉？或者，由于缺乏与他人联系的精力或技能，我们到底该如何真正地参与到使生活丰富的人际关系中去？

丹尼尔·西格尔（Daniel Siegel）是《第七感》（*Mindsight*）一书的作者，他把以上问题看作原始水域，他曾"游过"这片水域来合成他的人际神经生物学（interpersonal neurobiology）模型。西格尔将关于大脑及其综合网络和神经系统的神经生物学发现，与我们如何与他人联系相匹配，我们如何看待自己为可接受的、安全的、可爱的、有价值的、值得表扬的、超然的或被拒绝的，以及我们如何在与他人的关系中定位自己的自我形象。

韦尔斯利斯通中心的精神病学家艾米·班克斯（Amy Banks）博士使用关系—文化理论和人际神经生物学的相关知识，为教练制作了完美的"蛋糕"。她的书《连线：大脑科学与牢固、健康的人际关系之间的惊人联系》（*Wired to Connect: The Surprising Link Between Brain Science and Strong, Healthy Relationships*）为理解你生活中的主要人际关系（你每周最常见到的人）是如何塑造了你的神经通路提供了模板。如果你想要更充实、更快乐的生活，你就得和那些你经常见到的人建立更快乐、更充实的关系。这可能意味着你要减少花在令人痛苦的关系上的时间，至少一开始是这样，同时你要增加那些开放、亲密且更令人满意的关系。

班克斯建议我们要问以下问题：

- 我在这段关系中感觉安全吗？平静是衡量良好的腹侧迷走神经张力的方法，它是我们社会参与系统的一部分，可以调节自主神经系统。

- 我在这段关系中的接受度如何？接受是背侧前扣带复合体功能良好的标志。

- 我对这个人能产生多大的共鸣？共鸣来自一个健康的镜像神经元系统。

- 在这个人面前，我的精力有多充沛？能量（热情）是多巴胺奖赏系统平稳流动的标志。

我强烈推荐这本书。你可以按照书中的说明，审视你生活中最重要的 5 种关系。在和客户一起讨论这些材料之前，自己先尝试一下。要注意的是，这种探索可能会让你清醒地看到，你的日常互动可能会使这 4 条基本的神经通路失效和受阻。但这本书也提供了通过深思熟虑、引人入胜的练习来强化每一条路径的方法。教练可以帮助人们认识到如何将他们最具影响力的关系提升为更令人满意的互动。

积极心理学模式

教练的成熟发展在一定程度上要归功于积极心理学运动。在过去的 30 年里，积极心理学的出现给许多临床心理学家和心理健康咨询师带来了耳目一新的感觉。只有少数人坚决反对它，称积极心理学是一种"盲目乐观"或"逃避现实"的方法。曾几何时，接受心理治疗意味着一个人必须深入过去所有黑暗的角落，比如童年的创伤、失能的家庭模式，它们仍在潜意识里存活，并继续对人的意识造成严重破坏，使人失去过上正常生活的机会（Robb，2006）。很多心理治疗都是基于这种"剔除病理"（excise the pathology）的导向，这是一种典型的西方式解决痛苦和疾病的方法。这种导向带来了许多好处，也有一些坏处——好处是经过长达 7 年的精神分析训练的临床医生，能够熟练地驾驭那些更深的层次；坏处是考虑不周且没有得到充分训练的行业者，他们试图跟踪内心的"恶魔和捣蛋鬼"，但没有为不幸的患者解决问题。

后来，一些心理学家认为，把半杯水视为半满是有好处的。被美国心理学会（American Psychological Association，APA）授予终身成就奖的马丁·塞利格曼发现，研究一个心理—情感健康的人所拥有的积极特质，可以为那些希望在生活中找到更多快乐的人提供一个很好的路标（Seligman，1990）。

积极心理学运动与来自 APA 的几位作者和主要发声人的广泛批评步调一致，即不恰当地开抗抑郁（SSRI 类）药物和其他精神药物的处方已经过量，在处理悲伤、失去亲人甚至家庭功能失调的问题时，应该优先考虑风险较小的方法（Wurtzel，1994；Bobo et al.，2019）。随着人们关注的重点转向自我效能感和心理韧性，积极心理学自然而然地成为教练职业的合适选择，并且教练职业很快就采纳了它的原则。

然而，在专业心理学领域，钟摆来回摆动，现在创伤工作无处不在。识别和处理一个人的生活中的创伤并不是一项简单的任务，那些被创伤相关工作吸引的教练应该考虑接受专业教育，成为有执照的心理健康或躯体健康心理咨询师。在有足够的技能或知识之前，需要几年的高等教育、培训和指导性监督，这样才能安全有效地把握和促进个体因遭受创伤经历所受的较深伤害和脆弱情绪。这不是教练开展积极心理学工作的范畴。

许多科学研究都提到，积极的情绪（快乐、满足、同理心）与更好的应对技能和增强的幸福感有关（Fredrickson & Joiner，2018；Weiss et al.，2019）。与享乐价值观（即时满足）相比，幸福价值观（追求生活的目的和意义）的培养似乎增加了端粒酶的活性，也支持健康和幸福的达成（Jacobs et al.，2011；Fredrickson et al.，2013）。相反，长期的愤怒、敌意、难以解决的痛苦和怨恨会增加患心血管疾病的风险，因为这些负面情绪的生理反应是血压升高和动脉血管硬化。

人们可以学习最大化他们生活中的积极情绪，而不忽视真正的悲痛、适当的悲伤和管理得当的愤怒等消极情绪的重要性。塞利格曼在与克里斯托弗·彼得森（Christopher Peterson）合作时，将积极心理学原理的实证和科学方法发展为衡量性格优势和美德的方法。几年来，彼得森和塞利格曼领导了一个大型团队，汇编了24种具有跨文化、跨时间证据的性格优势。他们认为，很可能整个人类都有展现24种性格优势的潜力（Peterson & Seligman，2004）。更多以优势为基础的教练方法和技巧将在接下来的章节中介绍。

该领域研究人员的大量开创性工作进一步塑造了积极心理学。积极框架（positivity framework）与心流状态（flow states）的研究非常吻合（Seligman & Csikszentmihalyi，2000）。芭芭拉·弗雷德里克森量化了积极情绪的贡献，这些积极情绪是通过诸如仁爱冥想（loving-kindness meditation）等实践以及注重建立个人资源而产生的（Fredrickson et al.，2008）。你可以在第10章"教练的自我发现工具"中，学习如何应用弗雷德里克森的见解。

关键点

教练可以成为客户的支持性资源，促进客户在积极心理技能方面的逐步成长，减少他们花在消极和悲观心理习惯上的时间，增加他们花在心智满足和积极情绪上的时间。

认知行为过程

认知行为过程（Cognitive Behavioral Process）或认知行为疗法（Cognitive Behavior Therapy，CBT）是当前心理治疗的主要手段，在美国可以由第三方支付机构（保险公司）受理和报销。它被认为是简短、结果导向、循证和高效的治疗方法，因为它努力纠正使患者生活管理不善和受到困扰的行为模式。

虽然非临床教练的执业范围并没有扩展到 CBT，但是一些来自认知行为过程的任务可以用在教练和心理治疗中，包括：

- 反映客户所说的内容。

- 协助客户重塑他们看待事物的方式。

- 帮助客户质疑他们到目前为止的行动方式，并让他们意识到这可能不再适合他们。

- 通过对新观点进行头脑风暴来扩宽视野。

- 引导客户延伸到新的思维，这可能会令他们感到不舒服，但可以为客户未来的行动创造突破。

- 支持客户对新的思维和行动模式建立信心。

认知重构

消极的思维模式是习惯性的和自我否定的，需要有意识地运用一些技巧来帮助你停下来、注意到这种模式、打断并重新引导你的思维。与接受过 CBT 培训的心理健康咨询师合作是探索这些模式的理想方式。

当自己抱有"糟糕的想法"时，教练可以学习一种精简版的认知重构方法，这种方法与同行咨询师在成瘾领域中使用的促进对话的方法相同。这些"糟糕的想法"指的是一些常见的陷阱，它们出现在我们的认知、思考、记忆中，以及那些导致我们脱离现实、失望、经历社交和情感痛苦的过程中。当你读完这份关于认知扭曲（cognitive distortions）的列表时，你可能会发现一两个你在压力下也会犯的错误。我们都是如此。消除它们是一项值得努力的工作，因为过度陷入其中任何一种认知都会影响我们的记忆和学习。其原理是它们会导致我们对事件产生错误的负面"解读"，也会不断地把我们体验更多快乐和满足的努力置于一边。

你对这些认知扭曲很熟悉吗?

- 灾难化(catastrophizing):总是确信会出现最糟糕的情况。

- 控制谬论(control fallacies):错误地认为你可以控制一切,甚至是别人的感觉。

- 公平谬论(fallacy of fairness):坚持认为某些事情是不公平的,并且不愿释怀。

- 过滤(filtering):总是过滤掉积极的一面,专注于消极的一面。

- 急于下结论(jumping to conclusions):在没有看到全貌的情况下迅速做出判断。

- 自我化(personalization):对失败或批评的反应过度,并感觉个人被拒绝。

- 两极化思维(polarized thinking):僵化思维,看到绝对的一面;没有中间立场,总是失望。

最大的问题是,你会如何带着尊重与客户讨论这些问题?

客户:我只知道和老板谈话将绝对是一场灾难……一直都是。

教练:你在预测一场灾难。我想向你反馈一下我们刚开始谈话时你说的话。你的目标之一就是不要对同事妄下结论,要更享受你的工作环境。你会如何从新的角度思考这个问题?

患者积极度量表评估

患者积极度量表®(Patient Activation Measure®,PAM)是由俄勒冈大学的朱迪斯·希伯德(Judith H.Hibbard)及其同事开发的。PAM 是一种有效和可靠的工具,迄今为止已在 50 多项已发表的研究中使用过,在撰写本文时,还有 75 项相关研究正在进行中。从历史上看,医疗保健系统一直在努力让患者(相对于"客户")更自主、更积极地参与他们的医疗保健过程。这种参与通常被定义为遵从医嘱，准确地服用所有处方药物，准时复诊，参与预防性筛查计划（如免疫接种和实验室检查），采取更健康的行为，以及适当使用医疗系统（如减少使用急诊室和避免出院后再次入院）。这些行为大多不是健康教练所说的真正的预防健康或促进健康的行为，但它们被医生、护士、医疗机构、保险公司、慢性疾病管理系统和一般的疾病护理系统认为是理想的"患者积极行为"。

PAM 由 13 个问题组成，采用格特曼式量表（Guttman-Like Scale），用 4 个连续等级（100 分制）测量能力。患者被"激活"的等级从低到高依次是：

第一级：患者在其医疗保健过程中保持被动；没有信心，不积极。

第二级：虽然病人仍然缺乏信心或技能，但基本的知识已经形成。

第三级：患者开始在他们的医疗保健中发挥积极作用，并开始采取一些行动。

第四级：尽管患者在危机面前会犹豫，但他们在医疗保健中扮演了更稳定的积极角色。

一家应用患者积极度量表这一评估工具来决定如何提高患者参与度并增加其积极性的咨询公司（Insignia Health）的网站上写道："当个体在积极状态下有所收获时，他们经历的健康危机就会减少，并能更好地实现自我管理。这意味着更健康，以及他们能够更有效和高效地利用卫生保健资源。积极会使成本曲线下降。我们所面临的医疗保健挑战必须从根源上解决——从个人内部以及他们做出的影响自己健康的决定入手。患者积极度量表评估为我们提供了一个重要的出发点。"

PAM 评估是应用最广泛的工具之一，被用于数百项医疗保健研究中。尽管它侧重于疾病管理和医疗依从性的衡量指标，但它也侧重于那些促使人们养成更健康习惯的内在动机因素。在疾病管理公司工作的健康教练应该熟悉 PAM（见图 5-3）。

目前使用 PAM 工具的一个健康系统是麦迪卡（Medica），它在 2008 年建立了一个有 35 名健康教练和 6 300 名参与成员的培训项目。麦迪卡是一家总部位于美国明尼苏达州的非营利性医疗保险公司，拥有 160 万名成员，主要分布在美国明尼苏达州、威斯康星州和北、南达科他州。它支持成员围绕健康和幸福设定具体的行为目标，包括针对个别成员个性化的健康教练部分，电话时长和电话次数由成员自己决定。

什么是积极度（activation）？它是医疗保险公司所使用的一个术语，指的是个体管理其健康和卫生保健的能力和意愿。积极度基于个人管理其健康的技能、管理其健康状况的知识，以及与提供者合作以维持卫生保健系统的功能和使用的信心。积极度对于医疗保险公司而言，就像参与度对于健康管理人员一样重要。

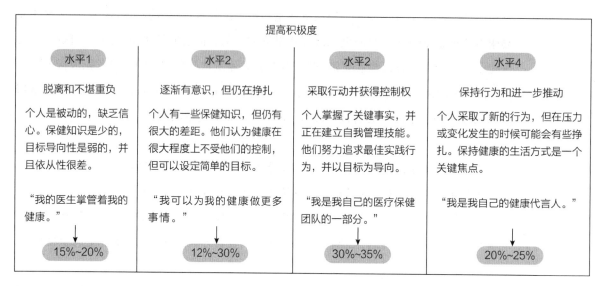

图 5-3　患者积极度量表

保险公司和健康管理人员都在寻找策略，让人们积极地以一种持续不断的方式参与到健康行为中，以防止他们的健康状况持续恶化，并降低患慢性疾病的风险。

密歇根大学健康管理研究中心的迪·爱丁顿（Dee Eddington）的研究表明，如果不采取这些措施，健康风险和行为就会顺其自然地发展，进而转化为更大的工作效率损失和更多的慢性疾病。

自我决定理论

自我决定理论（Self-Determination Theory，SDT）是教练和心理治疗师用来帮助客户实现健康改变的最有效的理论之一，它提出了一种支持增强健康或积极行为的动机理论。SDT 由研究人员爱德华·德西（Edward Deci）和理查德·瑞安（Richard Ryan）开发，已被全球范围内不断扩大的治疗师和教练网络所实践和研究。

德西和瑞安的理论建立在这样一个概念上：当某些基本需求得到满足并且得到很好的支持时，人们自然会把关注点转向情感、身体和心理健康。这些需求是自主性（autonomy）、胜任力（competency）、关系或关联性（connection or relatedness）。

自主性是指对自己的生活做出决定的能力。一个没有自主性的人认为，指导他们生活的重要决定权都掌握在别人手中。他们觉得自己被剥夺了改变现状的个人权利。自主性是一种重要的心理能力，可以指导一个人的生活，也能够帮助他们做出重大的改变。

胜任力被定义为一种感觉，即拥有足够程度的把握或有效地达成期望结果的感觉。

关系或关联性指的是社会关系的质量，它作为一种资源，帮助一个人达到预期的结果，以及身体和情感上的健康。孤独或社会孤立被认为是导致抑郁和更高慢性病风险的一个关键因素。

一项 SDT 研究显示，当近 3 000 名糖尿病患者认为自己能够自主地掌握药物使用，相信自己有能力进行糖尿病管理，且有社会支持，如与医护人员的积极关系和其他生活质量因素时，他们的高密度脂蛋白、胆固醇和糖化血红蛋白水平都能够达到更好的水平（Williams et al., 2009）。当医生或健康教练积极倾听并认可患者的观点时，患者会感到自己的自主性得到了支持。研究表明，当医护人员通过做一些事来支持患者的自主性时，比如认同患者的观点、提供多种选择，并提供对患者有意义和相关性的理由，患者就能更成功地做出行为改变。

在应用自我决定理论时，作为一名教练，你要记住的重要一点是问自己 3 个问题：

1. 我的客户是**自主**的吗？目前最重要的决定是由客户做出的还是被其他人强加的？

2. 我的客户是否有足够的技能、知识和经验，去实施一个有效的、在客户**能力**范围内要求的行动？

3. 我的客户如何扩大他们的**社会联系感**，并利用支持性关系，以达到他们想要的结果？

如果你发现客户在教练会谈中没有进展，请考虑他们在自主性、胜任力和关联性方面的情况如何，并促进其学习和洞察，以改善他们生活中的这 3 个基本能力。

教练运用自我决定理论的另一个重要途径是促进自主动机（autonomous motivation）的提高。当你从外在动机（向外聚焦）转向内在动机（向内聚焦）时，就会发生这种情况。

一些研究人员发现，将外部奖励强加在孩子身上会破坏他们自身的兴趣和内在动机的发展（Lepper et al., 1973）。自主动机是自我调节、学习、执行和感知幸福的自然意志的一部分。

外在动机	内在动机
• 获得家长、教师、经理、老板的认可	• 获得独立性
• 金钱、财产、礼物	• 自我满意
• 奖项、奖杯	• 自我证明
• 完成任务的压力	• 实现或满足
• 避免惩罚或损失	• 对某项活动的热爱
• 名誉	• 兴奋的感觉
• 称赞	• 享受心流状态

自我决定理论是我最喜欢的教练客户的"无故障"方法之一。每当我发现我们受困于头脑风暴或很难找到解决挑战障碍的方法时。我喜欢提出一些激发性的问题，这些问题总能让对话充满新的可能性。以下是一些基于SDT结构的问题，供你参考：

> 你曾经说过，你通常处理这件事的方法现在不起作用，这让你很沮丧。
> 我想请你考虑3个可能需要注意的因素：胜任力、自主性和关联性。
> 为了实现这个目标，你可能需要在哪些方面培养更多的技能或能力？
> 当你考虑所有关于你自己的决定时，哪些是你能完全负责的，哪些仍然掌握在其他人手中？换句话说，你在这里的决策影响力有多大？
> 谁是可以帮助你的人？请考虑一下，如果你想要进入下一阶段，你可能需要的支持网络和人际关系。

可以写下一些你自己的灵感，作为激励询问。思考一下当你从外在动机转向内在动机的时候，那些决定性的时刻是什么？在这个过程中谁帮助了你或激励了你？在这个过程中你需要学习什么技能？你怎么知道采取行动是你自己做的决定？

关键点

在自主性、胜任力和关联性这三个基本的心理需求支持下，人们更有可能采取健康的行为，或改变不健康的行为习惯。

行为改变的社会—生态模型

社会—生态模型（Social–Ecological Model；见图5–4）强调了本教练书籍的一个核心观点：改变行为不仅仅是个人决策的问题，它嵌套在社会规范、文化、经济条件、物理环境和其他资源等连锁因素中。如果这些因素是支持性的和有利的，那么你为你的健康和幸福做出的选择更有可能发生在个人层面和社群层面。这些选择之间也有双向的流动性：在特定区域内越多的人能做出健康的选择，他们就越能塑造自己的环境来支持他人这样做。

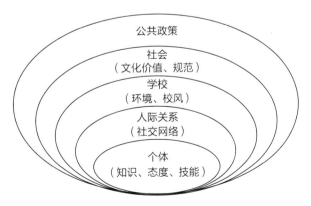

图 5–4　行为改变的社会—生态模型

例如，为了让更多的人开始骑自行车，重要的是倡导者要考虑如何推广关于充足且安全的自行车道、自行车站和共享道路的公共信息。这需要社会生态模型中多个层面的合作。同时，该模型强调，不仅人们的行为会受到不同因素的影响，个体本身也会影响他们所居住的环境，同时他们的环境也会影响他们采取行动并维持下去的难易程度。

关于行为改变的常见误区

在考虑运用社会—生态模型时，必须指出关于改变行为的一些偏见和误导性的信念。它们很多都充满了指责和评判。我们常常把人们的行为归因于他们自身，而不是他们所处的环境。然而，现有的研究表明，人们会做在他们社会环境、经济条件和身体状况允许下他们所能做的事情。在此我要感谢不丹和南非的卫生部部长，他们从制止艾滋病毒及艾滋病蔓延的公共卫生运动中总结出了下列健康促进策略。

误区 1：我们只需要教育人们。

作为一名教育工作者，我个人是比较喜欢这句话的。但你觉得如果人们被告知某种健康行为的好处，他们就会培养这种行为吗？嗯，在大多数情况下，这并不会发生。情感，而不是事实，是最有效的改变因素。神经学家发现，情感在我们的决策过程中扮演着重要的角色（Bechara et al., 2000; Damasio & Carvalho, 2013）。成功改变的顺序不是我们曾经认为的*分析—选择—改变*，而是*看到—体验—感受—改变*。你越是给人们机会体验健康行为的好处，他们对健康的感受就越能发展成积极情绪，这是一个强大的激励因素。

误区 2：如果人们想改变，他们只需要下定决心就可以。

我们过去都是这样认为的，但想想过去 40 年里成功的戒烟运动。这涉及社会—生态模型中多个层面之间的大规模合作和协调——从商店到餐馆、酒吧，再到办公楼和公寓。公共卫生研究证实，我们只会做在我们的社会环境、经济条件和身体状况允许下我们能做的事情。

误区 3：要改变，只需要改变你的态度。

几十年的研究表明，虽然改变态度很重要，但仅仅改变态度对我们行为的影响是有限的。此外，如果我们进行一项评估人们态度的调查，这不能帮助我们可靠地预测人们的行为。尽管计划行为理论（Theory of Planned Behavior）认为，如果一个人得到家人和同伴的认可，他们就可能会对健康的行为产生积极的态度，反过来，这可能会加强他们的行动意图（Ajzen，2011）。但是，本章并没有介绍计划行为理论，因为我发现有很多能够证明该理论无效的例外，主要在经济、社会和环境方面。或许换个角度思考更有用，我们的态度是由我们的经历所决定的。因此，教练的重点应该是改变行为，而不仅仅是改变态度。对此，意图实施是有用的。帮助人们迈出一小步，把他们的意图清晰地表达出来，如把你的跑步鞋放在床边（这样你早上起来的第一件事就是穿上它！），这能够促进你的具体行动，即跑步（Habber & Luxzcynska，2014；Carrero et al.，2019）。

误区 4：一系列良好的沟通和公共信息将改变人们的行为。

在香烟包装上印上相关的可怕信息肯定是有帮助的，但只有积极的沟通是不够的。为了在行为改变方面取得真正的成功，你必须消除障碍来适应和实践你所期望的行为。常见的障碍是这样表达的：*"我很难戒掉烟，因为我所有的朋友在饭后或喝酒时都在一起抽烟。现在我们不能这样做了，所以我们就不抽了，戒烟变得更容易了。"*

行为改变的跨理论模型

"人们在改变上失败的首要原因——他们不理解改变的过程。"

——詹姆斯·普罗查斯卡（James Prochaska）

行为改变的跨理论模型（Transtheoretical Model，TTM）可能是最具有可重复性和应用价值的理论了。TTM 是由罗得岛大学的詹姆斯·普罗查斯卡和卡洛·迪克莱门特（Carlo DiClemente）于 20 世纪 80 年代初首次提出的。在《向好的方向改变：一项革命性的六阶段计划，克服坏习惯，让你的生活积极向前》（*Changing for Good: A Revolutionary Six-Stage Program for Overcoming Bad Habits and Moving Your Life Positively Forward*）一书中，这个概念被经常应用于戒烟计划中。该模型广泛应用于健康促进研究，将改变视为一个具有时间标记的阶段性过程。改变不是一个直接的线性过程，而是一个由良好意愿和失败尝试组成的不断变化的过程。人们在学习、实践、失败、回到旧模式并承诺再次尝试的过程中来回循环。

人们想要改变的原因并不一定是那些帮助他们改变的因素。有时我们想要改变，是因为我们经历了足够多的痛苦或健康状况不佳。有时候，我们想要改变，是因为我们被一种强大的洞察力所驱使，或者因为我们"躲过一劫"而对生活产生了一种强烈的感激之情，有些人想要改变，是因为社会科学中所谓的"传记性断裂"（biographical rupture），这是一个特殊的短语，表示一个人的工作、关系或一般生活模式的结构出现了裂痕。尽管情感上充满了冲动和迫切，但这些类型的欲望并不能维持改变行为这项艰苦的工作。有时候，人们在没有任何人支持的情况下做出了渐进式的改变；有时候，生活会发生翻天覆地的变化，人们也会对自己做出的改变感到惊讶。我们很难知道是什么真正触发了另一个人的行为变化，心理学和教练行业将继续通过研究和对话来揭示这一奥秘。但可悲的事实是，通常情况下大多数人在持续改变的过程中多次尝试都失败了，这种挫折感驱使人们去寻求教练的帮助。TTM 的美妙之处在于，它揭开了实际改变过程的神秘面纱，并为教练提供了一套清晰的操作指导。

教练如何使用行为改变的跨理论模型？

当你的客户提出一个具有挑战性的目标时，你可以使用跨理论模型来帮助他们完成改变过程。

1. 首先听取实现目标的可行性。帮助他们依 SMART 原则（具体的、可衡量的、可实现的、相关的或现实的、有时间限制的）建构目标。

2. 评估你的客户所处的阶段，并应用适合该阶段的干预措施。与客户讨论，帮助他们理解改变是一个阶段性的过程，在这个过程中我们不断循环并执行小的步骤，以确保在整个过程中取得更大的成功。

3. 帮助客户确定实现目标所需的必要优势、技能和能力。支持他们学习一些达到目标所必需的新技能。进一步讨论这个目标在他们生活中的重要性（价值），以及它如何与未来更大的愿景联系在一起。

4. 支持客户识别可能阻碍或有助于实现目标的习惯、实践和模式（有时被称为好习惯或坏习惯；避免对这些习惯做出任何评判）。最好的补救办法是确保将行动步骤分解成更小的步骤，以便在避免旧习惯方面取得小小的成功。无论是多么小的成功都很重要，因为它有助于客户建立信心，并使他们相信这完全在他们的掌握范围内（自我效能感）。

5. 帮助客户意识到他们面对变化时的**心态和态度**。识别客户的心态：恐惧驱动还是积极心态？因为这可以影响客户为了追求目标所能提供的长期的能量。鼓励客户将他们的失败视为学习经验。

6. 注意客户目前所处的阶段，并与客户一起设计适合该阶段的干预措施（具体请参阅下文"使用进步原则的分阶段干预措施"部分）。当他们遇到困难时，把行动步骤分解。帮助他们审视自己的社会背景，建立更强大的支持网。询问他们可能知道谁已经成功完成这一改变，以及他们是否可以与那些成功改变的人联络。重新设计**与阶段相适应的目标**，除非客户明确表示有需求，否则不要跳到下一阶段或返回先前阶段。

7. 帮助客户扩大对话范围，包括他们可以阅读的材料。他们可以与他人讨论这一挑战，发现更多改变而非不改变的理由。支持客户认识到他们是如何稳步建立更多的"优势"和"劣势"的，并帮助他们追踪这些信息。客户不会自愿放弃一些过去的行为，这是正常现象。教练应该开诚布公地讨论改变带来的负面影响，以及朝着预期结果前进带来的好处。帮助客户培养这方面的意识确实会增加他们前进的动力。

8. 协助客户认识到进展通常是在各个阶段间反复行动的情况下发生的，这是很正常的。加强并确认进展符合模型。确保客户理解成长和变化是如何发生的。当我们处于改变之中时，我们往往不会像其他人那样看到自己的成就。

9. 帮助客户寻找惯用的方式或心态来稳固新习惯。讨论如何将这些与他们自愿找到和培养的多种支持方式联系起来。想要发生新的变化，单枪匹马是很困难的。当他们从开始行动转向维持一种新的行为时，他们将从更广泛的支持系统和志趣相投的社群中受益。

10. 制订一个可靠的维持计划，包括对可能发生的错误（一次性失误）的理解和预案。一个精心设计的能够提出应对未来挑战和障碍策略的计划，可以更好地避免过去不良习惯的全面复发（回落到前一阶段或停留在原地）。维持计划是他们维持新行为和成长型思维的新路线图。它应该是一个书面计划，确定重新回到正轨的小步骤，客户将再次依靠优势和价值观，重获社会支持和环境线索，而且他们需要在重获自我控制感的整个过程中避免自我评判。

在各阶段中循环往复

普罗查斯卡、迪克莱门特和诺克罗斯（Norcross）提出此六阶段模型以螺旋方式发挥作用。个体在人生的各个阶段循环往复，有时还会遇到同样的问题。从跨理论模型中选择一些关键词和短语，以便你可以轻松地记忆改变的 6 个阶段。

改变的 6 个发展阶段

1. 前意向阶段（precontemplation）——没有准备好，但可能会在 6 个月后改变

这个阶段的客户还没有准备好改变。例如那些刚开始吸烟的青少年，他们模仿朋友或电影中演员吸烟的行为，以及那些认为吸烟很酷的青少年，都可以被称为前意向者。他们不会被关于如何戒烟的自我照顾手册或戒烟课程所触动。他们并不完全相信改变的必要性。但健康教育工作者无论如何都会分享信息，希望它可以在未来对其有所影响。教练初始的探索和评估阶段通常可以帮助一个人发现其对某种行为或不健康的习惯缺乏认识。使用非正式和正式的健康风险评估（Health Risk Assessments，HRA）可能会鼓励人们进行初步的观察，但这不太可能发生在前意向阶段。

我很幸运地遇到了詹姆斯·普罗查斯卡和珍妮丝·普罗查斯卡（Janice Prochaska），更欣赏他们在帮助人们实现可持续改变方面的非凡工作。他们合著的书《为繁荣而改变》（*Changing to Thrive*，2016）指出了前意向阶段的 3 个根源：

（1）不知道（don't know）：前意向者不知道如何改变，也不知道他们现在的行为是在伤害自己。

（2）沮丧（demoralized）：由于减肥或戒烟一再失败，他们缺乏再次尝试的信心。

（3）防御（defensive）：在没有做好准备之前就被强迫做一些事情，人们倾向于捍卫自己的立场并保持独立。对内他们可以变得内向沉默，或者忽略它和内化它；对外他们可以通过指责他人来投射，或者攻击一些更安全的替代物。合理化（rationalization）和理智化（intellectualization）是人们避免面对风险行为后果的另外两种方式。

我想我们每个人身上都有一点前意向者的影子。我们有很多方法来建立防御机制，让自己不受别人控制，其中很多防御机制在两岁开始时就已经形成了。摧毁一个人的防御结构不是教练的任务。人们建立了许多防御机制，这样就可以应对消极情况，比如抑郁或酗酒的父母。通常，如果有足够的认知，防御性的应对机制可以成为让人转变的工具。作为一名教练，你的角色是倾听、保持专注和值得信任，并在前意向阶段与客户建立融洽的关系。引导他们自我表露、表达想法和感觉，还要尊重他们的自主性。

> *客户：我绝不会那么做的。*
>
> *教练：我理解你的选择是现在不要做出改变，但如果你决定尝试一下，我很乐意在这个过程中帮助你。我可以随时分享你想要的信息。*

2. 意向阶段（contemplation）——正在考虑，准备在未来 6 个月内发生改变

这一阶段是客户正在认真考虑所希望发生的改变的第一个迹象，可能在 6 个月内开始。在这个阶段，人们对是否要改变还是感到矛盾，因为他们看到改变好处的同时也看到了阻碍。但就像是盔甲上有了一个裂缝：他们开始花更多的时间去思考不改变所带来的痛苦。在教练正确的开放式问题引导下，他们开始考虑做出改变的积极影响，但也会考虑所有艰苦工作和一些负面影响。过度考虑的人经常会被卡在这里，权衡利弊。在这个阶段，本书中的决策平衡表会非常有帮助，可以帮助他们做出积极的改变（见表 5–1）。教练将帮助人们检查他们目前的行为是否对他们有利。菲尔（Phil）博士会说："你觉得怎么样呀？"

表 5–1　决策平衡表

改变与否	坏处	好处
不改变		
改变		

在这个阶段的教练应该提醒客户他们最初的意图和优势。帮助他们了解他们的价值观是如何与目标联系起来的，并开始制定他们可能会采取的小行动。教练还应帮助他们确定支持性的盟友和网络，并培养自我意识和识别模式。在使用决策平衡表时，教练应该告知，改变的积极原因（优势）的数量需要是不改变的原因（劣势）的两倍。这个阶

段对于那些倾向于长期过度考虑的人来说是危险的。不确定性支配着他们，所以他们在承诺改变之前总是试图获得更多的信息。公开他们的承诺有时可以增强他们前进的动力。接受你不可能知道在承诺改变后所有可能发生的事情，这样才能释怀。

> *客户：也许有一天我应该做点什么，但我现在还是喜欢抽烟。*
>
> *教练：当你继续吸烟时，你会越来越意识到它的弊端。*

3. 准备阶段（preparation）——准备采取行动，在接下来的 1 个月内

帮助客户从考虑阶段转向准备阶段本身就是一项巨大的成就。客户很可能会准备 1 个月左右的时间，然后开始行动。他们已经做出了改变的决定，并开始讨论如何去做。准备阶段的活动包括从家人和朋友那里获得支持，并准备更多的信息、资源和策略。有时，他们开始担心必须放弃什么，或担心尝试会失败。教练会谈应该是支持性的，允许坦率地讨论障碍和克服障碍的策略。准备得越充分，他们在行动时就会越顺利。

建立问责制，使客户的后续行动得到最大限度的贯彻执行。他们会动摇吗？当然会！这是谁的错？这不是任何人的错。这就是我们在学习时要做的。教练在这个阶段可以让客户表达他们的担忧，并制订一些具体的计划，来应对他们开始行动时可能遇到的障碍。

> *客户：我找到了 1 个为初学者提供舞蹈课程的地方。现在我正在说服 1 个朋友下个月和我一起去。真不敢相信我终于要这么做了。*
>
> *教练：你正在拼凑起计划的碎片，让愿望成真。*

4. 行动阶段（action stage）——参与和行动，就现在

处于行动阶段的人已经在 1 个月内完成了行为的改变，现在他们面临着维持它的挑战。对于不同的人来说，行动可能会有所不同。行动步骤可能是清理食品柜、练习面试或购买一些运动服。这个阶段的教练会谈可以帮助客户从他们所处的环境和盟友那里获得尽可能多的支持。强化他们的价值观、优势和支持系统，并将他们与目标联系起来。如果客户一次承担了太多任务，教练会谈可能需要把操作步骤分解为更小的步骤。如果出现一次失误，教练要提醒客户这是预料之中的，就像一个蹒跚学步的孩子在多次跌倒后不会停止尝试走路一样，客户不应该屈服于"全或无"的想法，这会导致失败。当新的行动开始时，新的问题将会出现，而这些问题以前并不存在。教练要提醒客户，他们现在有能力和储备在行动中解决问题。在这里需要制定哪些新策略？支持客户的自信和自我效能感。

从行动阶段到维持阶段，与你的客户分享"自我强化"（self-reinforcement）的重要性。重要的是自我肯定，而不是别人的认可。此外，你需要根据行动迅速进行自我奖励。你在一个行为之后的自我鼓励会直接强化这个积极的行为。在一项对 1 000 名成功的自我改变者开展的研究中，积极的自我鼓励和奖励比消极的自我批评和惩罚更常见。

> *客户：你能相信吗？我居然整个星期都没有抽一支烟。*
>
> *教练：非常棒！是什么力量让你做到这一点的？*

5. 维持阶段（maintenance）——养成一个新的习惯，并且至少持续 6 个月

在维持阶段的客户已将新的行为或健康习惯维持了至少 6 个月。他们很可能已经实现了这种美妙的内在动机状态，尽管仍然会有一些外在的奖励在发挥作用。教练应该意识到，他们的客户需要支持性的网络和盟友来帮助他们坚持下去。获得家人和朋友的支持是一个好主意，但更好的策略是扩大支持系统，比如已经掌握了所需行为的新盟友。通常，客户几乎没有维持改变或维持健康行动的经验，直到它成为一个自动的习惯。当客户倒退回到更早的阶段（我们应该预料到这会经常发生，并富有同理心地告诉客户放轻松），教练可以遵循这个过程，并根据客户所处的阶段帮助他们重新设定目标。教练们推动了预防复发计划（relapse prevention plan），也称维持计划（maintenance plan），是指在教练会谈的最后阶段之前制订的计划。

> *客户：我喜欢每周至少游 3 次泳。如果我有 1 次没有去，我就会怀念游泳带给我的平静的感觉。*
>
> *教练：你现在已经有了一种内在的感觉。你正在体验定期锻炼所带来的回报，注意到这种感觉是多么棒。*

6. 终止阶段（termination）/接受（adoption）

教练帮助客户区分终止和维持阶段。在这个阶段的教练还可以帮助客户专注于他们正在进行的其他新行动和行为，并且帮助他们明确自己下一步想做什么。一些客户喜欢重温他们最初来求助教练的原因，并反思这些激励因素是否仍然存在。对客户而言，现在是时候朝着独立和自主的方向努力了，那就终止教练阶段并完全掌握新习惯。最后的教练谈话还应该包括，如果发生倒退，他们打算如何回到正轨，以及在没有自我评判或内疚的情况下如何做到这一点。同时也要花点时间来庆祝（见表 5-2）。

> *客户：在我的生命中，有一段时间我一直在抗拒这种改变，想想真是不可思议。现在，健康饮食、多吃水果和蔬菜对我来说就像刷牙一样自然。*
>
> *教练：恭喜你！你要如何庆祝这一重大成就？*

表 5-2　改变的 6 个发展阶段

阶段	前意向阶段	意向阶段	准备阶段	行动阶段	维持阶段	终止阶段
时间	不是现在，也许是在 6 个月之后行动	在 6 个月内尝试行动	30 天内采取行动	现在	至少持续6 个月	任何时候

关键点

从准备阶段推进到行动阶段的一个主要方法就是让很多人知道你的承诺。告诉别人你的计划，这会强化你做出改变的决定。

使用进步原则的分阶段干预措施

在数十年的研究中，当大量的不良习惯、防御、信念、障碍和担忧变得明显时，普罗查斯卡概述了《进步定律》(*Principles for Progress*)，为每个变化阶段提供了真正的解决方案和干预措施。前 5 条可以帮助客户从前意向阶段过渡到意向阶段再到准备阶段。第 6 条和第 7 条帮助他们从准备阶段转变为行动阶段。最后 6 条帮助他们从行动阶段进入维持阶段。

从前意向阶段到意向阶段，再到准备阶段

- 增加你想要改变的优势。如果它们没有增加，你就不会改变。
- 获得更优质的信息。提高你的认识水平（"意识"）。
- 注意你的感受。让情绪推动你（"戏剧性的释放"）。
- 减少不改变的理由（"劣势"）；其中头号理由是缺乏时间。

- 注意你对他人的影响（"环境重新评估"）。要更友善一些。

从准备阶段到行动阶段

- 重新评估你想成为什么样的人（"自我评估"）。你的努力方向是什么？

- 相信你有能力改变你的行为，并承诺根据这个信念采取行动（基于罗洛·梅 [Rollo May] 的存在主义疗法的"自我解放"）。

从行动阶段到维持阶段

- 使用正向奖励。自我强化应在积极行为后直接应用。

- 学习一种新行为来阻断旧习惯（"反制约"，替代）。

- 扩大你的社会支持（"帮助关系"；他们有同理心，真诚，无条件地给予你积极的关注）。

- 增加更健康地生活的机会（"社会解放"；你可以增加自己所处的积极社交网络和环境的数量）。

- 控制不健康的刺激，避免触发不想要的行为（"刺激控制"；当你有刺激控制时，会更容易实践）。

- 实践刺激控制。

共享决策

据哈佛大学培养的精神病学家、前 NBHWC 成员约翰·利文斯通（John Livingstone）博士说：

"我们观察到，健康教练是最接近拥有与健康决策相关的必要基本技能的人。这显然不是医疗实践，它是促进决策的过程——一个基于心理的过程，在必要时由医疗提供者和媒体基于医疗事实提供心理干预。大多数患者实际上已经'知道'事实，但他们仍然需要做出决定。律师们已经很清楚地制定出了职能上的专业界限和行为。私人医疗团体、大型医疗卫生机构和未来的责任医疗组织聘用的健康教练将会发现，很难将涉及决策的任务与行为改变和资源提供等其他工作区分开来。它们是相互交织的。"

利文斯通和他的研究伙伴及妻子乔安妮·加夫尼（Joanne Gaffney）对"医疗决策"非常熟悉，并帮助设计了可供教练、公众和他们的医疗提供者使用的"决策辅助"工具。然而，在他看来，目前还没有哪个职业能承担起健康决策过程的全部责任，事实是尽管人们已经投入了数百万资金去研究其中的机制，但还没有涉及心理层面的问题。"它仍然是一个大杂烩。"利文斯通说。

利文斯通和他的同事们分析了健康教练在促进稳定的行为改变和传递健康信息方面发挥的有效作用，从而使个人既具有健康素养，又表现出高自我效能感。其中有一个基本的核心能力，就是引导客户和教练之间的心理领域。利文斯通猜测，这种引导是客户赋能的原因（Livingstone & Gaffney, 2013; 2016）。

利文斯通说：

"通过 5 年多的观察、记录和内容分析，结合现实生活中健康教练遇到的不同场合（教练所说所想的和他们正在做的有很大不同），我们发现他们在某些基本技能方面存在显著而持续的差距，无论差距是什么，这都会对既定目标产生负面影响。一些受过良好训练的教练，在相对安全的时机下会承认这些差距。"

在与利文斯通的讨论中，我确信他和加夫尼正在做一些重要的事情。他们的模型被用于迄今为止最大的健康教练研究之一（Wennberg et al., 2010）。利文斯通和加夫尼提到的主要差距是，当教练与客户对话时，缺乏对如何处理教练出现的情绪的意识。例如，当听到客户对工作中不公平的情况或来自家庭成员的伤害性评论的痛苦陈述时，教练可能会感到客户需要安全感，或感受到客户的愤怒、怨恨。学会运用他们所谓的"情绪急救"（emotional first-aid），可以解决呈现出来的"部分"（想法和感觉），以使其不至于扰乱教练过程。我们每个人的心里都有这些情绪，这并不意味着我们疯了或不正常。部分工作在心理学家理查德·施瓦茨（Richard Schwartz）博士开发的内部家庭系统（Internal Family Systems，IFS）模型中有描述（Schwartz, 2001）。

《医疗保健领域的关系力量》（*Relationship Power in Health Care*）一书提供了对超过15 万名护士的大规模对话进行研究的结果（Livingstone & Gaffney, 2016）。他们更深入地解释了健康教练如何通过与突然出现的情绪进行简短的内心对话，来学习处理自己当下的情绪和信念。我已经完成了这项工作，我使用的内心对话是这样的：

啊，你好！熟悉的悲伤和孤独的感觉。我承认这段对话让我也感到悲伤和孤独，我保证后面会对你给予更多的关注，但现在你只需要知道，我听到了你的声音，而我现在必须要把注意力集中在我的客户身上。

这就是：针对你自己的情绪急救。

利文斯通说，这样做的目的是双重的。一是健康教练能够与客户建立关系连接（融洽关系），然后与客户的情感、记忆和认知反应产生共鸣，并处理他们的健康挑战和生活中发生的事情。二是教练能够照顾他们自己的情绪健康，并在教练过程中保持临在感，以满足客户的需要，做出关于他们的自我照顾的重要医疗决定，或分享与他们的健康保健相关的信息。

为什么要处理这些在教练对话中出现的"弹出窗口"或者情绪呢？利文斯通告诉我，你的情绪和思想在生理和心理上的首要地位很可能会阻碍你的关系连接、准确倾听、同理、同情、跟踪客户的故事和过程的能力。如果你试图通过简单地操纵思想或呼吸来发泄情绪，从而将头脑中的思绪清空，结果表明你不太可能达到教练所承诺的结果。关于如何进行30秒的情绪急救，以及如何处理可能阻碍分享重要健康信息的客户陈述部分的完整描述，可见第8章"教练过程的技能和任务"部分。

社会认知理论（自我效能感）

当提及"站在世界之巅"的感觉时，没有什么比成功更好的了，但仅仅是成功并不能建立自我效能感。生活不是一系列的成功，人生一路上会有许许多多大大小小的不幸和失败。自我效能感建立在面对起起落落、超越逆境和挫折的基础上，同时建立在于艰难时期获得的力量、教训和洞察力之上。

如果你的客户在接近一个目标时缺乏信心，甚至在开始之前就倾向于回避它，那么他们的自我效能感可能很低，你首先必须想办法增强它，否则，你将会看到他们在每一次有难度的尝试中退缩，甚至他们在尝试之前就被击败了。对于教练来说，这是一段令人沮丧的时期——有时比那些一贯表现不佳的客户更令人沮丧。

一个警告是：如果你的客户面对困难性最小或没什么挑战性的任务时轻易退缩，并且反复这样做，就需要留意他们是否出现抑郁的迹象（失眠、情绪低落、外表邋遢、过度疲劳、缺乏热情）。喋喋不休地谈自己的缺点和不足的客户会小题大做。他们还没有准备好接受教练。温和地询问他们，并重新审视第一份教练协议。询问他们是否愿意追求自己的既定目标。你需要这份协议来推进教练关系。

社会认知理论（Social Cognitive Theory）是由斯坦福大学的研究教授阿尔伯

特·班杜拉（Albert Bandura）在数十年前发展起来的。当班杜拉（2004）在一本公共卫生出版物中提出健康教育和行为改变的应用时，治疗师和教练收到了一份帮助人们克服逆境和建立自我效能感的循证路线图。他的著作《自我效能感：控制的锻炼》（*Self-Efficacy: The Exercise of Control*）阐述了他的基本原则，解释了为什么他认为，除非人们相信他们有能力通过自己的行为产生理想的结果，否则他们就不会受到激励去面对挑战或逆境并克服它（Bandura, 1997）。

班杜拉的许多著作强调，人们不必相信他们生来就具有这种能力（Bandura, 1994）。他们可以通过学习来提高自我效能感。当人们发现他们可以制订行动计划，设定目标，预测挑战，被挑战打倒，站起来再次尝试，继续激励自己，监督和规范自己的行为，找到新的激励因素，并重新承诺采取行动时，一种巨大的满足感和自我价值感就会产生。这种循序渐进的斗争，一遍又一遍地进行，为个人的内在发展转动着巨大的车轮。它需要深谋远虑，需要获取新知识，需要在还没有完全胜任的情况下实践新技能的意愿。不太熟练，但还是要试一试。培养自我效能感也需要深刻的反思和自我监督的能力。

反过来，自我效能感能帮助人们更好地了解他们所处的环境，以及如何克服障碍和更好地沟通自己的需求。班杜拉（2004）认为自我效能感是人类潜能中最重要的人格特质。

自我效能感工作的核心是从外在动机到内在动机的转变。班杜拉的理论认为，人们有一系列的动机——从别人强加的动机到被他称为非自主性的动机：

"我做这些运动是因为我男朋友说，如果我不健身，他就会离开我。"

"参加这个使用积极重构的课程，很大一部分原因在于同辈压力。我其实不确定我是否想参加，但是我怕如果我不参加的话，我就要被解雇了。"

沿着动机连续体前进，下一个阶段将是抛开那些由他人塑造、定义和强加的动机，转而接受来自个人内心的动机，因为它让人感觉良好。现在，教练会听到客户说：

"我很喜欢去健身房。以前我很讨厌去，但是现在我迫不及待地想去——我喜欢锻炼后的感觉。我在那里有一个社交圈，我们一起玩得很开心。时间过得真快。锻炼终于是一种享受了。我现在完全是自我激励的状态。"

如果客户能通过一个简单的步骤完成从非自主动机到自主动机的转变，那不是很好吗？对不起，从外在动机（向外聚焦）到内在动机（向内聚焦）的转变需要一段时间来培养，有效的教练就是关键。

以下是帮助你的客户提高自我效能感和内在动机的方法：

1. 成功来得太容易或太快，可能会让人对自己的能力产生错误的认识，而他们的第一次失败可能会让人感到相当崩溃。提醒你的客户，每个人都会时不时地被击倒，他们正在建立一种叫自我效能感的东西，经过充分研究，这种特质最常在胜利者和冠军身上体现。

2. 自我效能感可以通过鼓舞人心的人物来为个体树立榜样。问问客户，在克服困难和坚持下去方面谁是他们的榜样，谁是他们的英雄？他们想到了谁？他们具体能学习或体现什么？

3. 不管客户有多么缺乏经验，真实地反馈并补充说明客户的积极品质、优势和能力，这样可以促进自我效能感的提高。只要确保你的反馈是真实的，而且不要过分夸大这些新技能的作用。

4. 建议你的客户在哪些情况下可以增强他们对自己的信心和信念。他们如何在家里或工作中对自己的新技能进行适度的"试驾"？

大量研究人员、教育工作者和高级管理教练在班杜拉最初的著作和理论的基础上进行了研究，其中较有影响力的是丹尼尔·平克（Daniel Pink），他已经进入了高管层，在高管和商业领袖中形成了一种类似教练的方式。他对班杜拉的自主性、胜任力和关联性的解读略有新的变化。

从本质上讲，平克对**自主性**的定义与班杜拉基本相同——需要掌握自我决策权，并对自己的生活进行自我指导。一旦确立了这一点，你就会在努力磨炼技能的过程中感受到内在的动力；**精通（mastery）**是平克给这一阶段的标签。我之所以喜欢平克的工作，是因为他没有让公司停留在私利和利润主导大多数董事会和高管的现状上。"*既然我们已经掌握了这项技术，那就让我们主宰这个世界吧。*"平克推动他的客户转向他认为的最高形式的激励，这是连续体上的又一个延伸，那就是与更大的动机相连，因为你是由**目的（purpose）**所驱使的。也许"更大的动机"只是一些跨国公司的市场主导权。但我认为，平克是在用他的信息鼓励更多的社会责任感。

在这里停顿思考一下，*目的*。这对你有什么影响？

作为一名教练，平克的发展轨迹有哪些地方激励了你？

这让我想起了传奇的奥地利精神病学家维克多·弗兰克尔（Viktor Frankl）对大屠杀幸存者的分析（他本人就是其中之一），在他的《活出生命的意义》（*Man's Search for Meaning*）一书中有非常精彩的描述。弗兰克尔的意义疗法（Logotherapy）证明，通过寻找生命的意义和目的，人类得以生存并超越最恶劣的生活条件。在这一努力下，他坚持 3 个首要原则：①找到有意义的工作，并全身心投入；②确保你有爱的人或事；③找到自己生活的意义和态度，这让你能够面对并克服不可避免的痛苦。

教练们能学到的是：我们大多数人都有一种与比我们自身更大的事物相联系的冲动，教练需要帮助他们的客户拥抱一个更大的，甚至是神话般的未来生活的愿景，这种指导性愿景越有目的、意义，越是"更大的动机"，它就越能充实和丰富生活。与客户一起促进生活或健康愿景的建立是整合健康教练的基本能力（参见第 6 章关于创建生活愿景的内容）。

动机性访谈

> *"哦，见鬼，真可惜啊……我真的希望我今天能帮你搬家……但我就是不想！"*
>
> *——菲比，《老友记》片段*

感谢菲比，她给矛盾心理提供了一个幽默的例子。一部分的我想去做，另一部分的我不想。我想戒掉咖啡，但我真的不想放弃煮咖啡的习惯。

动机性访谈（Motivational Interviewing，MI）是系统性询问的黄金标准，教练可以在客户知道他们应该做某事，但又不确定自己是否愿意尝试时使用该方法。在过去的 30 年里，研究者已经发表了超过 1 500 篇关于 MI 的研究论文。

动机性访谈的实践者已经使用它来支持慢性疼痛、哮喘、糖尿病和心血管疾病患者的行为改变（Simmons，2013）。

教练应该在何时使用动机性访谈技术？

当客户陷入矛盾状态时，教练可以使用动机性访谈技术，矛盾状态是指客户对于与健康相违背的行为或者有害健康的行为既想改变，又想保持。典型的行为包括吸烟，吃垃圾食品，摄入过多的糖和精制碳水化合物，食用过量的盐，吃不健康的脂肪，进行危险的性行为，滥用毒品或酗酒，赌博，过度工作，从不锻炼或花太多的时间看电视。

动机性访谈最初是由临床心理学家威廉·米勒（William Miller）博士和斯蒂芬·罗尔尼克（Stephen Rollnick）博士提出的，因为他们在治疗项目中工作，在这些项目中患者（通常与酒精、药物或其他物质成瘾作斗争）被内心冲突、差异和矛盾心理所困扰。1983年，他们测试了这种以客户为中心的、尊重的、半指导性的干预方法，不仅解决了客户抵抗的核心问题，同时试图激发他们的内在动机。自从该项目成立以来，动机性访谈已经经历了许多临床试验，并被数百篇文章证实为一种有效的、循证的手段，可以促进具有挑战性的行为改变。米勒和罗尔尼克将动机性访谈作为一种临床沟通方式，从客户那里引出他们自己的良好动机，为他们的健康利益而做出行为改变。他们的研究发现，客户的动机和抗拒都受到提供帮助的专业人员的人际风格的强烈影响。

虽然本书的目的不是在技术上完全指导学生，但读者可以从了解动机性访谈中使用的基本步骤和技术中受益。如果你有兴趣提升你的动机性访谈技术，可以考虑参加一个有认证的动机性访谈教师的专门研讨会。我最喜欢的人之一是斯蒂芬·伯格-史密斯（Stephen Berg-Smith），他告诉我他最喜欢动机性访谈的地方是："当一个人觉得自己的身份和所做的事情都被接受时——不管这些行为有多不健康——这就给了他们考虑是否要做出改变的自由，而不是想着去反抗。"动机性访谈对话有助于个体建立和加强改变的**内在动机**。

动机性访谈的核心原则包括：

- **探索客户的个人动机**：动机性访谈治疗师或教练不依赖于传授信息和教育。相反，他们会探索客户进行改变的原因。

- **表现出同理心**：站在客户的"立场"，试图理解他们的观点。教练必须提高自己的技能，不仅要理解客户所说的内容，还要去感受客户还没有说，或者正在尝试要说的内容。这是通过反复努力理解客户的观点来实现的。

- **协助提升自我效能感**：记住，客户永远占主导地位；支持他们自主、自我导向的本质，不要陷入"修正"或"说教"的误区。这是最难做到的，当发现客户似乎在自毁的过程中，或当他们只是选择放弃目标或不改变时，动机性访谈是一种合适的方法，它永远不会破坏客户成功地向改变迈进的能力。

- **肯定并培养自主性**：记住，在动机性访谈中，教练的主要目标是帮助客户吸取他们的自我控制和自我导向选择的经验。整个动机性访谈过程致力于让客户有能力做出自己的决定。他们可能并不总是有机会这样做，因此，首次动机性访谈对话是一个令人耳目一新的变化，而不是他们以前与咨询师和医生进行的斥责、贬低、无效的对话。用动机性访谈的语言来说，他们现在听到的是：*如果你准备做出改变，我会在这里支持你。*这与"*你最好现在就做出选择，否则你会因为这些不健康的行为而慢性自杀*"截然不同。

- **验证和确认"改变性谈话"**：改变性谈话（change talk）是客户正在走向改变的第一个言语暗示，教练需要对此保持时刻警惕（如"我在想，如果我没有和瘾君子住在一起，也许我做起来会更容易些"）。这些都是支持改变的陈述。认真庆祝这一时刻。只有当改变的言论贴合客户自己的节奏出现，它们能够被精心保护和尊重时，改变性谈话才从一个暗示发展为一个承诺。

"*我将要……*"（*前提是没有不好的习惯*）

"*我想……*"（*期望*）

"*我可以……*"（*能力*）

"*我应该这样做，因为……*"（*理由*）

"*我不得不……*"（*需要*）

动机性访谈的教练或治疗师必须始终接受客户自己改变的理由，即使这看起来不寻常或不是教练会建议的事。经验丰富的动机性访谈治疗师也会倾听**反改变谈话**（**counterchange talk**），即关于抵制改变和维持现状的陈述。会谈中反改变谈话越多，就越能反映改变临床结果的负面预测因素（Rollnick et al.，2008；Lombardiet al.，2014）。

在动机性访谈中，反改变谈话通常被称为**维持谈话**（**sustain talk**），这是改变过程的正常部分，也是矛盾心理表达的方式。学会倾听，而不是限制它。客户正在经历这些预期的起伏，并学会改变对他们来说重要的东西的价值。对于动机性访谈教练来说，继续验证这些矛盾的挑战并促进客户的自我导向是至关重要的。

当你听到维持谈话时，帮助客户加强他们对改变的承诺：

你试过两次戒甜食，但发现很难坚持下去。在什么条件下，你会得到支持，能够去维持这个改变？

你如何创造这些条件？

如果客户重新开始抵抗谈话，不要绝望。事实上，他们正在与教练交谈，这意味着可能有其他机会来增强他们解决即将到来的问题的决心。通常在这种时候，我喜欢问这个问题：

如果你改变了你生活的这一部分，它会给你带来什么好处？

- **提出开放式问题**：开放式问题会让客户给出广泛的回答，而不是把他们限制在教练预先设定的答案上。例如：

"你这周吃过高脂肪的食物吗?" 开放式还是封闭式?

"告诉我自上次我们见面后你的饮食情况吧?" 开放式还是封闭式?

"你这周末做到了不吸烟吗?" 开放式还是封闭式?

"你的目标完成得怎么样?" 开放式还是封闭式?

- **为检查而提出封闭式问题**：在极少数情况下，问一些封闭式的问题是合适的，比如，"你能坚持你的时间表吗?" 这让客户反思他们的承诺以及他们的进展情况。

- **避免问 "为什么?"**：当教练或治疗师问为什么时，他们是在探究表象和寻找某种行为或想法的动机和理由。这很诱人，我们都有一种天生的好奇心，想知道人们为什么要做他们所做的事情。这些 "为什么" 的问题是心理治疗的基础。然而，在教练过程中，它们是不可取的。停下来问问自己为什么想知道。这通常只是为了满足你了解更多信息的需求，并迫使客户陷入一种辩护或冗长的解释。如此一来，你可能很难回到最初的教练目标。当你的客户用一个冗长的故事来证明 "某些行动背后的原因" 时，你必须把他们拉回到正轨，这会导致你精神上的疲惫。你教练得越多，就越能轻松地放弃 "为什么" 这个问题。

- **反映，一种动机性访谈方式**：以动机性访谈方式建构反映（reflection），始终与客户保持合作、肯定客户的自主性、避免争论和对抗并激发客户改变谈话的可能性。

简单式反映：指重新表述客户所说的话，使用他们的关键词或稍作改动。

客户：我想再次开始嚼尼古丁口香糖，我必须这样做。

教练：再试一次对你来说很重要，你将再次尝试尼古丁口香糖。

重构式反映：对客户的陈述进行不同的定位，将其转向积极或有意义的角度。

客户：我已经多次尝试戒烟了，但我总是失败。

教练：面对失败的尝试，你的毅力很强。戒烟对你来说很重要。

双面式反映：使用双面式反映来理解与你刚刚听到他们说的 "他们是谁" 和 "他们想成为谁" 有关的 "差异信息"。

客户：我担心他们会离开我，但我是不会停止喝啤酒的。

教练：你说你的家人很重要，而你的过度饮酒行为正在把他们赶走。请帮助我理解这一点。

复合式反映：提供教练对客户可能的意思或他们持有的情绪的解释。

客户：不管我做什么，结果都没有区别。

教练：你很难过，也很沮丧，因为你所做的努力并没有得到回报。

放大式反映：夸大客户所说的，以使他们对提议的改变少些争论。

客户：是我的妻子想让我来这里的。

教练：她是你愿意学习糖尿病相关知识的唯一原因。

- **使用刻度化评分：** 刻度化评分（scaling）是想象一把心理标尺，用刻度 1 ～ 10 来评估你的内心准备度或动机强度，1 是最低，10 是最高。教练可以问客户：*"从 1 分 到 10 分，你在这个既定目标上的得分是多少？"* 你想要培养和鼓励客户与主题相关的个人分享和互动，让客户的想法成为所有会谈背后的主要驱动因素，即使改变的力量很弱。评分可以让客户清楚地知道自己所处的位置，并想象将标尺刻度向上提高几分需要做什么。它能够唤起客户做出改变的理由。

客户：我认为在 10 分中只有 3 分。

教练：好的。要让你从 3 分变到 5 分，你的生活中需要发生什么改变？

客户：我需要停止拖延，把闹钟提前 1 小时。

评分的好处在于，客户提出的想法比教练提出的任何建议都更有可能奏效。

评分可以使用在向前或向后的任何一个方向，但评分调整时不应该超过 2 个分值。

向后：你为什么选择的是 4 分而不是 2 分？

向前：对你来说，从 4 分到 6 分需要有什么改变？

在帮助客户评估他们的准备程度时，评分是有用的。以下是一些可以用评分表述的评估问题：

你的兴趣有多强？

你的动力有多少？

你需要投入多少精力？

你有多大的希望？

这对你有多重要？

你的承诺有多坚定？

你有多自信？

- **避免成为专家，抵制翻正反射**：每当教练或治疗师觉得有必要指导或解决问题时，他们无法抵制翻正反射，并容易退回到传统的健康教育或医疗模式。每当教练和治疗师扮演专家的角色、否认或否定客户的想法、把教练的议程放在客户面前、主导谈话、试图说服客户采取另一种方法或有另一个目标时，动机性访谈就会停滞不前。如果你很难放弃专家的角色，那么动机性访谈不适合你。动机性访谈教练和治疗师必须始终抵制将客户的意见、思考或对解决问题的多次尝试直接带入解决方案的冲动。

比较常见的阻抗陷阱有：问答陷阱、偏袒陷阱、专家陷阱、拉拉队陷阱、突袭陷阱、信息超载陷阱和行动计划过早陷阱。专家们发现他们总是会掉进这些陷阱，你可能一开始也会。这时你可以做一个优雅的转换，将对话调整回邀请客户主导大部分的谈话、肯定他们的选择（自主性）、评估改变的准备情况并倾听"改变性谈话"。

- **顺应阻抗**：作为一名教练，不要担心客户对改变的不情愿、抵触或矛盾心理。接受这种阻抗是完全自然的做法，有时我们都会这样做，但这不是一种病态现象。顺应阻抗（roll with resistance），不要与之正面交锋，否则你会强化它。当人们被顾问或医生等权威人士告知该做什么时，他们通常会筑起防御墙，以避免将要发生的互动。重要的是肯定他们的经历——他们的陈述不一定正确，但至少这是他们的生活经历，也是他们当前的理解和行为的基础。首要目标是建立信任和融洽的关系，这样个体就能感觉到自己被充分倾听和看到。

- **DARN**：为了进一步探索和建立客户的信心和激励因素的数量，教练对话可以继续询问客户对预期结果的*渴望*（*desire*）程度。他们觉得自己有*能力*（*abilities*）去追求它吗？他们*需要*（*need*）获得什么技能和能力？他们能想出多少做出改变的*理由*（*reasons*）？在教练会谈中，DARN是一个有用的缩写，你可以用这个缩写来提醒自己问一些探究性的问题。DARN建立得越多，改变行为或态度的可能性就越大。

渴望（Desires）—能力（Abilities）—需要（Needs）—理由（Reasons）

- **探索可能性**：当人们看到一系列的可能性时，他们更愿意做出改变，因为他们认为自己的自主性得到了支持，并且他们有选择的权利。当人们被锁定在一个狭隘的、令人沮丧的情境时，动机性访谈工作拓宽了视野，让客户看到了更大的可能性。花费时间以开放、好奇的方式去探索，这可能是他们与别人就这个问题进行的第一次令人耳目一新的、不带偏见的对话。你要探索客户知道的、听到的或者想知道的更多内容：

关于管理高血压，你都知道些什么？

你对你的医生推荐的计划有哪些了解？

你对开始锻炼有什么顾虑？

在照护心脏方面，了解哪些内容对你是最有帮助的？

在动机性访谈对话中，谈论一个决定的**利弊**是一种解放。保持势头继续下去。利用一切机会保持开放并建立融洽的关系。

想到要改变但仍不确定要去改变的人通常会开始权衡利弊。你有没有想过这一点？如果这对你有帮助的话，你现在愿意花点时间来考虑吗？你喜欢什么，不喜欢什么？它的优点和缺点是什么？

一些像你这样处境的人发现它对于_____很有用。你觉得你能做到哪些？在我们讨论的所有问题中，哪个想法对你来说最有意义？

- **探索差异：** 探索客户所希望的与客户当前行为之间的不同（差异）。差异是指所陈述的愿景和日常行动之间的差异。当客户似乎不愿意改变或至少没有表达任何改变的愿望时，就可以使用探索差异。例如，一位客户告诉你，他想先治疗每次吃乳制品就会产生流鼻涕和鼻塞的问题，所以他不得不取消下一次会谈，因为午餐吃的烤奶酪三明治和冰淇淋圣代让他几乎无法呼吸。我知道，这是一个有点愚蠢的例子。重点是，他们说的自己想做的事情和他们实际在做的事情之间存在差异。

对指出差异的良好的动机性访谈问题的探讨，应该在非评判性和非对抗性的前提下进行。让我们假设问题是酒精而不是奶酪或冰淇淋，这样一来，客户不仅错过了教练会谈，还错过了几天的工作和重要的家庭活动。探究差异的示例问题可能是这样：

如果你不是每天喝一瓶酒，你认为你的健康状况会有什么不同呢？

如果你不改变自己，继续像现在一样喝酒，你认为几年后你的生活会是什么样子？

- **共享信息：引出—提供—引出（elicit-provide-elicit）。** 共享信息是通过一种"引出—提供—引出（问—说—问）"的形式，在得到许可的情况下进行的：

你介意我分享自己的观点吗？

我能和你分享一些信息吗？

如果我告诉你我们（运动专家、科学家、研究人员）所知道的事情，你觉得可以吗？

犹豫接种疫苗的例子

在与医疗服务不足的处境不利人群进行了多次交谈后，我发现动机性访谈的温和融洽关系仍然是支持观点转变和开放接受接种疫苗的最佳选择。在此基础上，健康教练应该确定客户所处的变化阶段，不仅要应用适当的策略来支持客户在健康知识普及方面的进步和成长，还要确保这一策略与客户的文化、经济、社会和精神价值完全一致。

引出： 询问一个人对某一主题可能知道些什么，比如疫苗的作用机制，然后再请求允许分享，说：*"我可以为你提供更多关于疫苗作用机制的相关知识，你觉得可以吗？"* 而且要以简单的措辞进行说明。

提供： 以清晰、简洁的方式提供信息。

再次引出： 征求他们是否能向你复述你所分享的内容。比如，*"为了保证我解释得足够充分，你能把你听到的内容再复述一遍吗？"* 感谢他们的配合，并纠正他们可能有的误解。

健康教练要学会倾听客户所陈述的任何差异，这些差异可能就是客户开始出现变化的时机。客户之前的语气可能是坚定的，比如，"我不可能去接种这个疫苗！"当教练与客户之间有了足够的信任和融洽的来往关系，动机性访谈致力于转变客户观点，最终一个带有轻微转变或可能性的差异开始出现，比如，"我能明白为什么有些人想要接种疫苗，但它仍然不适合我。"

然后，健康教练的下一步是不要与客户就所谓的*维持性谈话*进行合作，而是要鼓励*改变性谈话*，比如其中夹杂着"也许我可以""我可能应该"或"我可能会考虑"之类的话。

分享信息后，请思考以下问题：

对于这个信息，你有什么想法？

基于这些想法，你能发现自己在做什么？

就尝试这一点而言，你最关心的是什么？

如果你在你生活的这一部分做出改变，会不会是一件好事呢？

你还想知道什么？

· **结束谈话**：表达信心并表示感谢。

我相信，如果你决定在你生活的这一部分做出改变，你会找到方法的。

你将如何努力，以取得成功？

你做出这种改变的 3 个最佳理由是什么？

如果用 1 ~ 10 分评分（1 为最低，10 为最高），做出这种改变有多重要？

实施意图

实施意图是一个模型，它是行为改变理论的一个分支，被称为习惯设计（habit design）。它由几位研究人员设计，他们在寻找更直接的方法来获得对期望行动的控制，一旦环境中适当位置的关键线索被触发，行动就会自动进行（Hagger & Luszczynska, 2014；Gollwitzer & Sheeran, 2006；Sheeran et al., 2005）。把它看作一个"当……时，就……"的过程。"当 X 发生时，我将执行 Y"或"如果 X 发生，我就执行 Y"。实施意图的承诺是：这些自动配对可以让你获得更健康的结果。

当我早上刷牙时，我会做 10 个俯卧撑。

当我关闭笔记本电脑时，我会冥想 5 分钟。

如果早上阳光明媚，我就骑自行车去上班。

如果楼道没有上锁，我就会走楼梯而不是坐电梯。

新的想法是，许多建立动机的技术会随着时间的推移而减弱。但如果你设计了一个具体简单的计划，通过在你周围的环境中放置一个有用的触发器，即提示（例如，把跑步鞋放在床边），那么你就会围绕触发器进行设计，以提高目标达成率。在詹姆斯·克利尔（James Clear）的《掌控习惯：如何养成好习惯并戒除坏习惯》（*Atomic Habits: An Easy & Proven Way to Build Good Habits & Break Bad Ones*）一书中，詹姆斯描述了一项英国研究的发现，与那些只是阅读了一些关于锻炼的励志文章，但没有计划何时何地锻炼的人相比，实施意图的锻炼者的目标达成率达到了 91%，而前者在目标实现方面的增幅与对照组大致相同（35% ~ 38%）。

科技行业将实施意图的各个方面广泛应用，以诱导人们对网上冲浪行为更有依附性。这种设计产生的效果是做出轻松、自动的行动。例如，斯坦福大学说服性技术实验室主任福格（Fogg）建议数字创业公司的程序员，如果他们试图塑造一个新习惯（比如让新访客更频繁地使用他们的应用程序），程序员仅仅使它容易操作是不够的，还需要创造强烈的动机。换句话说，就算操作很容易（比如点击一个横幅广告），如果激励力度不够强，人们也不会去点击。

与客户合作时，考虑他们想改变哪些习惯。讨论自主性如何能让养成新的健康习惯变得更容易，或者遵循福格的建议，思考怎样的激励措施会使客户更有可能养成新的行为习惯。福格建议，新的行动在开始的时候应该是非常小的，并且奖励应该是即时且持续的。一条自我祝贺的信息就是一个奖励的例子，在你刚起床时做一个一分钟的冥想，你就会得到这个相应的奖励。

你将使用什么模型或理论？

教练们通常会越来越喜欢一种模型或理论，因为它适合他们自己的个性或教练风格。你不再认为人们只是处于困境之中。想象一下，有一位客户说：

为什么要费心制订计划呢？没有什么事是我想要的。我的工作很无聊。我的朋友们都在生我的气，我也不知道是怎么回事。健身房里到处都是强壮的身体，我无法忍受与之比较。

当你听到有人这样说的时候，你就可以退一步，从理论的角度来看待它。你可以选择使用支持问责制和自我决定的理论。例如，成人发展理论（Adult Development Theory）告诉你，这个人处于早期反射性的不负责任的阶段（"救命！这一切都发生在我身上！"），也许他已经被困在那里一段时间了。这个理论提出了什么方法来支持他自我意识的成长呢？如果这个理论可以为你提供一个好的路线图，那在那一刻，它就是一个好的理论！

在帮助人们改变行为的过程中，教练必须采用多种方式工作：

- 帮助他们认识到他们的生活方式选择对其健康和寿命的影响
- 帮助他们实现"啊哈！"时刻——鲜明、生动地认识到新行为对他们健康的益处
- 帮助他们识别改变的障碍
- 帮助他们了解改变的好处
- 促进讨论，让他们能够提出"改变什么"和"如何改变"
- 帮助他们培养练习放弃旧习惯和建立新习惯的技能
- 强化使用新工具来实现改变是需要时间和实践的
- 帮助人们认识到自己对自己的决策和行为负责的必要性
- 帮助人们建立自我效能感、培养自我照顾技能，以有效地管理他们的目标
- 帮助客户确保他们的成长变化，并通过有效的问责方法跟进
- 支持并与他们一起庆祝积极的改变

和别人一起完成这些事情的美妙之处在于，你自己也得到了成长和改变。你会更多

地练习使用自我提升技能，因为你在教练别人这样做。

> 关于理论和模型的最后一句话……准备好迎接下一个理论或模型的出现。

我猜测下一个关于行为改变的主要理论或模型将来自神经科学、依恋理论和创伤知情护理的融合。助人领域的专业人员从事着有挑战性的工作，在如何帮助最受伤的人痊愈和向前迈进方面，他们正在迅速取得新的进展。

*学会停止破坏性的行为或摆脱不健康的习惯*可能是人类进化中最伟大的成就，这要归功于大脑皮层的前额叶，这是人类大脑中最发达的部分，它的"执行"功能具有更高水平的认知技能。这仅仅意味着我们进化出了正确的神经物质，并不意味着我们会在最需要它的时候使用它。我们从最近的神经生物学发现中了解到，我们的神经连接是由早期儿童发育和整个生命中的社会关系塑造的。根据依恋理论，如果一个人经历了来自照顾者的养育不足，不安全或不值得信任的环境条件，长期不良的饮食，缺乏关爱的触摸，情感、性或身体的创伤或虐待，那么可能会有终身的的心理和神经生物学伤害遗留问题需要处理（Cassidy & Shaver, 2008）。

缺乏安全依恋（主要是在婴儿与看护人的早期互动中）与更高风险的精神障碍，特别是人格障碍有关。当医护人员在与他们认为"难相处"或"抵抗"的患者打交道时，他们可能没有意识到依恋问题。这些患者可能正在与心理治疗师合作，以形成更健康的依恋关系，同时他们也在和健康教练合作，以采取更健康的习惯来改善慢性疾病。要深入探讨这个话题，请阅读加博尔·马特（Gabor Mate）博士的《饿鬼之境》(*In the Realm of Hungry Ghosts*)。他认为，行为和神经心理学问题的基础，如注意力缺陷障碍、对立、欺凌或成瘾，可能源于长期缺乏关爱和依恋。马特的生物—心理—社会—精神方法与整体的、综合的健康观点是一致的，它提供了一种方法来解决我们如何关心客户、联结关系和整合资源，以获得更好的健康和治疗效果。

好消息是，神经科学和行为健康研究的进展告诉我们，我们可以改善我们的大脑功能，并学习管理依恋或爱的关系中的早期缺陷。本章的目的是让你对支持教练技术的强大理论和模型有一个基本的了解，以便开始并维持行为改变、强化态度、成长型思维和健康的习惯。同时，请记住你在第 3 章学到的关于在适当时间推荐心理健康咨询师或初级保健医生的指导方针。

反思练习

有哪些策略和干预措施可以帮助人们从考虑做出改变转为真正实施它?

健康教练如何使用动机性访谈?

什么是改变性谈话? 你如何识别它? 如果教练听到了改变性谈话,他该怎么办?

假设你有一个客户,他从过去的经验中得出结论,认为他一定会再次失败。作为教练,你可以借鉴哪些理论来帮助你建立起一个积极的教练关系?

2
Part Two

第二部分
整合健康教练的准备

第6章

教练准备和首次会谈

完成本章后，你将能够：

- 确定开始教练前的主要准备工作。

- 描述第一次教练会谈的任务。

- 了解教练协议的基本组成部分。

- 描述如何与客户讨论签到方式、期望和协议。

- 在开始教练关系之前，阐述文化能力、敏感性、多元化、公平性和包容性的基本原则。

> *"您好，感谢致电健康教练，有什么能帮到您的？"*

恭喜你！电话响了，电子邮件来了，有人需要你的服务。有客户被推荐给你，或者刚刚发现了你的健康教练业务。一个支持性的健康教练联盟有可能即将开始，你们需要互相检查是否适合彼此，你是适合他的教练吗？他是适合你的客户吗？

本章第一部分的信息旨在让你在教练关系开始前做好准备。本章的后半部分为你提供了一份详细的任务清单，帮助你成功地完成第一次会谈。

首次会谈前

1. 提供关于你的教练实践的信息

如果你是一个个体创业者，你必须确定你想要介绍的关于你的教练实践是如何运作的信息，包括如何建立协议、协议内容是什么、你的收费标准是怎样的、是否需要预付一定的会谈费用，以及教练协议的其他内容。制定一份符合你的需求和利益的个性化教练协议是个好主意。这样，你就能确保你的教练会谈是一种愉快的实践。其中应包含所有关于你如何工作的信息、你的收费方式（要求提前支付一部分费用是个好主意），这样你就可以开始愉快、丰富的教练过程了。

如果你在健康管理公司、临床机构或数字在线平台进行教练，那么教练协议是由这些企业实体制定的。熟悉由你的工作场所决定的教练范围，了解你所期望的执业范围。它可能与本书中介绍的内容略有出入。

2. 撰写并练习你的"电梯演讲"，定义健康教练

这是一个简短的描述，说明什么是健康教练、健康教练是如何工作的、客户可以期待什么。这个介绍要足够短，简短到你可以在乘坐电梯时讲完整件事（大约30秒）。示例：

"教练是一种独特的对话过程和有效的方法，有助于自我意识的成长，帮助你认识到什么对你最重要，并确定你想要实现的目标。当你挖掘和发展自身的优势和资源时，教练会支持你的行动，帮助你对自己的选择和行动负责，跟踪你的进步，并实现你的目标。"

3. 考虑提供一次简短的免费会谈

你可以为初次接触的客户提供一个简短的（10 ~ 15 分钟）免费教练会谈。这让他们有机会体验你的风格，并谈论他们想要什么。你有机会向他们展示你的教练风格，你的风格可根据需要进行调整，并说明教练与典型的友好交谈或心理治疗有何不同。这也让你有机会"打破僵局"，并与客户建立个人的联系。

4. 开始文书工作、协议、评估

邀请客户在第一次教练会谈开始前，花点时间完成表格的填写，签署并交回协议（留一份复印件给客户），或者完成更正式的评估（如健康转盘）或人格特征评估（如 DISC 或 MBTI）。在本章中，有一份整合健康教练登记表、教练协议以及健康转盘。为方便起见，请把它们复印下来。在第一次真正的教练会谈开始之前，花点时间查看客户填写的表格。你将对客户自由分享的主题、挑战和背景因素有一个了解。

5. 确定合适的教练风格、节奏、能量

教练的风格指的是客户偏爱的沟通方式，尤其是在节奏、能量和自信方面。他们是想要一种温和的教练风格，还是希望他们的教练以一种对抗性的风格面对他们？他们是否希望在会谈间隔得到提醒和鼓励，或者他们在再次见到你之前宁愿独立工作？他们想要"步步为营"还是顺其自然？他们可能会喜欢一种你不适应的风格，在这种情况下，你们两个人可能不是最适合的教练关系。你完全可以坦率地承认这一点，这样可以节省客户的时间和费用，而且你也不会因为与和你的教练风格不一致的人合作而产生很多职业上的挫败感，或者你可以在这个阶段从客户那里收集足够的信息，以便你能够调整你的习惯风格并适应他们的偏好。我认识的一位大师级教练，在确定开始任何教练协议之前，就会向客户透露他的教练风格。下面是他使用的措辞，深入探讨了风格、节奏和自信的程度。

> *你以前接受过教练吗？如果有的话，你的经验是什么样的？*
>
> *你对自己想要怎样的教练有什么想法吗？*
>
> *我之所以问这些问题，是因为有些人喜欢得到很多的支持和安排，希望他们的教练经常与他们联系，甚至每天都要联系；另一些人则喜欢有足够的个人空间，只希望在指定的时间收到教练的通知，可能只是一封邮件或一条短信，来提醒他们完成约定的行动。*

你如何看待自己在这个教练过程中的角色？怎样做才能让你在面对问题和挑战时有策略地前进，同时又能给你恰到好处的压力或支持？

6. 提出一些"热身"问题

通过问一些一般性的"热身"问题来结束教练前的会谈。这样可以提醒客户，他们正在进行一种非常不同的对话风格：直接的、有目的的、非评判性的和赋能的。教练过程就是"做小的行动"和"问大的问题"。让客户从一开始就体验到这一点。

这里有一些问题可以帮助你打破僵局，使你们的关系更加个性化。

如果你有一个想在生活中实现的秘密愿望，但你又羞于分享，那个愿望会是什么呢？

你想给你的团体、工作伙伴、家人和朋友留下什么样的印象？

如果不把追求钱财作为目标，你想怎样度过你的余生呢？

为你的生活设想一个健康的愿景，考虑一下，你理想的未来是什么样的？

7. 已经准备好的（未完成的）健康教练计划

在为客户准备文件时，你需要把自己所用表单的复印件分享给你的客户，而这时候的计划是空的——上面只有你们第一次会谈的名称和日期。它实际上需要你和你的客户在进行第一次教练会谈时共同填写。

我喜欢教练关系的开始。这是一个激动人心的时刻，由此我们可以深入地了解一个人，可以谈论真正重要的事情。我很荣幸能够成为一名教练并开展有意义的对话。这真的是对自己和他人的一种深深的敬意，让我们都能在自我觉察和更高的意识层面成长。

日记，MJ

8. 综述相关的文化能力

当和与你有不同背景（文化、民族、种族、阶级、语言、性别、社会经济地位、神经多样性、健全或失能）的客户打交道时，要花时间做好准备。教练需要学习如何引领和尊重不同的立场和声音。对文化敏感的教练会考虑到不同参与者在谈论他们的健康和幸福时的各种角度。这需要的不仅仅是良好的意愿和谨慎的言辞。我们都需要走出自己的舒适区，解决社会中普遍存在的不公正和不公平问题，尤其是在医疗保健领域。当你不明白某件事时，请礼貌而真诚地询问，不要做任何假设。当你试图与他人建立真实的、支持性的联系时，人们通常会理解你。在培养文化敏感性和胜任力的过程中，教练们需要自觉或不自觉地直面自己内心的偏见、成见或评判他人的倾向。我们一直都在一起，致力于成为一名持续学习者，不断提高文化敏感性和能力技能，并成为多元化（diversity）、公平性（equity）和包容性（inclusion）的倡导者。

第一次教练会谈

理想情况下，在第一次教练会谈中应该进行以下活动，第一次教练会谈通常比随后的会谈时间长。一些教练喜欢在第一次会谈上花一个半小时的时间讨论，然后据此花半小时安排预约。另一些教练则希望提前支付前 3 次会谈的费用。有很多方法来经营你的教练事业。你可以与有经验的教练交谈，获取一些实用的建议。

让我们假设，在你们的第一次电话或电子邮件中，你们刚刚认识对方，但是许多最初的问题已经提出并得到了答复，现在你的客户愿意开始一段教练关系。接下来还有很多事情需要弄清楚！

首先，询问他们寻求教练的目的。

你想从教练会谈中获得什么？

你为什么决定来找教练？

一旦确定了聚焦的领域和目标，双方需要就目标实现的时间表达成一致。目前的时间安排其实是一种推测，因为你和你的客户还没有充分了解他们的能力、优势、劣势、动机或准备情况。有些合同为期 3 个月，有些则延长到 6 个月。有经验的教练会让人们和他们签订年度合同，尽管这种情况并不常见，但对教练来说，这可能会使他们的经济状况更稳定，因为这意味着减少营销教练服务，把更多的时间花在他们喜欢的事情上。预计目标实现的时间长度应该是灵活的，因为你们都不知道要花多长时间才能实现主要的长期目标，但在开始建构对话并初步形成计划方面有一个大致的时间段可供参考（3个月、6个月、12个月）。

在开展第一次漫长的教练会谈时推荐你使用以下步骤。你有可能会也可能不会完成所有的步骤，而且客户也不一定按照这个顺序来推进，这都取决于教练对话的后续发展情况。

1. 探讨健康愿景或生活愿景

健康教练邀请客户创造一个健康愿景，该愿景作为一种激励来鼓励他们走向更理想的未来，这已经成为一种惯例。我发现对许多人来说，"健康愿景"（wellness vision）这个词是无法具体描述和呈现的，但当我引导他们谈论他们生活中真正重要的事情，以及他们喜爱的事物时，他们就会描述出一个更清晰的画面。通过一些启发性问题和深入地倾听，客户能够创造一个被我们称为"他们的生活愿景"（their life vision）的陈述。

在与客户交谈之前，你可以自己先尝试一下。生活愿景是一种令人信服的生活理由，有些生活愿景比目标更持续，它给我们提供了一个强有力的且充实的生活目标。你的生活愿景是你创造的一幅画面，描绘着你想成为的人和你渴望的生活。在规划你的生活愿景时，要考虑什么能给你带来快乐和满足，给你的生活带来意义，并超越那些能提供即时满足的快乐（关于幸福的享乐主义和现实主义以及人生目标的描述，请参见第 13 章）。

教育学博士帕特里克·威廉姆斯是生活教练领域的创新者和作者，也是生活教练协会（Institute of Life Coaching）的创始人，他建议在以下情况下进行生活目标教练会谈：

– 当健康目标失去意义时。

– 当客户感到不知所措，怀疑一切是否值得努力时。

– 当生活发生转变，突如其来的危机或压力影响判断时。

（以下信息由威廉姆斯博士在 2007 年美国国家健康会议上提出，并经他同意转载于此。其中一些材料改编自威廉姆斯和梅内德斯 [Menendez] 撰写的教科书）

热身

在你与客户合作实现生活愿景或目标之前，你将从设计自己的愿景中受益。

步骤 1：列出 10 项喜好清单。列出你喜欢做或一直在做的，排名前十的事情。说出几件一直以来都是你生活一部分的事情。例如与志同道合的人交往、你的信仰或精神、你在工作中的创造力、你发自内心的交流、你在压力下采取行动的能力。

步骤 2：背景识别。识别背景或环境的特征，以支持你在步骤 1 中列出的清单。列出能帮你或陪伴你完成这 10 件事的人的品质。在一张空白纸上画一系列同心圆，在中心圆上写上"我"。每个圆圈代表一群对你很重要的人。把那些与你最亲近、对你生活影响最大的人的名字写在你旁边的圆圈里。然后继续向外画圈：家人、朋友、同事、专业团体、社群等。在每个圆圈里写上几个词来描述这个群体必备的品质，而且这些品质以你需要和希望的方式支持你。然后找出对你来说至关重要的其他资源：平静、在大自然中的时间、其他有创造力的人等。问问你自己："为了让我处于最佳状态，我想生活的这个世界的基本特征是什么？"

步骤 3：使用你在步骤 2 中写下的词语，写 1 ～ 2 个句子来表达你对你想生活的世界的愿景。这对你来说是阻抗最小的路径，你可以在其中蓬勃发展，并通过目标明确的行动为自己创造一个世界。将你的愿景具体化。例如，"我的愿景是，世界上所有的人都可以选择自己的生活方式——以一种对他们来说重要的方式生活。"这一愿景表明了这样一个事实：选择对于你来说是必不可少的。

步骤 4：列出你生活中的十几个或更多的例子，以此证明你的行动是有目的性的。你有一种直觉，认为自己生活的目的与你存在于这个世界上的确切原因是一致的。你在与世界产生共鸣。

步骤 5：简要地写出每一个例子。什么对你的"目标感"至关重要？这段经历有哪些地方是令人满意的？这对你来说有什么价值？

步骤 6：标记关键词和短语。一旦你写完你的描述，就把每段经历中的关键词标记出来。将所有标记的关键词抄到另一页上。检查它们以确定它们之间的共性和主题。你将使用这些词和短语来建构你的目标陈述。

步骤 7：使用这些关键词和短语，写 2 ～ 4 句关于你生活目标的简短陈述。

步骤 8：检查你的目标。它是否会吸引你并带给你能量，像风吹着帆一样？它是否会帮助你明确自己的人生目标以及想清自己想成为什么样的人？你是否有强烈的愿望去实现它？如果以上几点都是肯定的，那么你的精力和兴趣就会自然而然地吸引你去实现它。

与客户一起进行生活目标练习

第1步：询问他们是否愿意接受教练，这将帮助他们达成一个令人向往的生活目标，并将有助于他们聚焦其他的目标和行为。

第2步：询问他们目前是否有生活愿景，并帮助他们把它写下来。如果没有，就先完成我们之前的练习，然后继续下面的步骤。如果他们确实有生活目标或愿景，把它写下来并继续进行第3步。

第3步：当前的生活状况。让他们总结一下与这个生活目标相关的目前的生活状态。告诉他们：不要灰心，不要评判，只要做一个好的见证者即可。

第4步：为了实现他们的生活目标，他们需要关注要改变的事情。为了实现你的生活愿景，你需要改变什么？重点领域：按照优先顺序列出5个领域，并把它们作为自己准备改变的目标。这个清单可以包括生活方式的改善。这可能需要一些你之前学过的教练技巧（提出要求，重构，视角转换）。

第5步：从上面的5个领域中选择1个领域。可以是任何理由——最方便、最简单、最令人信服等。

第6步：请客户确定重点领域背后的巨大愿望。他们想要什么？他们希望它是什么样的？

第7步：请客户确定他们目前的情况与这个愿望之间的距离。他们认为自己目前在生活的这个方面处于什么位置？尽量具体一些，尽可能地列出描述他们现状的所有内容。

第8步：寻找途径。他们需要做什么？需要生活中有什么改变才能实现他们对这一领域的愿望？具体说明这些变化。

第9步：询问承诺的过程。他们承诺要做什么？创建现实的和可实现的行动步骤，使他们朝着选定领域的预期结果前进。

第10步：选择让事情开始的第一步。

第11步：询问挑战。他们面对的是什么？他们认为有什么障碍会阻止他们前进？

第12步：询问策略。他们克服这些障碍的方法是什么？例如，当有截止日期时，我会让我的会谈更简短，但不会跳过它们。

第13步：询问支持资源。谁能与他们分享这段旅程？谁能在实现这一愿景的旅程中支持他们？

经验丰富的教练鲍比·伯德特（Bobbie Burdett）一直在为吉姆·施特罗埃克尔（Jim Strohecker）的组织"健康世界在线"（Health World Online）培训教练，该组织拥有健康清单认证（Wellness Inventory Certification）的权力。这是一个由施特罗埃克尔开发的培训系统，基于健康作家、医学博士约翰·特拉维斯的工作。伯德特有教练实践业务，也提供几个级别的教练培训。根据伯德特的说法，如果你的客户在教练关系中受阻，你们可能需要回顾客户的生活目标。

鲍比·伯德特一直以来都是我最喜欢的教练之一，他在吉姆·施特罗埃克尔的优秀组织——"健康清单认证项目"中任教。伯德特告诉我："在寻找生活目标时，我们的头脑中会充满了相互冲突的欲望和模糊的行为。左右摇摆是相当普遍的，而教练可以帮助人们驾驭这些思维摇摆。当确定为了完成改变需要注意哪些领域时，客户通常会摇摆不定，这种'摇摆'或混乱的思想通常会在第 4 步或第 5 步中出现。此时，一个简单的过程练习可能会有帮助。告诉他们可以暂停，保持这个过程，放松呼吸，让我们通过更多的探索来重塑障碍。"

体验感受： 让客户注意到，当你读出不追求生活目标的代价时，他们的身体会发生什么变化。不要直接问"你有什么感觉？"当人们听到这句话时，他们总是会开始思考，并试图做出解释。相反，把他们的能量引导到感受上。在你的身体里你感受到了什么？

围绕他们感受到的东西进行讨论，创造开放、宽广的空间和可能性。努力进行创造性的对话，承认客户真实的价值和愿望。

伯德特提供了一些有帮助的问题：

- 这与你的生活愿景契合吗？

- 它会是什么样子的？

- 这里有什么是值得你探索的？

- 还有什么可能性呢？

- 你还能怎么处理这个问题呢？

- 你怎么能让它变得更有趣呢？

- 你需要什么支持来实现它？

- 你从中吸取了什么教训？你的收获是什么？

- 如果你能把过去一笔勾销，你会做什么？

- 如果你有完全的选择自由，你会做什么？

– 你可以做哪些选择？

– 你怎么知道你已经做到了？

– 5 年后你会怎么看待这个问题？

– 你需要制订什么样的计划？

– 这将带你通往何方？

– 你认为你如何能找到更多关于它的信息？

– 你想从这里走向何方？

– 你什么时候会这么做？

2. 共同制订首次教练计划

首次教练计划重点关注客户在他们的登记表、健康转盘或在你们之前的任何对话中提到的感兴趣的领域。该计划只是一个开始，它可能会随着教练关系的发展而改变。这些内容可以被列为目标或重点领域。首次教练计划应该包括评估他们已确定要开始的行动的准备程度，以及列出他们将为每个重点领域采取的各种行动的清单。对他们来说，确定自己的盟友和社会支持体系也很重要。请客户描述他们将如何负责，如何跟进自己的进展。请他们描述每个领域的成功是什么样的，期望的结果是什么。最后，列出完成每项行动的日期。

总之，教练计划包含：

- 目标或重点领域
- 准备情况
- 每个重点领域的行动步骤
- 社会支持和盟友
- 问责制
- 跟踪进展
- 成功的结果
- 预计完成日期
- 如果创建了生活愿景或健康愿景，可以将其置于计划首位

这份共同创建的首次教练计划由教练和客户共同起草。该计划根据目标和重点领域

的紧迫性、重要性和客户的相关优势来确定优先次序。**紧迫性**是指我们有多么迫不及待地想要立即完成某件事。**重要性**是指那些有意义且对我们非常重要，但不一定需要立即采取行动的事。**优势**提醒客户注意他们的内在资源，这些资源将在这个过程中帮助他们。该计划还包括**问责制**、**跟踪**方法和衡量进展的**时间表**。同时该计划也需要简短的文字来描述最终的**结果，**该结果描述了成功是什么样子的。在本书后文中，你将有机会更新这个首次教练计划，将更新的数据填写到**目标和行动计划工作表**上，这一步骤会在之后的目标设定章节中介绍。随着时间的推移，目标和行动步骤发生变化并需要修改是很正常的。

例如，客户莉齐和她的教练讨论了一个营养和饮食方面的问题。她想改善整体的营养状况，并拥有一种更健康的饮食习惯，少吃快餐，以及采用更轻松的饮食方式。她也意识到自己每天喝水不足。她的支持系统包括她的先生和上大学的孩子，他们的参与是为了让莉齐变得更好。她提出了一些行动计划：①吃更多的蔬菜和水果；②学习正念和饮食方式相关的知识；③每天饮用 8 杯水来改善代谢。所有的行动都在接下来的 3 个月内分阶段进行。你将如何为莉齐填写一份教练计划？

关键点

首次教练计划是建立在关于梦想、目标、抱负、重点领域和对更美好未来的愿景的开放对话之上的。这些信息会在一个更正式、更精确、更面向行动的目标和行动计划工作表中得到修改和完善。在教练过程中，目标和行动步骤会有所改变——这很正常，可以让你知道你和客户是灵活的，并在你行动的过程中运用自己的洞察力。

首次教练计划

姓　　　名: _____　　　日　　期: _____

重 点 领 域: _____

整体健康愿景 _____

目　　标#1 _____

紧 迫 性　高　中　低

重　要　性 _____

优　　　势 _____

社会支持和盟友 _____

步骤编号	行动步骤	问责制和跟踪	截止日期	结果
1				
2				
3				

目　　标#2 _____

紧 迫 性　高　中　低

重　要　性 _____

优　　　势 _____

社会支持和盟友 _____

步骤编号	行动步骤	问责制和跟踪	截止日期	结果
1				
2				
3				

目　　　标#3 _____

紧　迫　性　　高　　中　　低

重　　要　　性 _____

优　　　　势 _____

社会支持和盟友 _____

步骤编号	行动步骤	问责制和跟踪	截止日期	结果
1				
2				
3				

3. 一起完成健康转盘

当你要完成一个"健康转盘"时，你有很多选择。有些教练喜欢在第一次会谈前把它发给客户，这样客户来的时候就会对健康的各个维度有所了解，并可以对每个方面的满意和不满意程度进行衡量。健康转盘可以是一个很好的开场白（图 6-1）。

其他时候，你的客户非常清楚他们想要的教练内容，你可以立刻投入教练计划中。然后你将在未来的会谈中完成健康转盘。我强烈建议让客户在教练关系的某个时间段完成它，因为它是一个了不起的工具，可以给你们提供一个客观的图形来显示主观经验。当客户在某个领域的目标已经实现，急着想要转向另一个领域的时候，你也可以参考它。

> 说明：在附录 D 中填写此健康转盘或其他任一健康转盘，在 1～10 的基础上对每个区域的满意度水平打分（1 是最低满意度，位于最接近中心的位置；10 是最高满意度，位于外圈）。之后，画一条曲线连接所有的标记，创建一个新的内圈以显示你在整体上的功能。

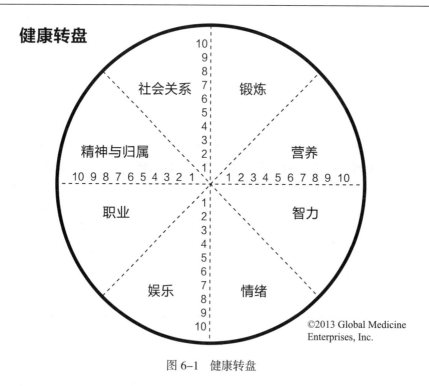

©2013 Global Medicine
Enterprises, Inc.

图 6-1　健康转盘

- 连线成功后，你的转盘看起来
  是什么样的？
- 它是否相当平衡，或者如果你
  要调整它，它会不会出现摇摆、

- 失衡？
- 你对哪些方面感到满意？
- 你希望提升哪些方面？
- 你现在最需要关注的是什么？

4. 共同制定会谈的议程

教练议程是你当天的主题，它通常是由客户设定的，在此之前教练会询问：*你今天想聚焦于什么？在会谈结束时，你希望有什么收获？* 客户必须有自己的议程安排，当改变发生时，教练计划的可见性是很有帮助的，因为教练会给出提示，帮助客户保持在他们最初陈述的重点领域和目标的轨道上。通常我会将这个计划的图表放置在客户面前，或在视频会谈中让他看到。

客户来找教练，通常是因为他们无法完成自己想要做的事情，并最终发现自己需要一些帮助。当然如果他们能自己做到，他们肯定会去做。所以，他们找教练的行为通常是对这件事有一种紧迫感：他们厌倦了等待。他们感到沮丧，因为他们还没有成功。他们感到非常有必要现在就采取行动。当然，也有例外。有时你会遇到一个客户表示"我不确定我的目的是什么"或者"我不知道我应该做什么"。在这些情况下，你需要确定你的客户是否适合进行教练会谈，如果他们真的处于生存困境中，心理治疗可能是一个更好的选择。一些客户可能同时进行着心理治疗和教练会谈。如果客户公开透露他们正在看心理治疗师，则询问客户是否可以给他一份教练进展报告，让他带去给他的治疗师。不要询问客户是否正在接受治疗，那是对隐私的侵犯。如果他们主动告诉你他们正在接受治疗，那么这是他们的选择。

5. 建立保密性

为强有力的对话创造一个安全的环境是必需的。教练必须要建立起信任感，并在任何时候都保守秘密。无论客户在教练关系中与你分享的是什么，它应该只到你为止，永远不要向除客户以外的任何人透露。大多数教练关系的合同期是 3 个月或 6 个月。在这段时间以及之后的所有时间里，客户告诉你的任何具体信息都不应该透露给其他人。即使客户正在被起诉或正在经历离婚，法院想要传唤查看你的私人教练笔记，你也要找自己的律师，并坚守客户权益。只有在危害个人安全（精神或身体虐待、性创伤、性骚扰、强奸）或危及儿童的情况下，你才有法律义务泄露客户私下告诉你的事情。如果一位客户告诉你他正在伤害别人或自己，那么你需要联系他的医疗保健提供者、社会服务机构或你所在地区的紧急精神科护理机构。

6. 设定问责制准则

问责制是教练关系的核心支柱，它让客户在生活中转向采取负责任的态度，克服迄今为止阻碍进展的各种借口和理由。当你知道如何对自己的情况负责时（即使是那些近乎崩溃的边缘），你就获得了一种强有力的个人力量。

人类潜能运动（Human Potential Movement）中的一些早期创新者和教师，如著有《人类元素》（*The Human Element*）的威尔·舒茨（Will Schutz）最大化责任的概念，宣称："我们应该对生活中发生在我们身上的所有事情负责。"这可能是一个强有力的观点，但我很确定我不完全认同。我也不相信，当海啸袭击马来西亚的海岸时，一个站在海滩上的小孩应该对他所经历的死亡和破坏"负责"。也许在某种神秘的因果报应层面上，这样的看法有合理性，但即使是这样，也有点"灵魂谴责"的意味，这并不适合教练关系。

以下是在与客户签订问责制合同时需要遵守的基本准则：

客户不对教练负责。客户对自己负责。尽管你总是会听到客户说他们选择教练是为了"*有人会对我负责!*"客户不对你负责的原因（除了坚持教练协议的条款）是，当教练关系结束时，你就不在那里了。如果他们只对你负责，你离开后会发生什么？问责制会消失吗？最好是让他们自己学会接受对自己的行为负责。对客户来说，这是一个学习的机会，让他们感受完全对自己负责的感觉。他们接受当时所能承担的最大限度的责任。

在决定他们想要*如何*负责时，你可能需要与他们进行头脑风暴，或者等到他们进入准备阶段，而不是在前意向阶段或意向阶段。在准备过程中，他们可以决定他们希望采取的最佳行动方案，并有一个更清晰的时间表。

就这一层次的问责制达成协议。要具体：

问：你想对哪些问题或行动负责?

问：你希望如何对此负责?

问：我要怎样帮助你对自己负责呢?

7. 发起"不会让人失望"的讨论

由于客户有责任对自己负责，他们需要知道，他们所做的一切都是为了他们自己的目的，基于自己的价值观，并符合自己的想法。他们是否能朝着目标取得进步，完全取决于他们自己。就教练联盟而言，客户不能让任何人失望，除了他们自己。

"听说你没有做这件事，我真的很遗憾。"

"我以为你会做到，真令人失望。"

这种话在教练关系中是不该出现的。

同样，教练因客户采取的积极措施而过于欣喜也是不合适的。就比如：

"我真不敢相信你竟然做到了，我之前还很担心。"

"我很高兴你做到了！我为你感到骄傲！"

"我真想在你的额头上贴一颗金星作为奖励！"

这两种说法都把注意力放在教练身上，而不是客户身上。更重要的是，像这样的评论暗示了亲子关系或师生关系，*我给你打分或者拍拍你的头奖励你*。尽量使你的回答保持中立，你从客户那里听到的一切都是有用的信息：犹豫、恐惧、挫折、不一致和喜悦，这些都是反复的，就像它们在你自己的生活中一样。你要提供给客户的形象是一个可靠的见证人和深思熟虑的战略家，以使他们对自己的经历有更清晰、更深刻的认识和更少的曲解。你提供的是一种诚实、直接、全面和以行动为导向的教练风格，并在力所能及的范围内尽可能少地做出主观价值判断。

下面的反思问题更有用，因为它们允许客户保持在他们自己的内部变化过程中：

- *你迈出第一步的时候，内心活动是什么？*
- *为了做出这一举动，你调动了哪些优势或价值？*
- *在你上次的经历中，哪些经验或见解可能对你有帮助？*
- *下次处理问题时，这种新的理解将如何帮助你？*
- *什么最可能满足你的需求？什么最能反映你的价值观？*

这类问题激发了客户更深层次的自我探究，让他们在自我意识和自我学习中成长。他们可以拥有改变的过程，因为你帮助他们揭示了这样一个事实：他们正在改变内心的状态，以放弃旧的模式并改变方向。

8. 再次确认教练协议

这一步在第一次教练会谈中并不总是必要的。我把它加进来，是因为有时在第一次接触和第一次会谈之间有一段相当长的时间间隔，教练协议的内容需要复习一下。有些教练会在第一次教练会谈之前进行长时间的电话会谈，以建立教练协议。还有一些教练喜欢签订一个临时协议，其中包括费用、责任和角色，但他们都会在第一次会谈时完善和明确教练协议的内容。

即使在教练开始之前就已经达成了教练协议，首次会谈也可以根据需要完善和修改教练协议。

需要确定：

- 主要目标是什么？（如果可能的话，建议一次着眼于实现一个目标）
- 你们多久见一次面？（每周、每两周、每月）
- 每次教练会谈计划的时长是多少？
- 谁联系谁？用什么流程？
- 你将采用什么类型的教练风格？（自信的、悠闲的还是其他风格）
- 客户在教练会谈中的期望是什么？
- 教练的角色和职责是什么？
- 客户的角色和职责是什么？
- 你们如何相互督促？（短信、电子邮件、电话）
- 价格和付款安排。

我认识的几位教练提供 3 个月和 6 个月的教练协议，第一次会谈是当面进行的，其余的则通过电话或电脑视频进行。他们告诉我，大多数客户倾向于签 3 个月的合同，但当他们意识到他们需要更多的时间来做出重大改变时，他们通常会决定再续签 3 个月的合同。在你考虑其他需求和角色的同时，教练也会提供最适合你的生活的方式。许多教练是兼职工作，或者在全职工作的同时逐渐积累他们的实践。

其他有用的问题:

- 今天你来这里的原因是什么?
- 你希望从这个教练联盟（或本次教练会谈）中获得什么?
- 你对哪方面的教练感兴趣?
- 让我们为你其余的会谈设定日期和时间。你喜欢如何跟踪它们的进展?

- 如果你不能参加会谈,我想要以这样的方式通知你。（无论你是否来参加会谈,你仍然要支付3个月的费用。这样,你就会有更多的动力来履行合同。）

9. 就会谈之间的签到达成协议

- 你希望我们如何确认签到?
- 你希望我联系你的首选方式是什么?
- （电话: 工作电话还是家庭电话、一天中的什么时间）
- （电子邮件: 发送时间、发送频率）

- 你希望如何与我联系并检查你的进展和目标?
- 我希望我们能就你对教练的期望以及我们要遵守的条款达成一份书面协议。你同意吗?

10. 明确了解教练的特殊性

教练以迄今为止很少有人能够做到的方式关注客户。他们帮助客户在深层次上处理信息,扩大客户对自己如何体验想法和感受、自己的习惯和关注点的认识。他们帮助客户从新的角度看待他们惯用的观点,并探究他们是如何做出决定的。

教练不应该做什么：	教练应有的样子：
• 分享不相关或不利的信息	• 有教养的
• 遵循教练自己的观点或议程	• 专注的
• 未能识别或处理起反作用的行为	• 以客户为中心的
• 以一种以自我为中心的方式行事，过于努力或没有完全专注于当下	• 所有言语和非言语的沟通都很清晰
• 不恰当地打断发言	• 恰当适宜的
• 太啰唆，占用太多的"空间"，让会谈更侧重于教练	• 诚实可信的
• 以不真实、冒犯、粗俗、不协调或破坏性的方式进行交流	

11. 讨论家庭作业的选择

你的客户需要做一些活动或练习来帮助他们巩固所需的新信息或练习一些新技能，使他们能够朝着自己的目标前进。一些教练称这种活动为"*家庭作业*"（*homework*）。有些人则避免使用这个词，因为对很多人来说它有一种沉闷的含义。你需要和客户就这些工作做一些创造性的思考，发现并使用一个你觉得舒服、对你的客户有用的术语。

> 通常情况下，如果你愿意在下一次会谈之前做一些家庭作业，你就能够在目标上取得良好的进展。我想建议你为下一次会谈完成一些任务（建议一些简短的、可行的家庭作业）。你愿意这样做吗？

> 你曾提到你愿意在教练会谈之间做一些家庭作业。你能想到一些可以帮助你在这个目标上保持进展的活动吗？

家庭作业的例子可以包括：

- 完成生命转盘或健康转盘。
- 在你的附近找到 3 家健身房或健身工作室。
- 向一位朋友寻求对某些任务的支持。
- 在互联网上调查一个话题。
- 采访一位已经达成目标的专家。
- 探索与目标相一致的本地俱乐部或社群。

教练协议和免责声明

我，_____，客户，理解并同意以下声明：

考虑到我接受了来自_____，健康教练的健康教练服务，客户在此豁免、免除并解除我的其他教练和教练的培训计划，以及机构内的官员、代理人、独立承包商、员工、代表、执行人和所有其他人对我在参加教练的任何活动中受到的伤害或损害的相关责任和义务。

客户理解_____（我的健康教练）既不是心理专家，也不是医学专家。教练的目标是建立一个支持性的关系，在其中我可以实现我自己的既定目标，并成为独立于教练的个体。

关系的性质：

我的教练在整合健康教练、目标设定、价值澄清、健康生活方式信息和激励技术方面都有相关专业背景和专长。客户，_____（姓名首字母），已被告知，教练关系不能被认为或解释为心理咨询或任何类型的治疗。客户，_____，也已经知道，教练的结果不能完全保证。我在进入教练关系时理解我要对自己的结果负责。客户也同意教练对任何直接或间接导致的不利情况或由教练提供的具体的转介或建议造成的行动或结果不负任何责任。

角色和职责：

教练：根据循证方法提供教练过程和结构，按照专业教练标准和 NBHWC 道德准则进行实践，并遵守以下保密协议。教练不会下诊断或开处方，也不会提供未经请求的建议。

客户：在教练会谈中诚实而直接地做出回应，让教练知道节奏是否正确，或者我是否对某些话题感到不适，对我商定的行动和选择负责。客户自己决定他们的愿景、目标和行动步骤。客户按照教练的计划积极地参与尝试新的行为。

会谈日期和时间：

会谈的日期和时间将被商定和安排在＿＿＿＿＿＿＿＿（一个特定的日期和时间），每＿＿＿月或每＿＿＿周重复一次。如有任何更改，必须通过电话进行通知，并至少提前 24 小时通过传真或电子邮件（＿＿＿＿＿＿＿＿）确认。

会谈选项和费用：

＿30＿分钟＿＿＿＿元 / 月或＿60＿分钟＿＿＿元 / 月。

在教练关系开始时，将一次性收取＿＿＿元。收费基于每月 3 次会谈 / 每年 36 次会谈。

联络程序：

教练会在预定的日期和时间按预留的号码打电话给客户。教练将负责所有与电话相关的费用。时长将从电话拨通时开始计算，而且教练等待客户接听的这段时间也被计算在内。

教练协议的期限及终止：

本协议为期＿＿＿个月，经双方同意，可在最初的＿＿＿个月后逐月延长。如果客户或教练在最初 90 天期限内没有取得足够的进展或合作，任何一方均可取消本协议，除了全额支付到目前为止的费用外，无须额外补偿。取消协议必须以书面形式提出申请，并可通过传真或电子邮件发送。如果取消协议时有欠款，应全数支付。

保密协议：

教练认识到他们可能会在常规会谈或额外会谈期间，传递某些机密信息。在任何时候，教练都不会直接或间接地利用这些信息获益，也不会在未经客户批准的情况下向任何人透露这些信息（不包括透露非法或不道德的活动）。客户承认教练遵守职业道德准则，该准则确保我的参与和我们讨论的内容是保密的。然而，在下列情况下，我的教练可能必须与他人共享某些信息。客户通过签署本协议，授权教练在以下情况下可以与他人共享信息：当有明确迹象表明有人可能受到伤害，或本人、他人的健康和安全受到严重威胁时。

免责和豁免：

客户同意使用本健康教练服务的任一或所有部分，风险完全由本人自行承担。健康教练服务是"按现状"提供的，不含任何明示或暗示的保证，包括但不限于对整个教练关系提供的信息服务、不间断访问或产品和服务的任何保证。客户理解教练可能涉及价值观、内在优势、动机、健身、营养、体重管理、压力管理、情绪控制、生活愿景、全面预防和健康风险管理等方面的讨论。这些服务可以由客户自由选择要求或拒绝。客户可随时终止或根据需要重新开始教练。

健康教练服务并不能代替心理健康问题的咨询或治疗。健康教练是收集个性化信息的好方法，我可以根据这些信息自己做出决定。

客户在此进一步承认，客户已接受了体检并且得到了医生的许可，如果客户在未经医生批准的情况下参与活动或使用设备和机械，应承担这种参与和活动造成伤害或死亡的所有责任和风险。

客户已阅读并理解上述所有内容，接受上述责任免除协议以及本协议和免责声明相关的条款。

客户签名_____　　日期_____

教练签名_____　　日期_____

客户预登记简表

姓名	
开始日期	
联系信息	
地址	
首选联系方法	
初始目标	
工作状况	
婚姻状况	
子女 / 姓名 / 年龄	
个人特质	
先前的教练经历	
重要或显著的优势	

整合健康教练登记表

感谢你为你的整合健康教练填写这张登记表。你提供的信息将被严格保密，符合 HIPAA 和职业道德准则。你所分享的相关信息，对你的教练计划是有效且有用的。请知悉，你可以根据自己的喜好选择填写此表格。在教练过程中，你一直都是有选择权的。

客户

姓名：_____ 电话：_____ 手机：_____

邮箱：_____ 首选联系方式：□ 电话 □ 邮箱 □ 短信

是否允许在上述电话上留言：□ 是 □ 否

出生日期：_____ 年龄：_____ 性别：_____ 民族：_____

请圈出最符合你的答案：

受教育年限：0 ～ 11 年 12 年（高中毕业生） 13 ～ 15 年

16 年（大学毕业生） 大于 16 年

婚姻状况：□ 单身 □ 同居 □ 已婚 □ 分居 □ 离婚 □ 丧偶

是否有子女：□ 是 □ 否 如果是，请列出姓名和年龄 _____

家里是否有其他人同住？ □ 是 □ 否 如果是，请列出对方的身份 _____

请注明住在你家里的其他人：

就业情况：工作单位_____ □ 失业 □ 失能 □ 退休

特殊技能或证书：_____

总体健康状况

家庭医生：_____

医保类型：_____

过敏源：_____

药物使用（圈选）：用于维持健康状况，用于振奋情绪，用于放松，用于助眠

生理指标：

身高：_____ 体重：_____ BMI：_____ 血压：_____ 血糖：_____

胆固醇总量：_____ 高密度脂蛋白：_____ 低密度脂蛋白：_____ 甘油三酯：_____

对当前健康状况的自我评价：□ 极好 □ 很好 □ 一般 □ 需要改善

健康状况（选填）：

你现在是否吸烟或使用烟草？ ☐ 是 ☐ 否 如果是，请列出每天的吸烟量 _____

_____

你通常每周有多少天饮酒？ _____

你通常每次的饮酒量是多少？ _____

请写下任何与你的身体健康有关的重要事项。

_____

请写下任何与你的心理健康有关的重要事项。在吸烟和饮酒方面，你希望得到支持吗？

_____

心理—情绪健康自我评估

在过去的两周里， 你是否经常遇到以下情况？	从来没有	少数几天	超过一半的日子	几乎每天
对做任何事情都没什么兴趣				
觉得沮丧、压抑或无助				
难以入睡或睡眠过多				
感到疲倦或没有精力				
食欲不振或暴饮暴食				
自我感觉差，觉得自己是个失败者，或让 自己和家人失望				
无法集中精力阅读或看节目				

续表

在过去的两周里， 你是否经常遇到以下情况？	从来没有	少数几天	超过一半的日子	几乎每天
其他人注意到你行动迟缓或说话慢；或者是相反的情况——你变得焦躁不安，四处走动的次数比平时多得多				
你觉得自己死了会更好，或者你想以某种方式伤害自己				
有以某种方式伤害别人的想法				

教练准备

是什么促使你参与本次健康教练呢？

_____

请写下任何对你的教练了解你的心理或身体健康很重要的信息。

_____

用 0 ~ 10 分来评价，你的压力水平为____分（0= 没有压力；10= 可能的最大压力），你现在最大的压力源是什么？

_____

你目前采取什么措施来应对压力？

_____

写下你认为自己最大的 3 点优势：

_____   _____   _____

你目前的健康状况如何影响你的生活愿景和目标？

_____

你对理想未来的愿景是什么?

_____

你认为需要放弃、简化、改变什么习惯、行为或想法,才能做出持久的改变?

_____

在过去,你是如何激励自己去实现具有挑战性的目标的?

_____

你最近一次对自己的健康和幸福感到乐观是什么时候?

_____

你娱乐和放松的方式是什么? 你最近一次娱乐和放松是在什么时候?

_____

你还想让你的健康教练了解你什么?

_____

健康问题	不感兴趣	考虑一下	计划从 本月开始	最近刚开始	已持续 6 个月
坚持身体锻炼					
吃得更健康					
保持健康的体重					
利用初级医疗资源进行 全面体检					
保持健康的生活方式					
远离烟草					

反思练习

你准备好开始教练会谈了吗？

你希望针对哪些方面开展教练？

在过去，你曾经努力实现过什么目标？如果你在追求目标时和一个能够完全支持你并且有能力的教练合作，那会是什么感觉？

你希望教练在哪些方面给予帮助？

你有过和不同背景的人一起工作的经历吗？你想怎样处理事情？你可以使用哪些资源？

当客户不接受他人的多样性时，你将如何处理这种情况？

为了发展和应用你对多样性的承诺，你会做出哪些努力或接受哪些培训？

在这个多元化的世界里，你如何看待自己？你所认同的多元社会、文化、经济身份是什么？

第7章
教练会谈模板

完成本章后，你将能够：

- 使用模板进行开始、中间和结束阶段的教练会谈。
- 评估何时以及如何灵活应用教练模板以适应客户的进程。
- 了解如何在教练谈话中保持流畅并把握趋势。

练习时间！本章概述了健康教练会谈的共同特征，并提供几个模版供你与作为"客户"的学员一起练习。内容摘自前几章，并以项目符号的形式进行总结。你可以根据客户的个人需求和偏好，按需使用或修改这些模板。在学习时，只要有需要，请随时参考模板。最终你将不需要提纲，因为你会对自己深入倾听和处理问题的能力更有信心！

在开始前，请提醒自己：

- 你的客户是一个完整的人，他不需要修复，也没有崩溃，他拥有一生的内在资源，以及一系列有待"挖掘"的尚未开发的外部支持。

- 因为教练是一个公开的邀请，让客户在洞察力出现时注意到并关注它们，所以可能会出现一些看似与目标无关的问题和担忧。关注事物之间的联系而不是细节，以鼓励客户采取行动。

- 整个流程保持以客户为中心：议程、进度、目标都是由客户自己决定的。

- 用简短、具体的句子进行交流，坚持面向现在和将来。

教练前热身

如果教练没有用心对待客户，他们可能会存在没有完全倾听、分心或与客户脱节的风险。尽管他们的出发点是好的，但我们每个人都会遇到这种事。解决这个问题的一个方法是将你的教练前时间仪式化。在开始会谈之前，通过深呼吸来集中注意力，厘清思绪，用一些肯定的想法来夯实自己的基础。简短的仪式可以改变你的意识和状态，让你活在当下、情绪稳定、冷静、集中注意力和保持专注的状态。

> *"我喜欢在每次会谈之前花点时间冥想。这样，我就会全身心地投入这个过程中。"*
>
> 整合健康教练斯蒂芬妮·戈德伯格（Stephanie Goldberg）

教练过程和结构清单（概览）

o 建立教练关系

o 倾听、承认、反思——教练的基本原则

o 评估改变的准备情况

o 共同制订行动计划或健康计划

o 克服阻力和障碍

o 记录进展，重构，继续前进

o 应对挑战，坚持到底

o 评估新的关注点、目标或更多的教练时长

o 结束教练会谈

教练过程和结构清单（包括详细步骤）

所有斜体字的语句都是建议的教练会谈示例。

建立教练关系

- 欢迎词。（介绍你自己和你的背景，除非你在教练会谈前已经做过了。）

你好，谢谢你今天选择我做你的教练。

- 提醒客户他们曾说过他们希望如何接受教练。（这是你在教练前的沟通中收集到的信息。这些信息是可以不断增加的。）

你想要怎样的教练方式？哪种风格最适合你？更多的倾听？更多的交流？每周跟进？通过邮件还是电话联络？

你以前体验过教练吗？是什么样的？

我记得你说过你不喜欢别人围着你转，你想在我们的教练会谈中有一些自己的空间，对吗？

你想要我每天给你发邮件，是吗？

我想提醒你今天的会谈是如何安排的。

关于我，你有什么想知道的吗？（你可能需要介绍你的背景。）

- 询问他们想从教练会谈中得到什么结果。

你想在本次教练会谈中完成什么？怎样能够让你感到满意，并觉得这段时间花得值？

- 重新建立问责制和保密性。

重申一次，我不是你的监督员或挑刺者，我是你的教练。所以这意味着你在这个教练关系的各个方面都要对自己负责，你能理解吗？

你希望我如何帮你做到自我负责？

我想向你保证，在这里所说的一切我都会绝对保密。

- 使用健康转盘或教练计划，并询问：

你今天有什么特别想做的事吗？

你完成的健康转盘对你有什么影响？确定一个你想要改进或提升的方面。

当你创建你的健康转盘时，你发现什么是重要的？你学到了什么？有什么变化？

健康转盘的另一种用途是：欣赏生活中运转良好的东西。

你给人际关系打了10分，这种感觉一定很好吧！

- 探索人生目标和个人使命。

（参见第10章"教练的自我发现工具"）

- 将目标与客户的价值观相关联。

这个目标背后的价值观是什么？

对你来说什么是最重要的？（通过问"什么对你来说是重要的？"让客户理解你所说的价值观。）

- 明确谁对什么负责。

我如何帮助你在10天内做到对自己负责？

- 建立协议，而不是抱有期望。

你想达成什么协议？什么事让你感觉既不容易也不困难，挑战程度恰到好处？

- 与客户的需求相匹配。

倾听、承认、反思——教练的基本原则

- 深入倾听。
- 认可、赋能、支持。
- 命名核心信念，识别内在批评。
- 澄清和解释。
- 阐明正在发生的事情。

- 远离长篇大论：练习"底线"（bottom-lining）技巧。

- 提出有力的问题。

- 在适当时提出请求。

- 挑战不可能。

- 邀请客户看更大的愿景（比如 3 000 米高度的视野）。

- 邀请客户探讨不同的观点。

- 运用你的直觉并提供隐喻。

- 审视感觉和感受。

评估改变的准备情况

- 坦诚地谈论改变的准备情况。

当我听到你说想在明天你生日的时候开始节食时，我想知道这是否现实。你还能想出什么其他的目标来实现你的长期计划？

- 讨论"如何做"，而不是"为什么"。

还有什么其他因素能促成你在那个项目上的成功？除此以外还有什么？

- 确定他们可以获得哪些联盟、资源和可能性。

把自己置于目标的终点。你用了什么资源实现那个目标？你如何看待自己收集的这些资源？

- 设定 SMART（具体的、可衡量的、可实现的、相关的、有时间限制的）目标。

我听说你很想花更多的时间从事休闲活动。现在请把一项休闲活动变成一个 SMART 目标。

- 使用评分问句。

用 1 ～ 10 分评分，你现在的压力水平是多少分？（客户回答："7 分。"）

需要发生什么改变能够让得分降低到 5？

你的生活会有什么不同呢？

- 澄清。

是什么让你现在想要关注生活的平衡？是什么让这成为优先的事项？

请进一步详细说明。

请提供一个示例。

● 探索决策平衡。

制作一个两列的表。在第一列，写出你生活中喜欢和重视的事。在第二列，写下那些你不喜欢并且消耗你精力的事。第二列清单上的哪一项是你愿意改变的？

共同制订行动计划或健康计划

● 使用来自生命转盘或健康转盘的结果。

你对你的健康转盘有什么印象？（首先指出它真正好的方面。）

这样行走旅程会有多颠簸？

什么能使它滚动得更顺畅呢？

你想在哪方面努力？

● 确定目标。

你希望在这个教练联盟中取得什么成就？

一旦你达到目标，会有什么不同呢？（引出尽可能多的细节。）

让我们具体量化这个目标。你想在什么时间段练习？把它变成一个具体的行动步骤。

到什么时候你会做什么？

你想如何对自己负责？

你说过你可以迈出第一步。那会是什么呢？你觉得可行吗？

● 探索围绕目标的情况：外部支持和内部资源。

你说你想要更多。在这种情况下，最重要的因素是什么？告诉我更多的信息。

是什么导致你想要达成这个目标？告诉我更多关于它的信息。

你说过你想避免重蹈覆辙。你认为有哪些可行的方法呢？

● 通过创造性思维和跳出思维定势来扩展选择。

你过去在类似的情况下做了什么？

● 决定实现目标的行动方案。

我听到了"能做"和"想要"。当你说"将要做"时，会发生什么？这是一种延伸吗？

对你来说最好的解决方案是什么？

你的选择是什么？

● 承诺行动步骤。

分析你的目标。它是如何成为一个 SMART 目标的？

你怎么知道这个目标的责任是直接落在你身上的？

描述你对这个目标的承诺程度。

克服阻力和障碍

这取决于你在教练关系中的时间段——例如，如果你在教练会谈的中途，与教练会谈的开始阶段相比，你可能会在教练过程的下一个部分花更多的时间。

- 识别障碍。

是什么阻止了你？当你过去试图这样做时，有什么阻碍了你？

- 克服障碍。

挥动魔法棒，暂时移除障碍。在那里，一切都被搞定了，你感觉怎么样？保持这种感觉。你是怎么做到的？

- 头脑风暴与"心"风暴。

我听说你感觉被困住了。让我来告诉你：可以暂时做一些疯狂的事情，比如为了应对这一挑战，你可以想出5个疯狂的选项。再想5个，什么都可以。我写下了你刚刚说出的所有选项，你想追求哪一个？

- 必要时面对。

你能想到的最糟糕的情况是什么？当你考虑到这一点时，会发生什么？描述你身体的所有感觉。

是什么让你感到兴奋？又是什么不令你兴奋呢？

记录进展，重构，继续前进

- 重新审视个人健康目标、行动计划和健康转盘。

在健康转盘上，你的生活从哪里开始接近你的想法？你觉得你在哪些方面取得了进步？你希望改进哪方面？

- 认可所采取的步骤。

我要承认你在本周所取得的成就。你开始做"某件事"，而且和我联系了2次。你觉得怎么样？

- 恢复正念的练习。

你怎样才能抽出时间来扩展你所说的"意识"？

- 庆祝胜利和成功。

描述一下，3个月前你刚开始参加教练会谈时的目标和你现在的目标有什么不同？

你对事情的看法有什么不同？中间发生了什么事？当你回顾我们自开始以来的成就清单时，什么是最明显的？

- 确定什么是最具挑战性的，什么能够让客户克服障碍。

- 重构和重新聚焦。

你是否可以换个角度思考？通过重构，你想把你的注意力和精力放在哪里呢？

- 拓宽视角。

试着从已成功的人的视角出发，你从那里看到了什么？

应对挑战，坚持到底

- 预测可能的自我破坏模式。

是什么引发了你消极的自言自语？暂停片刻，建立一个有创意的正念时刻，考虑一下你如何绕开或避免这种常见的模式？

- 当客户无法体会到积极的感觉或好处时，使用欣赏式探询。

专注于你想做的事情和你想要取得的结果。

你有没有经历过让你感到强大和快乐的时刻（你感觉最好的时候）？

- 从自我优势的角度建立自我效能感和自信。

你现在能利用的优势是什么？

回想一下你列举的优势清单，以及支持这些优势的价值观。

- 用动机性访谈去处理矛盾心理。使用"引出—提供—引出（问—说—问）"。

* 时刻保持同理心：*这一定很难吧！我无法想象你正在经历什么。*

* 顺应阻抗，避免争论：*好吧，我知道你很喜欢抽烟喝酒，对这一切都无所谓。请告诉我在改变这些行为上什么对你来说是有用的？*

* 发现差距：*从你刚才说的来看，这听起来好像不符合你的价值观。你说你吃太多糖就会昏昏欲睡，但你还是想吃。那么在吃了大量甜食之后，你会对自己说些什么呢？*

* 支持自我效能感：*你越来越有信心迈出第一步，一旦你迈出了第一步，你的生活会是什么样子？*

- 通过深挖真相(Truth–Telling Drill Down, TTDD)来解释突然出现的或新增的阻抗。

你觉得更深层的真相是什么？（客户回答："我不知道。"）如果你知道呢？（当然，这是一个非常具有挑衅性的问题，但它通常会引发客户富有想象力的思考或生成性思维。）

- 通过身体感受来理解和应对客户的冷漠。

把你的手放在肚子上，另一只手放在胸口，给自己一点时间来感受你的身体和你的感觉。你感受到了什么？你从哪里感受到的？你身体里的自我意识，它告诉了你什么？

- 使用引导想象来获得洞察力。

现在使用你的想象力也许是有用的。有时，通过获得内心的智慧，你可以对一种情况有一些新的见解。你愿意和我一起做一些引导性的想象吗？

- 用替代品来代替不想要的习惯。

旧习惯是很难改的，因为它们是自动和无意识的。它们已经形成了很长时间，改掉它们同样也需要一段时间。

你必须一遍又一遍地练习新的行为，当旧习惯再次出现时，尽量不要责备自己。这是我们都会犯的错误，只要再次开始新的习惯，坚持行动即可。

我们通过用另一种（促进健康、提升生活质量的）行为来代替旧的不良习惯，这将成为我们新的更满意的习惯。你可以用什么来代替呢？

通过引导想象到更深层次来确定什么对你是有效的，很好，从那个地方开始，你说（做）的有多少是受旧习惯的影响和控制的？（如果用到了引导想象，这句话会很有帮助。）

- 使用实现意图开始一个新的健康习惯。

你将如何调整周围的环境，为新的一小步提供有用的促进作用？

- 为目标添加更多的色彩。

你怎么能让这件事变得更有趣呢？

你这周想在计划里加什么"甜味剂"？你是否有计划（瑜伽、散步、音乐、外出、聚会、电影、娱乐时光……）来增强你做这件事情的意愿？

什么样的冥想练习（瑜伽、日志、冥想、意象）可以帮助你提高自我管理能力？

评估新的关注点、目标或更多的教练时长

- 探索新的成长领域，包括营养、运动、身心疗法、物理环境、预防医学、整合健康、辅助与替代医学治疗的使用、与医生的关系、与家人的关系、工作环境。

你准备好重温健康转盘了吗？你想看你之前想要改进的另一个方面吗？

- 元视图（大局）：达到更高的视角。

生活需要什么？

有什么是你不知道的，但是会改变你的选择？

你怎么才能对这一点更加满意呢？

结束教练会谈

- 会谈总结。

你觉得你今天完成了什么？你还需要什么？你对教练会谈的进展满意吗？（如果不满意，为了成功，你还愿意做哪些拓展或尝试呢？）

- 向客户询问会谈的收获、经验或见解。

说说今天这次会谈你最重要的两大收获？

- 确认两次会谈之间的沟通方案。

我怎么帮你对这周的行动负责？你想如何报告进展？

你想让我怎么跟你联系？我们之前的协议对你来说仍然有意义吗？

- 询问客户对你的教练过程的反馈，了解如何提供更多他们需要的东西。

请告诉我，在节奏和过程上我可以为你做哪些改进？

请告诉我，根据我的问题或思考，什么对你是有效的，哪些可以做得更好？

- 感谢客户。

谢谢你今天的努力。我真的很欣赏你对做出这一改变的决心。实现这样的目标需要时间，还需要利用你的优势、洞察力和决心。

- 预约下一次会谈。

我们将在某天的某个时间再次见面，你觉得可以吗？

更多关于结束教练会谈的建议

关于如何结束教练会谈，你可以查看教练协议的两个主要组成部分：①双方同意的工作时间表；②双方同意的教练目标。

今天，在我们会谈开始的时候，你说想找到克服障碍的解决方案来实现你期望的目标。

我们现在离这个目标有多近？你想要有什么收获？

然后，你和客户就教练协议的成就进行了开诚布公的讨论。客户是否完成了最初讨论中达成的协议？你需要重新看一遍最初的书面教练协议。记住，该协议是有时间限制的，而且聚焦于一个或多个目标。回顾他们的成长和成就，确认客户已经准备就绪，教练会谈就可以正式结束了。

如果客户选择实现另一个目标，当然是没有问题的，但是需要协商一个新的协议。否则，教练关系将违背它本身的目的和定义。此外，教练也会面临培养客户依赖性的风险。教练会谈的最终目的是要让客户采取自我负责的行动，并建立他们的自立、自我效能感和自我责任感。

如果你的教练协议不是以目标为导向的，而是打算帮助客户学习知识或培养技能，然后就客户是否获得了必要的知识信息、建立了正确的联系、收集了支持资源，并开始发展能力进行坦率而开放的讨论。如果是这样，是时候向前一步了。如果客户觉得对未来的挑战仍然毫无准备，你可能需要花点时间来巩固他们在教练会谈中所学到的东西。有时，仅仅是对新获得的技能建立信心就需要练习。

请客户做好准备在最后的会谈上讨论教练过程中的收获。最后的会谈应该是开放的对话，讨论客户学到了什么，他们如何以不同的方式思考，他们获得了什么新的视角，以及他们是如何拓展和学习新的知识并培养新的技能的。

> 我学会了在最后会谈时间越来越少的问题，这是我下了很多功夫才学会的。我的客户总是从我提出的最有力的问题中受益。但随后我注意到，他们喜欢坐着等待另一个大问题，在教练关系接近尾声时，他们通常被动地等着我继续问他们一些大问题。客户经常会说："感觉就像一场游戏。"我意识到他们已经变得依赖问题，而我并没有帮助他们激发自己的主动性和赋能立场。所以在最后的会谈时，我很少提问，而客户要负责 99% 的发言。这就像一个断奶仪式！（大笑）
>
> ——经验丰富的教练安妮·斯库维茨（Annie Scurwitz）

坦率地问一些问题，并在最后的会谈中尽量减少你的发言。这给客户提供了一个机会，让他们谈论接受教练的经历，并表达他们的收获。听听他们是如何"拓展思维"并总结他们的教练之旅的。

在教练**会谈**过程中始终要得到反馈。这不仅在教练关系结束时很重要，在整个过程中的任何时刻都很重要。*这次会谈如何？你得到你想要的了吗？下次还需要什么不同的*

东西吗？还有什么？

在教练**关系**结束时也要得到反馈。

询问他们如何看待下一步计划。他们首先会着手做什么？

在教练会谈中，他们对自己有了哪些了解？

在会谈中对他们来说最大的挑战是什么？

他们是如何进行思维拓展的？如何处理思想冲突？他们更喜欢什么？

他们如何评价你的教练工作？

你有哪些地方可以改进？

哪些方面是他们的强项？他们做哪些事情会滞后？

他们遇到了什么挑战？

一路上他们学到了什么？

他们下一步要做什么？

他们还需要什么额外的帮助呢？

他们还需要你做些什么额外的工作？

向客户提供你的反馈，这只是为了让客户习惯于开诚布公地与你交流。然后让他们和你一起评估教练体验的整体价值。寻求方法来提高你的教练实践是勇敢的，也是值得的。

促进健康的对话开场白

现在，你已经了解了教练谈话与朋友之间的谈话、治疗师或健康教育工作者的谈话的不同，请阅读下面的"对话开场白"列表。

常规开场白

- 你本周的计划是什么？
- 你这周有很多压力性事件吗？
- 你能告诉我你上周末做了什么吗？
- 这个周末你有什么计划？
- 如果你知道你客户的具体情况，也可以问问他们。
- 你的姐妹、兄弟、父母怎么样？

首次会谈

- 你要做出改变的原因是什么？

- 你想看到什么变化？

- 以前有哪些行为改变策略对你有效？

- 在过去你是否成功地完成了行为改变？

- 在过去的行为改变中，你发现什么对你有帮助？

- 以 1 ～ 10 分为标准，你觉得自己的决心还是 7 分吗？

- 你打算如何记录你的进步？

后续会谈

- 你的改变对你周围的人有什么影响？

- 由于你行为的改变，你能看到自己有什么变化？（精神上、身体上、情绪上？）

- 你觉得你的行为改变过程怎么样？

- 在改变你的行为时，你面临什么样的挑战？

- 你觉得你的行为改变进展如何？

- 是什么促使你不断改变自己的行为？

- 你的行为变化如何影响你的压力水平？

- 你认为自己什么时候会进入维持阶段？

- 既然你已经开始改变你的行为，你是否需要修改你的 SMART 目标来让它变得更好？

- 上周你在行为改变中看到了什么样的进步？

- 自从你开始改变自己的行为，你发现自己有什么获益？

- 是什么事情帮助你在上周取得了成功？

- 自开始行为改变项目以来，你的压力是更大还是更小了？

- 为自己腾出时间和改变自己的行为变得更容易了吗？

- 上周有哪些策略对你无效？

- 你的朋友和家人支持你的选择吗？

- 在你的行为改变中，最困难的方面是什么？

- 你的行为改变是否也影响了你生活的其他方面？

- 在过去，你是如何成功激励自己的？

- 你觉得还有哪些方法可以提高你的成功率？

- 听起来你对自己遭遇的挫折很担心。你从中学到了什么？

- 你有什么经验吗？

- 你如何利用这次经验来避免未来再次发生类似的挫折？

- 当你顺利度过一周时，你感觉如何？

- 你能告诉我到目前为止有哪些行之有效的策略吗？

- 我可以提供什么具体信息来帮助你吗？

- 上周有什么事情干扰了你的进展吗？

- 你有朋友的支持吗？

关于锻炼的问题

- 你能告诉我你日常的锻炼方式吗？

- 多少次锻炼对你来说就算比较多了？

- 你认为很多的锻炼是指什么程度？

- 现在你增加了锻炼强度，你的时间管理技能如何？

- 现在你在锻炼，你会吃得更健康吗？

- 你觉得在早上、下午或晚上哪个时间段跑步最适合你？

关于学习的问题和评论

- 你一周有多少天可以学习半小时？

- 听起来你对你的研究进展很满意。

- 你是否觉得阅读的资料越多，迎接挑战的准备就越充分？

- 进度怎样了？

- 你的练习包括哪些？

- 在一天的不同时间段练习，你会觉得不一样吗？

与食物相关的行为改变

- 你知道半包饼干算多少份食物吗？

- 你有发现其他可以燃烧更多卡路里的活动吗？

- 你每周吃 3 次碗装的冰淇淋，你知道它们有多少卡路里吗？

- 在这一行为改变中，自我对话对你有什么好处？

- 你说减肥对你很重要，但你并没有改变你的饮食习惯。你如何处理这种不一致？

- 和我说一下，你认为吃一顿健康的晚餐有什么好处？

- 吃不吃早餐对你一天的精力是否有什么影响？

- 你认为健康膳食是怎样的呢？

- 你觉得用健康的零食代替那些没什么营养的食物怎么样？

积极的陈述

- 看来你真的为自己迄今为止取得的进步感到骄傲。

- 我钦佩你的努力。

- 我尊重你的承诺。

- 我钦佩你的自觉程度。

- 听起来你对自己的进步充满热情。

结束语

- 你计划在假期里继续采取什么策略？

- 听起来你已经准备好自己做这件事了。

- 你需要什么样的支持来帮助你继续改变行为？

- 你会如何总结你上周或过去几周所取得的进展？

- 你能总结一下行为改变后你看到的好处吗？

- 我们的会谈结束后，你计划如何继续你的行为改变？

- 你将如何继续保持记录，以帮助自己注意到行为改变中的收获？

- 你有没有设计过任何长期的改变策略，使你的健康行为可以持续？

- 在行为改变过程中，挫折是现实的，也是自然的。一旦这些挫折发生了，你将如何让自己回到正轨？

- 到目前为止，通过这次行为改变的经历，你对自己有了什么了解？

- 在过去的几周里，你有没有发现一种让你持续成功的策略？

- 告诉我至少一个你已经注意到的因你的行为改变而带来的好处。

- 你认为行为改变的最大好处是什么？

- 在这个过程中你最大的挫折是什么？

- 在朝着目标努力的过程中，你收获了什么好处？

- 在努力实现目标的过程中，你遇到了哪些挫折？

- 你认为你能做些什么来克服任何障碍？

- 现在知道了什么是有用的，什么是阻碍你的，你将如何利用这些信息使自己受益？

- 你有什么样的家庭和社会支持？

- 在行为改变方面，什么对你有效，什么阻碍了你？

- 你是如何进行记录的，以便知道自己每周是否成功地完成了行为改变？

- 你如何看待让这种行为改变成为你的一种习惯？

- 你认为可以做些什么来长期支持你的行为改变？

- 关于你的行为改变，你有什么问题要问我？

教练的全过程详见图 7-1。

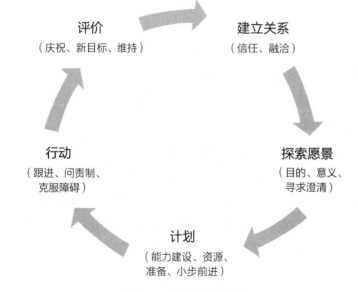

图 7-1　教练之旅的过程

首次会谈模板

会谈前

全身心做好教练准备，心无旁骛，查看客户的登记表。

会谈中

- 介绍自己和你的背景；询问客户来寻求教练的原因。

- 回顾教练协议（流程、费用、角色和职责）；确定时间表。

- 解释教练会谈的流程：与前一周核对，设定当天的议程，回顾会谈。

- 探索客户填写表单的体验：问一些好奇的、开放式的问题。

- 可视化和拓宽视角：

o 要求客户在此之前完成健康转盘。回顾并引出客户的想法——什么对于客户最重要，他们想要改进什么。

o 邀请客户选择重点领域，并与他们讨论原因和期望。

o 要求客户评估重点领域的当前状态，并评估每个领域改变的准备情况；描述教练是如何致力于从当前状态过渡到期望状态的，他们的担忧和希望有哪些。

o 承认过去努力改变的经验、优势和技能。

o 解释为未来的理想生活创造愿景的好处；鼓励他们去尝试并执行。

o 邀请客户对愿景过程的反思；反思所陈述的愿景如何与重点领域和长期目标相联系。

o 肯定和确认。

- 缩小重点：邀请客户选择一个重点领域并阐明长期目标。

o 从教练目标规划工作表开始；不一定要在这次会谈中完成，但如果客户选择了一个目标，那么就要支持他们在接下来的一周确定最少一个符合 SMART 原则的行动计划。

o 使用动机性访谈评估信心和准备情况；必要时更改行动步骤。

o 设定对行动步骤的承诺：询问和跟踪、问责制、障碍和变通方法。

o 总结：肯定客户的渴望、能力、理由、需要。

- 承认客户对改善健康生活习惯和心态的渴望。

会谈结束

- 询问关于首次会谈的收获。
- 讨论可行的家庭作业，将其作为保持动力的一种方式（优势发现或价值清单）。
- 向你的客户寻求教练反馈。
- 询问他们是否想在一周中间签到。
- 根据客户今天的教练议程，确认下一次会谈时间和可能的主题。

第二次会谈模板

会谈前

做好全身心的教练准备，心无旁骛。准备与客户一起讨论家庭作业（优势发现和价值清单），并准备好目标和行动计划工作表。

会谈中

- 询问他们的情况如何，这一周过得怎么样。真实反馈内容和情绪。
- 邀请客户通过调整呼吸、拉伸肢体或正念来保持临在，并解释这对教练过程的好处。
- 提醒教练会谈的流程。回顾前一周，设定当天的议程，总结会谈。
- 询问从家庭作业（优势发现和价值清单）中获得的见解。他们学到了什么？
- 询问他们想从这次会谈中得到什么，最后他们想要什么结果。给予反馈和肯定。
- 让客户查看上周开始的**目标和行动计划工作表**，询问它是否仍然适用于当前以及相关度如何。
- 了解客户的精力、准备程度和信心，根据需要使用评分问句。
- 让客户选择一个目标（目标1）。了解客户的准备情况和是否精力充沛。
- 让客户评估有关这一目标的当前状态。了解他们的担忧和希望。使用开放式问题来探讨客户想要的且与主题相关的内容。客户所期望的状态是什么？

- 促进讨论，建立一个 SMART 目标。（应该是一个行为目标，而不是一个特定的行动或结果。应该是："*我大部分时间都吃健康的植物性食物。*" 而不是："*我减掉了 10 斤。*"）

o 承认过去努力改变的经验、优势和技能。

o 解释与愿景、优势和价值观相结合的好处。

o 让客户思考他们的愿景如何与这个目标相联系。

o 在客户讨论问题时给予肯定和确认。

o 评估客户在跨理论改变模型中的阶段；选择适当的阶段干预措施。

o 根据需要使用动机性访谈问题和反思。

- 共同制定行动步骤。

o 让客户确定 2 ～ 3 个与目标 1 相关的行动步骤。用头脑风暴来支持。

o 填写教练目标和行动计划工作表并创建时间轴，下周至少进行 2 ～ 3 次行动。

o 使用动机性访谈评估信心、准备情况；必要时更改行动步骤。

o 设定对行动步骤的承诺：询问关于跟踪、问责制、障碍和变通方法的情况。

o 总结：肯定客户的渴望、能力、理由、需要。

- 承认客户对改善健康生活习惯和心态的渴望。

o 使用非评判性的反映：简单式、复合式（有情感反馈）和双面式（尝试用双面式反映来回答问题）。培养客户的洞察力，并表达出你所听到的和理解的。

o *使用开放式和有力的问题来探索客户想要的与主题相关的内容（例如，"关于这一领域，什么对你来说是重要的？" 或者 "整理出的这些重点领域将如何改变你的生活，让你更接近你的目标？"）*

o 用积极的语言进行重构。

o 通过使用激励和认可结合优势和价值观来深化学习。

o 维护客户自主性。确保他们的决定受到尊重。

o 鼓励转换视角或拓宽视野。

o 使用隐喻来放大意义和目的。

o 遇到困难时应用头脑风暴推进。

- 检查动机：从外在动机到内在动机。

- 确保新的或修改的行动步骤是符合 SMART 原则的（具体的、可衡量的、可实现的、相关的、有时间限制的）。

- 评估信心和准备情况。使用动机性访谈中的刻度化评分方式。

会谈结束

- 要求客户总结并给出行动步骤的承诺。询问这次会谈的收获。

- 寻求客户对教练过程的反馈。

- 感谢此次会谈中客户的努力。

- 确认下次会谈时间。

后续会谈模板

会谈前

做好全身心的教练准备，心无旁骛。回顾记录。做好应对情绪、障碍、犹豫的准备。准备好你的教练空间：身体、思想和精神。考虑进行一种有仪式感的心理准备。

开始会谈

- 询问客户的情况如何，如实反映内容、情感、意义。

- 询问过去一周的活动，肯定并认真倾听。

- 检查完成的行动。使用开放式的、好奇的问题。肯定客户的努力，承认优势、价值和洞察力。促进对挑战、成功和经验教训的讨论。询问与此相关的感受。肯定和确认。

- 询问客户在本次会谈中想重点关注什么。他们想收获什么？一次成功的会谈应该是什么样的？

会谈中

- 让客户从目标和行动计划工作表中选择重点领域或目标。

- 询问他们当前的状态与此目标有何关系。他们期望的结果是什么？充分讨论。

- 使用非评判性的反映：简单式、复合式（有情感反馈）和双面式（尝试用双面式反映来回答问题）。

- 使用开放式和有力的问题来探寻。

- 积极重构："我无法忍受我的体重了"重构为"你已经准备好管理自己的体重了"。

- 利用肯定和认可，结合优势和价值观来深化学习。

- 维护客户的**自主性**，确保他们的决定是首要的。

- 鼓励转换视角或拓宽视野。

- 使用隐喻来放大意义和目的。

- 遇到困难时应用头脑风暴推进。

- 采用适当的改变干预策略（如跨理论模型）。

- 讨论如何促进客户从外在动机转向内在动机。

设计新的行动步骤

- 确保新的或修订的行动步骤是符合 SMART 原则的（具体的、可衡量的、可实现的、相关的、有时间限制的）。

- 评估信心和准备情况。使用动机性访谈中的刻度化评分方式。

- 制订一个关于跟踪和问责制的计划。

- 询问环境是否需要改变。

- 获取相关的额外资源和支持（人、因素、奖励）。

- 评估新的或修订后的行动计划障碍，并根据需要制订**应急计划**。

o 使用动机性访谈评估信心、准备情况；必要时更改行动步骤。

o 设定对行动步骤的承诺。询问关于跟踪、问责制、障碍和变通方法的情况。

- 采用开放式的问题和反馈。

摆脱困境：支持转变障碍。（障碍通常在最初的"蜜月"阶段结束后才会出现，而客户则会直接进入旧模式和习惯，这些旧模式和习惯可能会破坏先前的尝试。这可能是一段令人沮丧的时间，所以要准备好各种可用的教练工具来帮助他们度过僵局或停滞期。）

- 请客户描述障碍，并总结他们真正的问题。

- 使用教练工具来帮助客户转换视角，引导想象，扩大社会支持，用头脑风暴产生新想法和策略，毫不犹豫地替换不起作用的步骤。

- 问一些与建立自我效能感相关的问题（结果期望，强化，情绪应对，采取更小的步骤，寻找榜样，改变环境，把握大局，自我重新评估）。

- 基于自我决定理论提出问题：在胜任力、自主性和关联性方面需要做些什么？

会谈结束

- 请客户总结本次会谈的收获。

- 让客户重申行动计划，以及他们将如何自我负责并跟踪进度。

- 询问客户对于你的教练的反馈。

- 感谢客户在本次会谈中所做的工作。确定下一次会谈时间。

动机性访谈模板

会谈前

花点时间回顾之前的会谈记录。准备好面对矛盾心理和可能的倒退，保持冷静，关注当下，保持情绪稳定。

开始会谈

- 询问客户的近况，让他们感受你在认真倾听，反馈内容和情绪。

- 询问过去一周的活动，肯定他们的经验教训、挑战、优势和见解。

- 询问他们希望在这次会谈中重点关注什么，会谈结束时希望获得什么效果。

会谈中

- 请客户选择他们想要着手的主题或目标。这个模板是用于动机性访谈工作的，所以在出现矛盾或犹豫时可以使用它。肯定和承认存在的挣扎和挑战。不加评判地倾听，邀请客户进行充分的讨论。

- 使用刻度化评分问题，唤起内部过程以及他们表现出努力和承诺的方式。

- 引出客户想要改变的原因。使用 DARN 原则：渴望（Desires），能力（Abilities），需要（Needs），理由（Reasons）。

- 使用 OARS 原则：使用开放式的问题（Open-ended questions），肯定（Affirmations），

反映（Reflections）和总结（Summaries）。

- 倾听转化性谈话：承诺，激活，采取措施；避免陷入维持性谈话。
- 使用 DEARS 原则：倾听差异（Discrepancy），增加同理心（Empathy），避免争论（Argument），顺应阻抗（Resistance），支持自我效能感（Self-efficacy）。
- 询问他们希望如何前进。支持客户的**自主性**。选择是他们的，支持客户的决策。
- 如果需要分享信息，请使用"引出—提供—引出"。
o 使用肯定和认同。

鼓励自主性：关注客户做选择的能力，支持客户自我控制。

保持势头：摆脱任何旧的维持性谈话模式，保持积极和进步。

增强动机：重构，视角转换，隐喻，头脑风暴，优势，价值观，愿景。

- 用动机性访谈工具进行检查：使用开放式的肯定、认同、同理心。重点关注反馈、总结、原因、需求。非评判性引出、顺应阻抗、提供反馈、总结和计划、支持小步骤行动、确定优先级。

会谈结束

- 认可复合式反映、挑战和优势以及会谈中的承诺。
- 邀请客户进行总结。给予肯定。确定下一次会谈时间。

最后一次会谈（教练协议的终止）

最后的教练会谈为发展和完善维持健康目标计划提供了机会，其中可能包括特定的预防复发策略、个性化的教练模式。它还应包括克服预期障碍的方法，确定支持和结构来增强客户的信心和自主性，以及庆祝成功的方式。最后一次会谈应该是结束一种特定类型的关系，并使客户走向独立的正式转变。如果没有这个界限，教练就会被指责培养了客户的依赖性。

下面概述了最后一次会谈的典型教练过程和教练结构。

会谈前

作为教练，你需要花时间来表达自己对这个客户的情绪转变。你们共同经历了一段不可思议的旅程。你可能需要从之前的会谈笔记中准备一些总结语。

你将在最后一次会谈上介绍些什么

- 承认这是最后一次会谈。询问客户对此的感受。提供反映来表达理解和联系，这或许也是最后的正念时刻。

- 关于这次教练之旅，你会想到什么比喻吗？

对教练经历的回顾

- 使用好奇的、开放式的问题，探索之前进展比较顺利的教练会谈。

- 提供非评判式反映。

- 肯定成绩；识别挑战、教训和洞察力。

- 询问客户，他们最引以为傲的是什么？他们放弃了哪些限制性的想法？他们现在对自己了解多少？

- 肯定和认可客户的优势、价值、自我效能感和成长。

共同创建维持计划：评估进度、学习和创建维持计划（见表 7-1）。

表 7-1　维持计划

健康行为	要保持的行动	联盟和支持	预期的障碍和应急计划	优势和价值	对失误的情绪应对

- 概述维持计划的要素

从"教练计划"开始，记录教练期间的目标和过程。现在把"目标"换成"健康行为"，作为对已取得成就的认可（即使是部分实现）。定义所有的支持结构，帮助客户保持健康的行为：日常行动，社会支持，应急计划，优势和价值观，对失误和复发的情绪应对。

探询可能遇到的挫折、下一步计划，询问客户何时可能需要额外的教练，帮助客户创建一个维持计划。

会谈结束

- 认可并总结客户在教练会谈中所做的工作。
- 使用开放式问题（教练会谈评估、客户评价），寻求反馈。
- 结束教练关系，祝客户一切顺利！

维持计划

（示例）

我的愿景声明：每天以最健康的方式生活，每周精力充沛地与伴侣跳一次传统舞。

健康行为	要保持的行动	联盟和支持	预期的障碍和应急计划	优势和价值	对失误的情绪应对
吃天然食物，主要是蔬菜类，而且不多	每周两次把新鲜的蔬菜切碎做成零食	在健康饮食伙伴系统中，每天使用营养应用程序检查	需要为度假设置额外计划	创造力、坚持、领导力、宽恕、公平、诚实	冥想、写日记、快步走、看喜剧

续表

健康行为	要保持的行动	联盟和支持	预期的障碍和应急计划	优势和价值	对失误的情绪应对
我喜欢适度的锻炼，一周五天	周一、周三和周五：早上8点步行60分钟；周二和周四：20分钟力量训练	在周五和朋友散步	如有必要，减少早上散步的时间，或在晚餐后再散步30分钟	创造力、坚持、领导力、宽恕、公平、诚实	在与朋友散步后去咖啡馆

反思练习

与学习伙伴互相练习教练会谈。实践首次会谈、第二次会谈、后续会谈和最后一次会谈模板。和你的学习伙伴一起，为你最近养成的并想要保持的健康习惯制订一个"维持计划"。

描述你在将来的会谈中想要应用的教练要点。

你最喜欢的教练开场白是什么？

你对理想生活的健康愿景是什么？

第 8 章
教练过程中的技能和任务

完成本章后，你将能够：

- 了解建立融洽关系和共情是教练过程中的重要沟通技能。

- 培养和深化你的临在能力。

- 利用正念和冥想练习来提高自我意识。

- 表现积极的倾听。

- 用同理心、好奇心和直接沟通来管理情绪。

- 想办法扩展并进入"风险更高"的领域。

- 识别个性的多样性。

作为一名健康教练，要提高你的技能，你首先需要认识到成为"完美的教练"是一种错觉，即使是最有经验的教练也会致力于终生学习和持续的技能发展。当你练习教练别人时，你才会成长为一名教练：专注于你的优势、可能性，重构并重新聚焦以获得新的视角，并对不断变化的议程和新的成长空间保持开放的心态。

如果你使用了"健康转盘"这一工具，你就可以帮助客户了解他们的现状和所希望达到的水平之间的差异。帮助人们面对困难的挑战充满了波折。一开始你可能会感觉有点害怕，但如果你们能循序渐进地完成，这个过程对双方来说都很有成就感。

有时，客户似乎"卡住了"，这意味着他陷入了僵局，这通常是一个从未完成的发展阶段，或是一个压力很大的阶段。我们很多人都曾有想要忘记的往事——艰难的童年、悲惨的事件，或者令人心碎的恋爱结局。我们度过逆境的方式可能会构成我们惯有的行为模式，心理治疗能够帮助人们度过这些阶段。成人学习理论认为，压力和生活中的重重打击会使人们停留在收益递减的阶段。教练使用以下技能和任务，采用焦点解决方法，为客户提供新的途径。[1]

保持以客户为中心的关系

客户是你在教练过程中的全部焦点。为了维持以客户为中心的关系，你要确保自己冷静、关注当下、情绪稳定。通过查看现有的客户资料和以前的笔记来为会谈做准备。确保所有的准备工作已和客户达成一致，包括会谈地点、电话会谈决定和合同。

肯定和认可

肯定客户对其所面临的挑战的感受是有效且至关重要的。你可能不赞同他们建构情境的方法，但肯定他们的经历会为更多对话打开一扇共情之门。

认可能够让工作更进一步。给新教练的经验法则：当有疑问时，请认可。当你不知道该说什么时，请认可。当你认为有什么不对时，请认可。认可会引导你回到重要的事情上，永远不会误导你。

如果家庭成员或亲密的朋友能认可彼此的经历或彼此的感受，那么可能他们就不需

---

[1] 以下部分符合由 NBHWC 确定的教练任务和能力。

要教练或治疗师了。令人惊讶的是,一个简单的认可会让你感觉自己拥有了一切。当你为某人竭尽全力,付出最后的精力或付出额外的努力时,没有什么比得到充分的见证和口头的认可让你感觉更好了。很多针对护士的调查发现,在经济紧张时期,对员工出色工作的认可比加薪更有意义。认可是在困难时期使夫妻团结起来的黏合剂。

在教练生涯中,当教练更进一步时,他们不仅认可客户的行为,还要认可客户的方法,此时认可就会变得光彩夺目。在教练对话的很多时候,复述你听到的客户所说的话至关重要。尽你最大的努力重述客户的意图、关注点、感知和目标,以便你能更清楚他们的渴望,并让客户看到你完全理解他。为了真正理解客户所说的话,你可能需要多重述(反馈)几次。

建立融洽和信任的关系

当教练努力建立融洽和信任的关系时,教练过程就会朝着更加开放的沟通和诚实的反馈方向发展。教练会温和地指出客户所陈述的目标和他们的行动之间的差距。如果客户能够针对这些差异或差距得出自己的见解和"啊哈!"时刻,那就更好了。帮助你的客户增强自我觉察和转变观点,这对双方来说都是一个令人满意的过程。

融洽关系是一种无形的关系,已经被分析、解构和研究并取得了一些进展。当你们的关系很轻松的时候,你们之间会有一种融洽的感觉,这是一种让你感到舒适和安全的友善品质。在维护他人尊严和自尊的前提下,轻松和幽默的交流可以帮助我们迅速与他人建立融洽关系。通过镜像技术(mirroring techniques)也可以建立融洽的关系,神经语言程序学(Neuro-Linguistic Programming,NLP)就采用了镜像技术,包括调整姿势(像你的客户一样向后倾或向前倾),以与客户相似的方式调整说话风格,增加或减少精力来配合客户。注视别人(但不要盯着对方看),专心地听,不打断,不抢对方未说完的话。当以这种方式列出时,这些镜像技术听起来是肤浅或易操作的;然而,NLP 从业者证明了建立融洽关系的有效性,这使人们能感受到你的全部临在、关注和支持。

关于融洽关系,最需要记住的是:明显的个体差异或不匹配的风格都可能会让客户感到不快,并给教练过程带来不必要的障碍,而你可以通过调整你的语气、精力、姿势和注意力来增强或减少支持性联盟,以此轻松避免这些障碍。

积极倾听

我们都不是天生的好听众。我们生来就有辨别危险环境的能力，也会对和自己交谈的人保持警惕。即使看起来我们进行了眼神交流，但是在对话时，我们仍然在试图管理大脑中的警觉神经，并控制自己的注意力。在教练开始时，作为一名新手教练，你的脑子里会有很多清单项目，你可能看起来在听客户讲话，但通常只是在应付对话，时不时地点点头并思考下一个问题。但随着时间的推移，你会变得更加自如，你会从一开始就集中注意力。

积极倾听（active listening）是一项**后天习得的技能**，需要新手教练一遍又一遍地调整客户所说的内容。人们在认真倾听时会保持全神贯注。教导医疗工作者倾听患者（客户）的方法包括以下步骤：复述或转述你认为你听到的，让客户同意你复述的内容就是他们所想要表达的内容，如果你理解有误，请他们进行澄清。你和客户有着共同的反思深度，确认所表达和理解的内容是准确的。

积极倾听还包括有意识地清除干扰的行为。比如关掉手机，绝对不要发信息，避免在嘈杂、混乱的环境中进行教练会谈。

除了倾听客户口头分享的信息外，教练还要注意**非言语线索**：表情、语气、情绪和精力。你需要用所有的感官去倾听，留意客户相关的行为（或是否缺乏某些相关的行为）。用正念意识，带着好奇心并以不加评判的方式关注客户身上发生的事情，以及在教练过程中你自己内心的变化。

最后，积极倾听也给对话留出了空间。学会使用沉默，给客户留出安静的时间来反应和整合信息。你需要学会理解客户所强调的重点、刻意的停顿以及那些未说出口的内容。在以上时刻，客户可以进行最好的整合和学习。

积极倾听的"五大要素"（Williams & Menendez, 2007）：

- 关注点——目的是清晰的还是模糊的？
- 心态和态度——客户对当前情况的看法和情绪是怎样的？
- 技能和能力——客户可以利用什么资源？差距在哪里？如何填补它们？
- 习惯、实践和模式——客户的自主性如何？避免贴上好或坏的标签。
- 关注客户的精力——他们对这个目标感到兴奋吗？是什么消耗了他们的精力？

关键点

倾听真的意味着倾听——而不仅仅是等着轮到你说话。

保持临在

临在状态的教练被认为有能力与人相处，而不仅是在做某件事。教练的临在通过肢体语言和姿势、用词、面部表情、情绪语调、眼神交流、音质和精力来传达。一旦这种气质建立起来并被你的客户感觉到，有经验的教练就可以通过电话或视频教练来维持这种状态，而不需要依赖面对面的接触。大师级的教练似乎能够在教练关系开始时仅仅通过声音就做到这一点。

临在被定义为"在个体整体性存在的情况下呈现的一种多维状态"，玛吉·麦基弗金（Maggie McKivergin）在《整体护理实践手册》（*Holistic Nursing, A Handbook for Practice*）中写道。教练越是致力于个人成长和发展、自我照顾（锻炼、营养膳食、休息、游戏、娱乐、高质量的睡眠和积极的人际关系），他们就越能把自己的真实部分带入教练关系中，越能表现出临在状态。

临在可以习得吗？当然可以，通过专注的练习和学习如何活在当下就能做到。你可以通过正念冥想、沉思练习、日常瑜伽练习、坐式内观训练或其他方法来获得内在成长，培养沉静、冷静、智慧和同情。

临在可以被教授吗？也许可以。著名作家及教师琼·休斯顿（Jean Houston）认为，临在是可以被教授的，大多数精神领袖认为临在是一种展示出来的品质，可以通过精神或身心实践来培养。如果一个人致力于发展其深层次、内在反思的能力，临在就可以被培养。

教练可以展示自己的临在吗？是的，积极倾听，明确与他人建立稳固的关系，尊重他人，对沉默感到适应，对停顿保持耐心，在教练对话中留出空间，这样客户的感觉和需求就能显现出来。

教练保持临在的主要挑战之一是：必须为你的客户在保持"舒适空间"和最初意图

及目标之间把握好界限。换句话说，你要带着尊重去倾听他们所说的内容，但也要注意，有时客户会陷入旧的模式（借口、合理化），这与他们的既定目标相悖。带着责任感保持临在——这是一个经验丰富的教练的平衡之举。在开始的时候这可能需要消耗你很多的精力，你会惊讶地发现，在你的教练生涯刚开始的时候，一次教练会谈就可能会让你感到筋疲力尽。请振作起来，你将培养"教练耐力"，并且将逐渐能够每天见一个以上的客户。

有一本很棒的书能让你感受到真诚和真实的力量，这本书就是《真诚：不做老好人，开始真实》（*Being Genuine: Stop Being Nice, Start Being Real*），作者是托马斯·德·昂桑布尔（Thomas d'Ansembourg）。

唤起

唤起而不是直接询问。你可以花时间帮助客户从内部唤起他们的兴趣，这样一来，你的教练会谈将由客户的需求和兴趣所推动。当他们反思自己的愿望时，如果你有耐心，请不要打断他们，给他们空间和时间进行深刻的反思，这样你的客户就会从内心深处引出自己的愿望、目标、希望和梦想。他们也会提出自己的矛盾和质疑。请仔细观察他们的身体暗示。

进行唤起性的询问就像与客户一起进入神圣的空间。在此过程中能量会在房间里转移。教练能参与客户最诚实的自我反省，这是一种不可思议的特权。真正把你的临在状态代入这个空间，并为出现的唤起记忆的材料提供一个安全的空间。我知道这听起来有点神秘，但当有人触及客户的核心问题和欲望时，我们就进入了一个强大的领域。敬畏是有意识的人的自然反应。你必须学会如何唤起和引出，而不是管理和指导。认可客户的动机，向客户反馈他们自己的价值观。即使在他们流露出矛盾情绪的时候，也要倾听他们的改变性谈话。

- 唤起：引出、鼓励、支持、寻求动机、寻找欲望和改变
- 避免指挥：不要授权、口述、告诉、管理、领导、命令

把握客户的情绪和能量

情绪可以产生洞察力，影响大脑的学习和改变能力。教练需要了解客户的情绪，并要求他们在适当的时候描述自己的情绪。教练需要注意客户精力或情绪的积极改变，这些转变可能会支持健康行为的改变。一方面，教练需要学习如何培养客户的自我同情和情绪接纳，因为这些品质可以让我们更诚实地评估一个人的行为，并且更好地进行自我照顾。另一方面，严厉的自我批评往往会导致回避并削弱洞察力。

表达同理心

虽然"适者生存"确实是作为人类社会所描绘的竞争动力口号而流行起来的，但"合作求生存"似乎更适用于人类文明的进步。现在，合作能力和同理心被科学家们看作全面健康的必要行为特征。在心理治疗师赋予客户的所有品质中，同理心是对许多客户来说最有价值、最令人难忘的品质。"她似乎不仅能够理解我正在经历的事情，而且她具有同理心和感同身受的能力，这让我能够安全、勇敢地面对我必须面对的事情。"

教练通过承认客户的感受和情绪来获得表达同理心的技能。

- *我知道这对你很重要。*
- *很显然，你非常重视这一点。*
- *我认为这是大多数父母感同身受的，他们也会同意你的看法。*

提供反映

反映传达了积极的倾听（"我听到了……"），给客户机会去见证他们自己的言语、观点和信念。非评判性的思考会吸引客户并激发其学习兴趣。当教练注意到客户的言语、情绪或行为上的差异时，双面式反映可以提高客户对这种差异的认识。同样，当教练使用放大式反映时，在客户听到教练夸张的重复后，客户可能会重新考虑阻抗方面的问题。总结是教练对刚刚发生的事情进行一个简要的汇总，主要强调一些需要客户记忆的重点内容。同时，教练还能回忆起客户以前的信息和经历，帮助客户适应自己的成长。关于反映的更全面的讨论，见第 5 章的动机性访谈部分。

拓展对话

教练通过提出一些能够激发更深层次思考和自我反省的问题来帮助客户拓展可能性。开放式问题（以"什么"或"如何"开头）鼓励探索，并强调优势、价值观和学习机会。教练帮助拓宽客户的视角，探索客户生活中的相互关系。拓展对话的方法包括：

- 探索更广阔的视角，激发客户对新的可能性的兴趣
- 根据客户的语言和兴趣使用隐喻
- 问一些能引起共鸣的、强有力的问题
- 头脑风暴
- 提出开放式问题
- 将重点与客户生活的多个方面联系起来
- 融入教练的直觉

聚焦和重新聚焦对话

教练促进对话，是为了衡量客户的探索性思维（以行动为导向的焦点）。在客户参与了某个探索性的过程之后，下面列出的技巧有助于将对话聚焦到决策、目标设定和承诺上——所有这些都支持客户对他们的生活愿景的预期。重新聚焦的方法包括：

- 提出封闭式问题（如"这仍然是你想谈论的吗？"）
- 练习"底线"技巧
- 打断并重新引导
- 请客户总结一下这个主题
- 使用评分问句（1 ～ 10 分）

协助客户整合健康信息

教练的目标是让客户充分了解个人的健康和幸福状况。教练过程首先从确定客户所理解的内容开始。接下来，教练协助客户寻找和利用健康资源，并准确评估和整合多种健康信息来源。这些来源可能包括医疗保健提供者的投入、健康状态评估（包括自我评估）、健康风险评估、基本生物学测量和适当的转介。

在"引出—提供—引出（问—说—问）"中，你首先要询问客户可能对某个主题所了解的内容。在得到客户的允许后，再进行一些简短的专业知识补充。最后，请客户用自己的话复述一遍，以确保你的观点被准确地理解。

健康信息的评估并不是由健康教练统一完成的。那些有执照的卫生保健人员也可根据其培训水平评估客户的健康信息。非临床的健康教练应掌握健康生活方式的基本信息，并与客户一起复习，将其融入行为选择和思维转变中。

支持客户选择目标

教练要支持客户仔细地选择目标和行动步骤，那些小的、渐近的成功预示着客户的长期参与。教练识别客户改变的准备程度，并支持客户设计适当的行动步骤，使客户朝着既定目标前进。随着时间的推移跟踪客户的进展与取得长期成功紧密相关，因此客户要学会跟进自己的行为、解决问题，并观察自己的行动会带来什么样的影响。在回顾过程时，教练并不关注结果，而是需要强调客户的努力，以及从成功和挫折中可以学到什么。

- 采用健康行为改变的跨理论模型
- 促进目标可视化，以引出客户的内在动机和目标方向
- 预见、计划并帮助客户积极应对挑战
- 创建 SMART 原则的目标：具体的，可衡量的，可实现的，相关的或现实的，有时间限制的
- 促进客户对行动的承诺
- 采用行为跟踪方法
- 区分行为目标（过程或学习目标）和结果目标

培养意识、视角转变和洞察力的成长

教练重构的目的之一，是帮助客户提高自我意识，特别是他们自我挫败的观点、自言自语和那些会导致沮丧、失望和不健康生活习惯的行为模式循环。

- 善于转换视角
- 处理客户自我挫败的观点
- 探索与客户行为和决策倾向相关的模式（诱因、思想、情感、感觉、环境）

- 建立自我对话的意识并进行调整

支持自由选择、自主性和内在动机

教练心理学涉及激发客户的内在动机，这基于客户的目的、意义、价值和偏好，而不是外部资源。客户（而不是教练）的知识和经验是教练对话的原材料，能促进客户持久的改变。

- 引出客户的观点（包括改变的原因，解决方案，想法，实践，期望，反应，期待的结果，奖励和激励）
- 帮助客户探索并阐明价值观、意义和目的
- 帮助客户设想其最佳健康状态
- 与客户讨论并尊重其对自我监督（不带任何评判）、问责制、联系方式（电子邮件、短信、电话）的偏好
- 自我决定理论
- 动机性访谈概念

探索客户的自我效能感

教练帮助客户培养自我效能感，自我效能感是指客户对自己做出改变、克服逆境和实现目标能力的信心，其中客户实现目标的途径包括：获得支持行为改变的自我觉察和洞察力、从挫折中学习、开发新资源和找到适应环境的新方法。教练帮助客户参与解决问题、评估选择，并考虑短期和长期的收益和结果的过程。请回顾第 5 章"社会认知理论（自我效能感）"部分。

提高支持

改变是很难的。支持有很多种形式，教练为那些长期在单打独斗中挣扎的客户提供了种种可能性。什么样的联系和纽带可以让客户感受到支持并从中受益？他们需要学习如何寻求帮助吗？嗯……很常见。在此过程中还有什么其他障碍吗？你如何协助客户发现资源？教练可以从以下 3 个方面来考虑支持：

- 社会支持：朋友、盟友、情侣、家人、同事、导师
- 内部支持：个人技能、优势、价值观、能力
- 结构和环境支持：安全且舒适的住宅、重要的社区、娱乐机会、负担得起的出行方式、健康的工作场所

鼓励积极的实践和自我发现

教练需要建立一个信任的环境，让客户感到安全，支持客户尝试新想法和新行为。实践可以在会谈中进行，也可以作为作业在两次会谈之间进行。教练帮助客户培养**成长型思维**，相信客户的能力不是一成不变的，而是可以通过实践和持续的努力不断提高的。决策平衡表帮助客户评估改变行为的利弊，以及不改变行为的利弊。

增加积极的心理资源

教练通过培养意义、反映积极情绪、运用优势、肯定自我价值和努力等方法，帮助客户开发积极的心理资源。这些心理资源在提高创造力、开放思维、提高应变能力、处理人际关系和健康方面具有重要价值，它们可以作为乐观和心理韧性的一种手段来塑造感恩和充满希望的积极情绪。

强调优势

基于优势的方法是教练过程的基本部分，一些有经验的教练认为这是教练过程的基本支柱。对于那些缺乏信心去追求健康愿景或其他目标的客户来说，意识到自身的优势是提高自我效能感的关键。以下工具都可以用来帮助客户提高自身的临在感并培养他们的优势。

基于优势的方法渗透到积极心理学的许多领域。基于优势的教练方法侧重于以个人内在和不断增长的优势或宝贵能力为核心。盖洛普·克利夫顿（Gallup Clifton）提供了一种有效的方法——优势识别器，用以发现特定的优势，包括更高水平的智慧、勇气、人性、正义、节制和超越。

当客户以贬低的方式谈论自己缺乏进步时，教练可以帮助他们改变当下的观点，引

导客户重构或重新关注自身优势，而不是指出他们的弱点或不足。通过发现自己的才能，客户可以在教练会谈中发现"啊哈！"时刻，享受发挥自己的优势，而不是指出自己的缺点。

越来越多的研究表明，基于优势的方法对于建立信心及多个领域的发展至关重要。一种基于优势的方法还被用于家庭体育活动和锻炼的行为养成中（Warburton & Bredin，2019）。基于优势的方法已渗透到积极心理学的大部分领域。有一些基于优势的咨询方法，侧重于个人内在和不断增长的优势或宝贵能力的核心。

VIA 性格研究所已经做了一些关于性格塑造中特定优势的科学研究。这些特质包括更高水平的智慧、勇气、人性、正义、节制和超越。你可以通过 VIA 性格优势问卷来识别你的个人性格优势，并帮助你的客户识别他们自己的性格优势。该问卷是综合全球 130 多万人（用 17 种语言）的测试数据所研发的，科学地调查了一个人的性格优势（Lavy & Benish-Weisan，2021）。完成 VIA 成人调查和青少年调查需要 30 ~ 40 分钟。"发挥自己的优势"是教练圈子里经常听到的一句话。它要求你和客户列出优势清单，教练就像记忆的唤醒者，当客户在想要改变一个坏习惯或养成一个好习惯的道路上遇到困难时，你可以帮他们唤起并调用自己的优势。

建立优势和提高幸福感之间的关系是什么？

在一项针对 622 名成年人开展的研究中，被试被分入 9 种性格优势干预组之一或安慰剂对照组，通过做一些简单的活动，如感恩拜访或在两周内的记住 3 件好事，被试的幸福感得到了提升，抑郁也在某种程度上得到了缓解（Gander et al.，2013）。前测和研究开始后 1 个月、3 个月和 6 个月的后测证实，9 个干预组中有 8 组的幸福感得到了提升，而所有组（包括安慰剂对照组）的抑郁情绪都有所下降。

VIA 研究所的性格报告称，与生活满意度最相关的 5 种 VIA 性格优势分别是希望、热情、感恩、好奇和爱。该机构推荐以下活动，这些会帮助我们发现幸福和建立优势之间的联系。教练可以在与客户接触之前先自行练习。教练帮助客户发现、探索和实践优势，基于此，客户不仅能培养积极的自我关注，还能开拓更积极的认知和感受。

提升希望的活动：
花点时间思考一下即将到来的一年，想象一下即将出现的最好的自己。你正在从事令人愉快的活动，你正在朝着对你来说很重要的目标努力。在你有一个清晰的想象之后，记录下其中的细节。写下你可能做到的最好的自己，这有助于为未来创建一个逻辑结构，也可以帮助你从模糊的想法走向具体的、真实的可能性。

提升热情的活动：

行动起来！从事体育锻炼已被证明可以提高精力和耐力。每天进行 30 分钟的锻炼，你就会发现你的精神和活力有所不同。选择一项你觉得有趣的体育活动，比如滑冰、徒步旅行、足球、滑雪等，然后去做吧！你将提高你的热情，并将提升你的身心健康水平。

提升感恩的活动：

安排一次感恩拜访。找一个你非常想感谢，但还没有好好表达过感谢的人。回想自己是如何从他的行为中受益的，然后给他写一封表达你的感激之情的信。给对方打电话或安排见面，并大声读信给他听。这种行为对你和他人都是有益的！

提升好奇的活动：

想一件你不喜欢的事情，比如洗碗、付账单或叠衣服。下次当你从事这项不喜欢的活动时，重点关注该活动的 3 个新奇或意想不到的特点。例如，如果你不太喜欢洗碗，尝试将注意力集中在洗碗剂的味道、锅的重量和泡沫水的温度上。你能从这个无聊的活动中找到一件令人惊讶的事情吗？

提升爱的活动：

参与仁爱冥想。找一个舒适的地方静静地坐着，练习祝福自己和他人幸福和平安。你可以背诵满足和好运的短语，如"愿我强壮和健康"或"愿我的妹妹找到幸福和爱"。这种类型的冥想可以让我们感觉与周围的人联系更加紧密，并提高"爱"这一性格优势（资料来源：VIA 性格研究所）。

连接价值观

我们的价值观控制着我们。每个人都有一套自己的价值观，无论这些价值观是否被有意识地认同。如果你看重能力而不是社会关系，你会倾向于寻求对自己才能的认可，并且你会因为别人的忽视而感到羞辱。如果你重视效率和组织，你可能想要独立而安静地工作，并且你会发现办公室里善于交际的人是令人讨厌的。我们的价值观也决定了我们想要实现什么样的人生目标。在教练联盟中，你将通过客户认为重要的和他们想要避免的东西来了解他们的目标。你可以直接问他们重视的是什么，或者当你足够了解他们的时候，抓住机会猜测一下他们的价值观。解读别人的价值观并不困难，但是你可能会时不时地感到惊讶，所以最好是让客户从列表中识别它们，比如下面的这个（部分）价值观清单（表 8-1）。

表 8-1　价值观清单

真实	创造力	幸福	服务他人
接受	效率	努力工作	简单
成就	享受	独立	自觉
冒险	卓越	才能	优势
利他	专长	领导力	结构
美丽	灵活性	与众不同	团队工作
清晰	自由	安全	独特
承诺	满足感	自我实现	有用性
社群意识	友谊	平静	智慧

教练要根据客户的价值观，而不是你自己的价值观进行教练。进行区分，不要假设他们和你有相同的价值观。此外，当你有了更多的自我意识，你可以发现自己是否曾经把本人的价值观投射到客户身上（把你的动机、感觉或想法归因于别人）。投射、移情和反移情在心理治疗中被广泛研究。这些心理术语表示由于治疗师跨越了个人需求和欲望的界限，治疗关系变得模糊不清。

提升你提出有力问题的技巧

关于提出有力问题的艺术，朱安妮塔·布朗（Juanita Brown）和戴维·伊萨克斯（David Isaacs）提出了一些最好的想法。他们是一家组织和沟通公司——世界咖啡馆

（World Café）的创始人。以下陈述改编自布朗、伊萨克斯和埃里克·沃格特（Eric Vogt）的《有力提问的艺术：促进洞察力、创新和行动》（*The Art of Powerful Questions: Catalyzing Insight, Innovation, and Action*）。

提出有力的问题可以培养突破性的思维、创造力、创新和行动。在德国，"director grundsatzfragen"的头衔被翻译为"根本问题管理者"，揭示了深入了解当前假设，并为下一个范例做准备的持续对话的高度价值。在我们的文化中，人们对提出创造性问题的厌恶，与我们强调寻找快速的解决方案和我们非黑即白或非此即彼的思考方式有关。伊萨克斯认为，北美社会关注的是"正确答案"，而不是发现"正确的问题"。

根据客户激发创新和行动的能力对以下问题进行评级：

- 室外温度是多少？
- 你把狗带出去了吗？
- 在这种情况下，你看到了什么可能性？
- 你怎样才能更好地平衡工作和生活？

前两个问题只会引出简单的"是"或"否"，并没有后面两个问题那么有力量。

托尼·斯托尔茨福斯（Tony Stoltzfus）在《教练问题：关于有力提问技巧的教练指南》（*Coaching Questions: A Coach's Guide to Powerful Asking Skills*）一书中收集了一些很棒的教练问题：

- 符合客户当前的认知水平，但要扩展并超越他们目前的界限
- 能够揭示那些过时的障碍和不必要的限制的隐藏假设
- 拥有巨大的能量，帮助人们找到意义和相关性
- 创造以可能性为导向的回应和进一步的对话
- 将对话的焦点从关注问题转移到关注可能性
- 激发听众的好奇心
- 激发思考，为目标和意义提供动力
- 是发人深省的
- 激发创造力
- 聚焦注意力和探究
- 与客户同在，持续思考
- 引出更多问题

习得追踪技能

你能追踪一个人的故事吗？你是否有过认真倾听的经历，让那些最突出、最重要的部分都能显露出来，然后你再提出一些能够引起共鸣的问题？我说的是引起共鸣的、强有力的问题，因为你在追踪客户的故事，不管有多少曲折，你都在做一项有技术性的工作。这就是你在教练对话中提出最有帮助性的问题的时候，这些问题是为你的客户而提的，而不是为你自己。每当你发现自己在挖掘潜在的原因或无关紧要的信息时，停下来想一想："我真的需要知道这些吗？还是我只是在多管闲事？"

通过练习好奇心来帮助客户更清晰地理解，这与毫无理由地进行不正当的探究之间有很大的区别。你的提问需要保持简洁、诚实、有目的和直接性。唤起性问题的目的是帮助客户发现更多关于他们自己和导致他们迷失的内在过程，或者如何帮助他们发现更深层次的思考过程。跟踪就是要在他们说话的时候保持警觉。是的，这需要不断的练习！

打断和重新引导

很多时候你需要让你的客户重新回到你们的话题上。有时客户讲的故事会绕一大圈。你甚至听不懂他们在谈论什么了！你就像跟着他们进了兔子洞，却不知道怎么回去。他们在重复一个冗长的故事，坦率地说，你也迷糊了。

就实话实说吧：*哇……我迷糊了。我们开始讨论如何寻找新的资源，然后出于某种原因，我们讨论了为什么旧电器更好。我想我们跑题了。我们需要回到正题上，就像我们说好的那样。*

其他一些建议包括：

• 从当前阶段健康转盘的任何领域开始评估。看看他们现在的健康状况和他们想要达到的目标之间的差距。

• 使用可能性思维——什么是有可能的？在一开始的时候不要尝试确定细节。

• 避免问"为什么"。可以用"你看如何""什么时候""还有什么"来代替，最有用的问题是要针对你的客户，而不是你来提出的。

• 让你的客户进行提问。

重构

还有别的方法看待问题吗？当然有！至于我们是否愿意去换个角度看问题，那就是另一回事了。当你的客户坚信自己是对的，即使他们是为了自己的幸福，也应该重构并寻找另一种观点，或改变看待问题的角度。当你需要重构的时候，用你的直觉来引导自己。一定要弄清楚，认可、重申和确认你的直觉是准确的。在要求客户重构之前，转述并反馈你所听到的内容。通过会谈来检验客户的重构尝试。这也是帮助他们把问题和消极情况转化为成长和改变机会的好方法。

处理高涨的情绪

我曾经听一位教练说："如果客户在教练过程中有强烈情绪的产生，那么建议你的客户去看心理治疗师。"当客户想去看治疗师时，我从不反对。但一个人表达了强烈的情绪，并不意味着我们必须中断他的表达，把他推到治疗师那里去。心理治疗并没有垄断情绪治疗市场。你每天（在某种程度上）都在向亲近的人和陌生人表达自己的感受。教练为了让客户以后向治疗师表达和讲述而抑制他们的感受是相当荒谬的，而且这可能会导致客户情感上的不诚实和交流的中断。感受体现了我们的思考过程，并指出了我们的直觉所反映的内容。

感受，例如未解决的悲伤，长时间的、破坏性的愤怒或短暂的卑鄙怨恨，这些都是你作为教练可能不想处理的情绪，你有权告诉客户你的想法，并建议他们就这些更深层次的问题去寻求心理治疗师的帮助。

谨慎使用直觉

有时候你需要运用你的直觉，跟随你的直觉。这也许会让人觉得你在胡乱猜测，这种猜测可能是错误的，所以你可以用有效的方式进行澄清。如果你的猜测是对的，你的客户会告诉你。如果你猜错了，承认这只是你的直觉，你很乐意被纠正。另外，不要让错误的猜测迷惑你。你在教练实践中将不断完善你的直觉技能。因为在教练的过程中，直觉确实占有一席之地。

拓展新领域

当感觉有风险时该怎么办？

经验丰富的生活教练兼作家帕特里克·威廉姆斯说，教练要掌握知道什么时候"拓展"客户能力的技能。威廉姆斯认为，教练培养了自己的直觉，知道如何以及何时让客户走出舒适区。这需要教练深入倾听，在适当的时候，即在客户有意识或无意识地回到远离目标和梦想的安全区域时，将客户的努力和承诺拓展到他们舒适区以外的领域。**你的客户来找你是想走出舒适区。如果他们似乎总是在熟悉的领域盘旋，这时候就需要拓展新的领域了。**

借用维尔纳·埃哈德（Werner Erhard）提出的一些旧术语，作为教练，你是客户既定目标的"代言人"。换句话说，无论你和你的客户在最初的教练协议中同意了什么内容，你都自信地坚持你的承诺，并为客户提供支持、提醒、促进和推动。

下面的建议来自威廉姆斯和梅内德斯的《成为一名职业生活教练》（*Becoming a Professional Life Coach*）。每个教练和客户都会遇到一个明显充满障碍的领域，这将成为他们前进道路上的巨大绊脚石。在这时候，教练需要帮助客户走出舒适区，拓展到新的领域，这个领域往往会伴随风险。

作为一名教练，你可以帮助客户通过新的认识和新的策略来解决这个问题。通过创造性的头脑风暴来进行一些小的初步行动，并通过产生新的行动可能性来降低风险。

1. 评估和探索存在挑战或阻碍进展的领域。

2. 仔细倾听重点或疑问所在。

3. 简要总结一下你所听到的问题的本质。

4. 要求客户尝试一些新的可能性。

5. 在适当的时候，试试"10 个疯狂的想法"。作为教练，这对你来说是一种新的策略，它更具指导性，而且这似乎与你迄今为止所扮演的隐形角色不符，但这 10 个疯狂的想法将有助于破冰，并将客户的思维拓展到所有可能的领域。

6. 请关注至少 3 种可能性（或 2 种，这里没有硬性规定）。

7. 尝试一下这些"风险更大的议题"——所有这些都是为了拓展新的领域。

问题：

- *提出一个更高的要求：你已经预演过了。现在生活对你的要求是什么？*
- *识别明显的不同：我记得你说想要这样，但你在做另外的事……*
- *要求真实性：完全说出真相……这真的是你想要的吗？*
- *指出一个沮丧的妥协：当你在你想要的东西上妥协时，你有什么内在的力量被忽视了？*
- *尝试使用隐喻或想象：假设你在剥洋葱，你会看到什么？对你来说，什么更接近问题的核心？*
- *提供一个选择（作为最后的手段）：一定要事先征得客户的同意，因为你将被扣上"顾问"的帽子。*

培养客户的独立性

从达成教练协议开始，专业教练就需要遵守道德准则，培养客户的独立性，支持客户独立自主，确保客户不会依赖教练。从法律到会计，从医学到行为科学，在任何行业中，仅仅为了确保财务生计而欺骗客户都属于违反伦理和道德的行为。

定期总结客户的成长和变化。现实一点，不要过分夸大事实。说出真相，没有什么比真相听起来更真实。当教练用图形工具、庆祝标志和成功档案记录客户的进步时，客户会很感激。客户通常对自己的成就没有感觉，因此，创建里程碑来纪念和庆祝成功，会让客户感到被尊重，而且这是重要且有趣的。

当一个里程碑或目标由于无法预见的挑战、新的困难或困境而未能实现时，与客户共情也同样重要。挫折是生活的一部分。无论成功还是挫折，我们都要保持实践的真实性和诚实的反馈，你的客户会逐渐相信你的反馈，因为这符合他们的心灵罗盘。

为了克服挫折，我们需要重新审视目标并诚实地反思它们是否适合客户学习和成长过程中的这个阶段。这个过程可能是艰苦的，所以一定要使用各种压力管理技巧（呼吸练习、想象、冥想、引导想象、在大自然中散步、听音乐、精神治疗）来帮助你的客户。

使用引导想象和可视化

我们只能实现我们最初的想象。与你的客户促进可视化的过程从引导想象的一些基本技能开始。想象是大脑的第一语言。婴儿在学会说话之前就会在头脑中用图像进行交流，并且这种做法会贯穿我们的一生。引导想象是最有效的辅助医学形式之一，有科学证据支持，想象可以协助我们实现各种目标，如疼痛管理、减轻压力、促进术后恢复、减肥、戒烟。

专业人士的建议：

莱斯利·达文波特（Leslie Davenport），变革性想象的导师，提供引导想象的高级技能方面的教练。在引导想象会谈结束时，她问的一些问题是：你感觉如何？有什么令人惊讶的吗？最突出的是什么？如何在日常生活中培养这些品质呢？

对于整合健康教练来说，尤其是在建立一个整体的健康愿景或挖掘一个人的生活目标时，引导想象或简单的可视化练习是恰当且非常有用的。

推荐的可视化脚本（3~6 分钟）

在一个安全的、不让人分心或没有干扰的房间里，坐在舒适的椅子上（直坐），引导你的客户进行以下操作：

从腹部深吸一口气，然后慢慢地呼出，闭上你的眼睛。按自己的节奏自然地吸气和呼气。随着每一次呼吸，你会感到自己变得更加放松和自在。让紧张感轻松地随着呼气排出你的身体。每一次的吸入，都会带来更多的平静、清晰和轻松。

保持腹部呼吸。每一次呼吸都让自己更加放松。好，在你的脑海中，去一个安全、舒适的地方，在那里你感到所有的需求都得到了满足。你是安全的、受保护的，你感受到了强大和安心。这是一个让你感到放松和自信的地方。

> 这个特别的地方看起来是什么样子的？你可以把你喜欢的东西放在那里。没有限制，你的想象力将满足你所有的需要。
>
> 现在快进 5 年，给自己一个完美的健康形象。你已经完成了所有的健康目标。你的健康状态是什么样子的？一个健康、健壮、快乐、充满幸福感的你的理想形象是什么？你在那里感觉如何？这地方现在是什么样子？注意你周围的环境。花点时间去想象所有的细节。唤起你所有的感官。
>
> 描述你的感觉。想象一下你是如何到达这个非凡的幸福之地的。过去 5 年发生了什么？你采取了什么行动？谁帮了你？你在做的事情和现在有什么不同？
>
> 在这个充满健康、快乐、幸福的地方是什么感觉？拥有健康的身体是什么感觉？
>
> 因为时间的关系，你会暂时告别这个安全、强大、牢固的地方，但你还是可以随时回去。想出一个可以象征和总结这一经历的标志。将这个有象征性的标志保存在一个安全的地方。
>
> 当这个环节接近尾声时，花点时间审视一下你的身体。揉搓双手，用手盖住眼睛。活动你的脚趾，然后脚踏实地。数到 3，睁开眼睛，你感到警觉而平静，放松而平和。

接下来问客户以下问题。给他们足够的时间回神：

- *你的感觉如何？*
- *发生了什么？有什么可以分享的吗？*
- *你带回了什么标志？*
- *你可以从中创造什么健康愿景呢？*

深入讨论，探索所有的品质、优势、朋友、盟友、资源、环境背景和独特的天赋，以支持这个健康愿景。

利用意志力

早期的牧师们喊道："用意志力抵制诱惑！"新时代的励志演讲者附和道："用意志力最大化你的潜力！如果我能做到，你也能！"这两个角色似乎都依赖"责备和羞辱"或"效仿我"的策略。似乎每个人都认为意志力就像一台 600 马力的发动机，但最近的研究发现意志力远非如此。罗伊·鲍迈斯特（Roy Baumeister）是其中一位研究人员，她发现，意志力确实可以被增强，但是如果你花太多时间使用意志力，它是会被耗尽的。但庆幸的是，稍加休息，意志力就可以再次恢复。

健康心理学家凯莉·麦戈尼格尔（Kelly McGonigal）仔细研究了如何找到抵制诱惑和养成健康习惯的力量。她的研究表明，自我控制实际上是一种与生存相关的生物身心反应，并由自我同情、正念、进食时间和改善睡眠来支持，这些都是教练对话的好素材（McGonigal，2013）。和鲍迈斯特一样，她也认为意志力不是一种无限的力量资源，意志力可以通过自我批评和内疚来削弱（抱歉，牧师们）。意志力也能够吸引那些想要在伙伴关系中提高自我控制能力的朋友。

探索部分

当你的客户被错误的信念或消极的情绪所阻碍时，你该怎么办？这里有一个简单而优雅的方法，可以让教练在不涉及治疗或诊断的领域做一部分工作。与他人和自己的人格部分（思想、感觉、信仰）对话，是一种让情绪清晰、思维广阔的方式，尊重它们的存在，感觉自己被倾听并继续前进。当一部分工作伴随着躯体感知时，个体可以感觉到一种转变，并释放一些伴随情绪而来的紧张、痛苦和判断力。然后，教练有机会帮助客户探索那些阻碍他们的信念或想法。

示例：

教练玛丽注意到她的客户丽莎正屏住呼吸，往后缩，于是教练询问了她的情况。

教练：你现在感觉怎么样？我感觉到一种变化。

客户：我身体不舒服的时候不敢向老板请假。她压力很大，任何表现不佳的人都可能被她解雇。

恐惧的情绪和她的老板可能会报复的信念阻碍了客户获得必要的休假。这可能是真的，也可能不是真的，但教练不做关于信念的争论。相反，教练通过帮助客户将情感与信念分离，找到前进的道路。教练没有告诉客户，她的恐惧是阻止休假的原因，而是将这种恐惧看作客户的一部分，并告诉丽莎，除此之外她还有更多可能性。她也是一个能做出正确决定并且认真负责工作的人。

教练：你有一部分是在担心和害怕可能发生的事情。请你暂停一下，感受一下是身体的哪个部位有这种感觉，并给它一些空间（停顿、深呼吸）。我还想认可你坚强的、保护自己的那部分，这些表明你是多么想维护自己并承诺自我照顾。

教练在会谈中认可了客户过去所做的所有努力，表达了她改变自己的生活并从现在开始好好照顾自己的动机和承诺。一旦你接近生活中的"硬骨头"，就像我的老师，荣格心理治疗师琼·史诺达·博伦（Jean Shinoda Bolen）说的，一旦你接近处理那些在生活中压抑、否认或忽视的事情，情绪、判断和信念就会上升并破坏计划好的行动，这是很常见的。客户丽莎就是这样的。

我喜欢这些工作的原因在于，它让内在的转变在教练过程中自然地发生。教练不需要对客户正在经历的内部过程进行分析或做出任何假设，只需要见证和诚实地反映这种变化。**不要害怕处理情绪**。当情绪被看到和听到，它们往往会转移、消散，或暴露一些潜在的真相，并暴露那些需要注意的问题。

利文斯通和加夫尼提供了 30 秒情感急救法，帮助教练处理那些可能会妨碍教练对话的情绪和想法。他们将其称为"弹出窗口"（pop-ups）。

步骤如下：当你注意到自己在与客户进行教练谈话的过程中感到不安或苦恼、你的身体紧绷或感到不舒服时，请留意这种感觉。注意此时是否有某种情绪或想法产生，然后再带着好奇心深入探究。对自己说，你所关注到的可能来源于自身性格的一部分，但不是全部。关注你注意到的东西，并在你和这一部分之间建立内在联系——就像一个关心孩子的父母。检查你对这部分的感觉，如果你对它有评判或恐惧，弱化它们，这样你就能与其共存。和它成为朋友，并在今天晚些时候重新审视这部分(情感和思想)。问问自己的情绪："你现在需要我做什么来缓解情绪，让我能把注意力集中在客户身上？"如果可能的话，请尊重你的请求，并承诺以后再回顾这部分情绪。然后重新关注客户。

有一次，在给我的研究生们提建议时，我想到约翰·利文斯通说的："情感就是情感，信念无须谈论，不同个性的客户有着不同的情感和信念，而脆弱的情感会激活保护性的部分。"一定要遵守你的承诺，在当天晚些时候，当独自一人的时候，为自己提供自我关怀。如果你有兴趣了解更多关于这种为临床医生和教练提供自我管理的技术，请阅读《医疗保健领域的关系力量》。

与客户一起做部分工作需要更多的培训，因为可能会出现大量的琐碎事件！如果你感兴趣的话，我建议你参加由理查德·史华兹（Richard Schwartz）创办的"内部家庭研究所"培训。对教练来说，帮助客户区分自己的情感和信念是一项高级技能。

反思练习

暂停 3 分钟。不要说话，只听。你能听到多少种声音？

你能在此时此地保持整整 3 分钟不走神吗？

让一个朋友和你一起练习积极倾听。让他们选择一个活动（生日派对、海滩度假、工作会议），并描述至少 12 件发生过的事情。

让朋友用 1~2 分钟的时间讲故事。然后你尽可能多地复述其中的细节。问问你的朋友你是否涵盖了所有的细节。如果你涵盖了 12 件事情中的 10 件或更多，你就是一个好的倾听者。如果你只能涵盖 6~8 件，你就是一般的倾听者。如果你只能涵盖不到 6 件，那么你需要更多的练习。

你能分辨出听、用心听和有目的的听之间的区别吗？

第 9 章
促进学习和目标设定

完成本章后，你将能够：

- 评估客户何时需要自主学习；知道如何促进行动。

- 认可并重申客户导向的目标。

- 确定内在动机发展的益处。

- 施测人格类型调查问卷。

- 共同制订行动计划，并根据需要调整目标计划。

- 基于 SMART 原则制定目标和行动。

- 管理进度、问责制并跟进计划。

- 展示如何促进自我导向学习和个人成长。

我们记忆中最伟大的老师是那些帮助我们学习的人，这和告诉我们答案是不同的。我想起了我的一年级老师，当我们问她如何拼写一个单词或解释一个概念时，她说："把它念出来，然后查一查。"我敢肯定，我们翻了个白眼后查了查字典。如今，年轻人在学习过程中会借助数字拼写检查和文本更正工具。它是否有助于更好的拼写？各方在这个问题上意见不一，但我对此表示怀疑。促进学习是授人以渔而不是授人以鱼。这是怎么做到的？

擅长促进客户学习的教练知道如何提出巧妙的建议并推动对话，因此，客户就会意识到他们需要寻找多种信息来源以获得新的理解和解决方案。一些教练认为这个过程是"即时学习"的一部分，解决方案在需要的时候才出现，而不是延时出现。这些教练宣称，他们不会被客户的第一反应"*我不知道怎么做……*"所吸引。教练必须把重点放在以客户为中心的探询上，这样客户自己就能带着理解更清晰地迈出重要的第一步。

当一个人处于迷茫、未知的状态时，会感到不舒服，甚至尴尬。没有人真的喜欢承认自己不懂或不知道，尤其是有来自工作、家庭、配偶或学习新技能的压力时。教练需要意识到客户的内心挣扎并感同身受，这种挣扎可能不会在口头上表现出来，但往往可以在肢体语言和面部表情中观察到。

在这些时候，教练必须感知客户的**学习风格：视觉型、听觉型或动觉型**。如果客户是一个视觉型学习者，他们倾向于做详细的笔记，从插图中学习知识，真正理解图形和"健康转盘"的使用，并被书面材料所吸引；听觉型学习者喜欢让你重复一些东西，用语言表达他们说了什么，让你口头解释一些你让他们读的东西；动觉型学习者需要把任何课程付诸行动才能真正学到东西，在他们能够执行或体验某件事之前，他们很难记住它。实践经验和友好的鼓励对动觉型学习者至关重要。

促进学习的一个核心部分是帮助客户摆脱对自己或自己的人际关系的刻板印象。一个好的教练关系最终会揭露客户所描述事物的方式与事实之间的差异，揭示客户的信念、想法、感觉和行动之间的差异。随着教练和客户之间信任度和亲密感的不断增强，教练可以帮助客户确定何时用新的信念、想法和行动取代那些旧的习惯，这些新的信念、想法和行动可以增强其行动和追求目标的能力。当教练示范如何从更广阔的视角思考和沟通时，客户也会受到启发，转向更广阔的视角，并从中找到更多的可能性。这些广阔的视角是许多新的和相互关联的因素聚集的有利点。更广阔的视角是新知识、多重选择和增强意义的诞生地。客户正在拓展和学习如何从一个小世界走向一个更大的世界，在这个世界里，客户可以分清琐碎的借口和需要持续努力消除的主要障碍。

促进学习必须与提醒客户的优势同时进行，所以在教练会谈中要保留客户的优势清单。

促进学习也可以通过生动的头脑风暴游戏来实现，在这个游戏中，你们可以轮流进行各种各样的思考。比如提出 10 个大胆的想法，答案没有对错之分。使它尽可能地扩展，或者利用客户已有的关于如何获得新知识的想法，并优先考虑它们。现在最需要学习的是什么？哪些内容虽然有趣，但可以晚些学习？坦率地讨论一下客户现在可用的学习途径，这些途径是否够用？他们还需要学习什么，向谁学习？最后，探索让自我发现变得有趣的原因。一定要记得庆祝客户的成功，并重申他们提高学习能力和提高效率的方式。

> **问题：**
>
> *我如何让客户做到自主学习？*
>
> *在客户做出选择的时候我该如何协助他？*
>
> *我能考虑推后自己的个人日程吗？*

> 小时候，我在学习过程中必须得到别人的指导。成年后，我更喜欢自我指导。理解这种差异的教练们会赋予周围的人力量。
>
> 盖尔·佐丹奴（ *Gail Giordano*)，体育思维（ *SportsMind*)研究生

目标设定

许多教练认为设定目标和实现目标是教练的核心活动。无论是否如此，有一件事是肯定的：客户自行设定目标，教练不能强加。虽然有时健康顾问会为客户设定一个目标（在下一个年度之前减掉 5 公斤、立即戒烟、开始锻炼，否则……），但这些目标不是完全的客户导向，我们需要尊重客户的个人意愿。尽管大多数人认为设定目标是一种非科学的努力，只需要艰苦的努力和自我控制，但越来越多的证据表明，有效的目标设定需要深思熟虑，并对失误和重新开始的预期持合理的态度。即使是朝着实现崇高目标取得

的微小进步也会成为一种激励力量。

成功是帮助客户建立信心和内在（内源性）动力的甘露，并促使教练会谈定期进行。

没有明确的目标，很难评估成功何时到来。尽管人们对目标的益处达成了共识，但关于目标是如何发挥作用的探讨还是有很多。以下是一些经验丰富的教练的陈述：

一个目标将会锚定整个教练过程，并给行动以支撑。目标让每一个环节都充满活力，给客户带来恰到好处的紧张感。就像我们做力量锻炼时肌肉增长的原理。

目标在终点线向我们招手，在很长一段时间里我们无法触及它。目标在召唤我们，激励我们跨越障碍。

我看到过目标变得无形。就在客户实现它们的时候——它们失去了效力和吸引力，有点像格劳乔·马克思（Groucho Marx）的老笑话："我为什么要加入一个允许我加入的俱乐部？"

以上前两种说法是对目标设定的乐观态度，第三种说法是指缺乏激励性的目标设定的局限性。回想前一段时间，你可能有一个目标，但它消失了。也许你在冰箱门上贴了一个减肥目标，最终你对它视而不见，甚至你从它旁边走过，都再也没看它一眼。如果目标没有从一开始就建立在你的激情或想象之上，它们早晚会变得陈旧或无力，缺乏持久力。

3 种类型的目标

1. **执行类**目标可以被客观地衡量（如追踪销售额）。

2. **学习类**目标可以在外部或内部进行衡量（如来自他人的反馈或自我评估）。

3. **满足类**目标取决于客户的成就感（如满意度自我评价）。

客户围绕目标讲述他们的故事，表述自己的愿望，说明为什么能或不能实现目标，以及需要什么。一旦在教练关系中建立起信任和安全感，有经验的教练就可以通过问一些启发性的问题，让客户去审视这些故事（*"你上一次确认这个故事并确信它完全是真实的是什么时候？"*）。

杜克大学一项关于整合健康教练的研究表明，如果教练关注客户的价值观和意义感并帮助客户把握大局，那么客户的目标设定就可以实现（Wolever et al., 2011）。在这样做的过程中，客户说他们在改变过程中深深扎根。这需要教练在强调客户责任和确保客户对自我节奏（自主性）有信心之间保持平衡。教练们不得不放弃让客户快速前进的冲动。从 5 个月开始的生物指标改善和行为改变可以看出，客户对自己设定的节奏和进度的把握可以产生显著的效果。

制订行动计划

具体的目标在教练和客户共同制订的行动计划中得以体现。行动计划通常历时 3～6 个月，以实现一个或多个目标。开始的时候需要尽量简单，一次只解决一个目标。

目标应该被分解成每周的小目标或小步骤。根据需要经常重新审视正在进行的行动计划很重要。随着不同计划的形成和新目标的确定，客户会有一个自然的变化周期。客户的目标会改变，这是非常常见的。当我们接近一个目标时，我们的视野变得更清晰。这真的是我们想要的吗？有时新目标开始出现。*"啊! 这就是我一直以来所追求的!"*

有时教练会认为客户有一个静态的行动计划来作用于整个教练关系，其实这是一种误导。教练是一个动态的过程，伴随着意想不到的转折，会有更多的自我意识和惊喜不断被发现。因此，行动计划必须做出相应的改变。基于在第一次教练会谈中创建的愿景，无论是通过坦率地谈论评估工具（健康转盘），还是通过可视化教练过程，教练将与客户共同制订一个行动计划。毫无疑问，这个计划会改变。尽管如此，这种改变对教练过程来说极其重要。

1. 制定符合 SMART 原则的目标

客户从健康转盘中选择一个他们想要改善的重点领域。他们会在自认为很重要的领域制定一个目标。有些人把目标定义得很宽泛（*"在 6 周结束时，我的饮食在大部分时间以素食为主"*）。他们为实现目标而采取的短期行动可以定义成明确的 SMART 步骤。有些人则在教练协议一开始就制定 SMART 目标。在这些情况下，教练应该通过以下步骤帮助客户实现 SMART 目标制定。

并非所有的目标都是平等创造的。有些人比其他人更聪明，如果你帮助你的客户努力解决 SMART 目标的每个方面，你的教练关系将会更有效。

SMART 目标是指**具体的，可衡量的，可实现的，相关的或现实的，有时间限制的**。

具体的： 具体的目标比宽泛的目标更有可能实现。要设定一个具体的目标，你必须回答以下 6 个问题（6 个"W"）：

- 谁（who）：谁参与其中？
- 什么（what）：要完成什么？
- 地点（where）：确定位置。
- 时间（when）：建立时间框架。
- 条件（which）：确定需求和约束条件。

- 原因（why）：实现目标的具体原因、目的或好处。

例如，宽泛的目标是"保持身材"。但是具体的目标应该是"加入一个健身俱乐部，每周锻炼 3 天"。

可衡量的： 建立具体的标准来衡量你所设定的每个目标的完成进度。衡量进度能确保自己走在正轨上，按计划完成目标可以体验到成就感，并激励自己继续努力达到目标。要确定你的目标是否可衡量，可以问自己：

- 我准备完成多少事？
- 我要做几次？
- 我如何判断自己达成与否？

可实现的： 当你确定对你来说最重要的目标时，就要寻找实现它们的方法。你会形成实现目标的态度、能力、技能和经济能力。你开始看到以前被忽视的机会，它们可以让自己更接近目标的实现。如果你能够明智地规划你的步骤、建立时间表并按此执行，你就可以实现自己设定的大多数目标。那些看起来遥不可及的目标最终会变得触手可及，不是因为你的目标变小了，而是因为你成长了，并拓宽了视角。当你列出自己的目标时，你就建立了自我形象。你认为自己配得上这些目标，并发展出让你能够拥有这些目标的特质和个性。

相关的或现实的： 要做到现实，目标必须是*你愿意*并且*能够*为之努力的。目标可以既远大又现实；你是唯一一个可以决定你的目标应该有多高的人。但要确保每一个目标都代表着实质性的进展。高目标通常比低目标更容易实现，因为低目标所激发的动力也较低。你曾经完成的一些最艰难的工作实际上看起来很容易，因为它们是你喜爱的。如果你真的*相信*它可以完成，那你的目标就是现实的。了解你的目标是否现实的其他方法，是回想你在过去是否完成过类似的事情，或者问问你自己完成这个目标需要什么条件。

有时间限制的： 目标应该确定在一个时间框架内。没有时间限制，就没有紧迫感。如果你想减掉 10 磅，你想在什么时候减掉？"总有一天"是没有用的。但如果你在一个时间框架内确定目标，比如"5 月 1 日"之前，你就已经让你的潜意识开始为这个目标努力了。**T** 也可以代表**有形的**（**Tangible**）。当你能用其中一种感官（味觉、触觉、嗅觉、视觉或听觉）体验目标时，它就是有形。如果你的目标是有形的，你就有更好的机会使它变得具体、可衡量，从而实现它。

问题：

需要改变什么？

请你打分：1 ～ 10 分中，你在这段时间内能够达到目标的信心是几分？

你需要什么样的支持来实现这个目标？哪种技能、知识、资源、盟友、环境、金钱、情景？

如果需要的话，你想对你的 SMART 目标做什么调整？

让我们在这里建立一些问责制。为了实现这个目标，你将如何跟进自己的行动？你能够衡量的是什么？这可行吗？你将如何与自我沟通？你会对你的教练说些什么？

2. 找出细节：重要性、优势、时间线、问责制、跟踪进展、社会支持

对于每个目标，客户必须根据他们的紧迫感和优先级确定目标的位置排序。一个目标可能在客户的生活中非常重要（减少久坐的习惯），但它可能并没有另一个目标（首先需要改变睡眠习惯，并在开始锻炼之前先休息一下）那么紧迫。在**目标和行动计划工作表**上，客户可以在教练的引导下为每个目标进行分级。工作表上有一部分用来列出客户确定的优势，这些优势可能有助于实现特定的目标。通过讨论引出更多的细节：成功是什么样的？你如何描述结果？你依靠哪些优势来做这件事？你希望如何承担责任？你用什么方法来记录自己的进步？你完成它的时间计划是什么样的？你的社会支持团队里都有谁？你预见了哪些障碍？当你遇到这些障碍时，你的解决方案是什么？不要指望客户在一次讨论中解决所有问题。随着时间的推移，有些问题会发生一些变化，这是正常的。

3. 创建行动步骤

目标通过更细化的行动步骤来实现，这就是实现目标的真正神奇之处——为客户设计合适的 SMART 行动步骤。客户会通过你提出的启发性问题知道什么是合适的行动步骤。你有多大的信心（1 ～ 10 分打分）可以在下周完成这个步骤？如果低于 5 分，那就有些太低了。把行动分成更小的步骤。继续提出评分性问句，直到修改后的行动步骤得到更高的评分（在 1 ～ 10 分的评分中高于 6 分）。当客户相信行动步骤是可以实现的时候，你会从他们的声音中听到自信。

> **问题：**
>
> *你有什么可以依靠的优势，并在下周可以利用这些优势来支持你的行为？*
>
> *你如何强化这些优势？*
>
> *你能预测到可能会遇到的障碍吗？*
>
> *你有什么想法来解决它？你能承诺些什么？*
>
> *这感觉可行吗？你能描述一下什么是"一小步"吗？那感觉怎么样？*
>
> *让你的客户重新审视自己，然后再问一遍：对你来说，什么更有可能成功，是迈出这一小步还是你提到的其他行动？*

4. 重申目标和行动

认可、总结并与你的客户确认：

> **问题：**
>
> *我想让你知道我是多么欣赏你刚刚所做的一切。*
>
> *让我回想一下我看到的你的所作所为，以及从你的声音中听到的……*
>
> *在这次会谈中，你对自己有什么发现？*
>
> *我如何在未来的会谈中更好地支持你？你能给我什么反馈？*

5. 根据需要调整目标和行动计划工作表

有时候你的客户会表示他们对之前已经明确的目标不再感兴趣。在完全抛弃这些目标之前，你要挑战并温和地面对你的客户。这适用于教练关系的中期阶段。当你接近一个目标时，阻抗就会产生，原因有很多：害怕失败、重蹈覆辙，甚至害怕成功。

> **问题：**
>
> *你对实现这个目标有什么犹豫呢？*
>
> *你现在最想做的改变是什么？*

> *你需要哪些你现在没有的东西来达成目标？*
>
> *你认为有哪些策略能帮助你更有效地获得这些资源？*
>
> *当你开始为这个目标奋斗时，你渴望超越什么？*

如果客户确信之前的目标已经完全失去吸引力，不再值得追求，那么可以尝试"重构"。请他们以一种可能再次对自己产生吸引力和能量的方式重新制定目标。

6. 跟踪进度和监测

跟踪进度可以通过书面记录、数字设备、应用程序、网站程序等来实现，也可通过简单的日记或便利贴来完成。跟踪进度要求客户以一种正式的、有组织的方式自我监督和记录为实现目标所采取的行动，以便客户准确表示进度。有意识的自我监督为更高的效率提供了反馈循环。大多数时候，人们从来没有以一种可衡量的、认真的方式跟踪过他们在实现既定目标过程中的进展。教练关系需要打破这种模式，并提供一种可靠的跟踪和监督手段。证明跟踪进度有效性的证据不断增加，特别是在使用数字应用程序进行锻炼和健康饮食方面（Gordon et al.，2019；Normand，2008；Olander et al.，2013）。

应用程序的使用

对教练来说，有一种很好的方法：准备一份清单，列出一些随时可用的行为改变应用程序，帮助客户跟踪进度。现在市场上有超过 20 万种应用程序！有些需要付费，但许多都是免费的。对于新用户来讲，应用程序要保证友好的使用体验，此外，隐私保障也很重要。对于那些不懂技术的客户，教练在推荐应用程序之前一定要亲自进行测试，否则挫败感可能会成为行动步骤的另一个障碍。

整体健康愿景

经验丰富的教练能感觉到他们的客户何时需要重新制定目标。制定整体健康愿景为此提供了依据。当目标看上去已经失去吸引力时，健康愿景往往有助于超越日常的挣扎，并提升高度，以获得个人整体生活的全景。健康愿景可以通过引导想象实现，能够激发客户对 5 年后的理想生活的想象。要求你的客户在整体愿景中尽可能多地唤起与他们的健康和幸福感有关的细节。

问题：

五年内，你想体验什么？

你生活中最重要的健康愿景是什么？描述一下你心目中最理想的生活。

健康是如何融入其中的？

健康愿景永远不会完全实现，但就像所有愿景一样，它们只是稍微超出了我们的能力范围，需要努力争取。整体健康愿景可以体现一种力量和能量，让一个人每天都感到精力充沛和强壮。

一个整体的健康愿景可能是：*我很强壮，很有活力，能够不辞辛苦地前往任何地方，用精力和热情奉献我的时间和专业知识。*

要实现这一目标，一个行动步骤可能是与私人健身教练一起定制训练方案，目标是在明年生日前攀登雷尼尔山（美国最高的火山）。

你对生活的整体健康愿景是什么？花些时间描绘一下它，看看它如何作为"奇怪的吸引物"来影响你的决策。

生活中所有最大和最重要的问题都是无法解决的。它们永远无法解决，只会被超越。进一步的研究证明，这种超越需要一个新的意识水平高度。一些更高或更广泛的兴趣出现，通过视野的不断扩大，无法解决的问题失去了它的紧迫性。它们并不能从逻辑上解决，而是在面对一种新的、更强烈的生活冲动时消失了。

当目标没有达成时

1. 培养成长型思维

实现目标是一项艰难的工作，请做好准备，你的客户会有很多错误的开始和失败。接受这些错误，唯一真正的失败就是一开始就不去尝试。每一次失败都是学习的机会，给你的客户提供更多关于如何改进过程的信息。在这一点上，帮助他们转变为**成长型思维**至关重要。把失败转化为教训。对挫折要有同情心。扩大支持和资源。缩小行动步骤的跨度。这些都是加强自我效能感的方式。

2. 识别障碍和阻碍

但是，当一个客户周而复始地不采取任何行动时，你们双方都可能感到挫败。有时，教练只是想知道**为什么**客户不坚持到底，不做那些他们同意做的事，或者不做他们对自己承诺过的事。在这一点上，教练应该放弃"想知道"。避免"为什么"的问题。这些问题只是满足了教练的好奇心，对客户没有帮助，对教练关系也没有帮助。教练应该协助客户识别阻碍进展的障碍。

"你从这次经历中获得的哪些见解可以应用到下周呢？"

"你认为障碍是什么？你需要克服什么障碍？"

"有什么可能的解决方法？"

可能的障碍是什么？你遇到了哪些障碍？不要想着问"为什么"，而是问"如何""何时"和"还有什么"：*如果这对你来说不合适，你更愿意做什么？有什么更聪明或更有效的方法来实现这个目标？这个目标对你来说仍然真实吗？*

3. 重申问责制和跟踪进度

客户通常会自愿提供大量"为什么"陈述，说明在一周内有些行动没有完成的原因。如果客户只是在逃避，那些"为什么"陈述听起来就会像空洞的借口。促进诚实的讨论，帮助客户对自己的行动和目标负责，引导客户决定**他们是否想要重新关注这个目标或制定另一个目标**。

4. 重新审视改变的阶段

尽管客户声明这一周会有所行动，但目标却迟迟没有完成，事实上，主要原因是——他们**根本没有准备好！** 他们可能认为自己处于行动阶段，但实际上他们已经回到了意向阶段，或者是准备阶段。这时你需要停下来问他们一些问题。

管理、跟踪进度和问责制

在印度教的三相神（trimurti）中有一个中间的神，毗湿奴，他在现代媒体中没有太多的报道。第一个神是梵天，宇宙的创造者。第二个是毗湿奴，站在中间，是宇宙的维护者。第三个是湿婆，宇宙的毁灭者。我们都可以在生活中多使用一点毗湿奴的力量，让我们度过平凡和令人兴奋的生活。擅长管理和跟踪进度的教练是完美的教练。正是这种生命本能使我们能够重复利用、修复和循环，并唤醒组织承担社会责任的使命。当指导客户维持他们的第一个一小步时，一定要进行一次谈话，讨论客户喜欢什么类型的**跟进**和监督方法。客户需要把他们新获得的行为和他们在关系开始时共享的生活愿景联系起来。

以下是帮助客户负责和勤勉地跟踪他们的进度所涉及的任务。它们来源于国际教练联合会所推荐的方法。

- 把注意力放在对客户来说重要的事情上，并确认客户有责任采取行动。
- 让客户采取行动，使其朝着既定目标前进。
- 通过询问客户在前几次会谈中承诺的那些行动来规划后续行动。
- 帮助客户认识到之前的教练会谈做了什么、没做什么、学到了什么或意识到了什么。
- 有效地准备、组织和回顾会谈期间获得的信息。
- 通过关注教练的计划和结果、商定的行动方案以及未来会谈的主题，让客户在两次会谈之间保持在正轨上。
- 专注于教练计划，但要根据教练过程调整行为和行动，并在会谈中改变方向。
- 在客户的发展方向、讨论的内容和客户希望发展的方向之间来回切换。
- 促进客户的自律，让客户对他们所说的将要做的事情、预期行动的结果或有时间表的具体计划负责。
- 肯定客户的决策能力、解决关键问题的能力以及自我发展的能力（获得反馈，确定优先级和设置学习进度，反思并从经验中学习）。
- 带着好奇心和不加评判的态度，与客户讨论不采取已协定行动的原因。

识别内部优势

教练引导客户识别内部优势的来源。他们在需要的时候充当专家，但教练的首要目标应该是支持客户自我效能感的增长。同样，你可以使用在线优势清单或查看明尼苏达大学的优势参考列表。

1. 内部优势如何定义？

2. 它们如何培养？

3. 在内部优势和技能发展方面，你设定了哪些目标和行动计划？

4. 为了使优势和技能提升，你需要什么样的知识？

识别外部资源

如果你不具备访问社群、专业人士或网络上的专业知识或本地资源的能力，那么帮助你的客户识别外部资源是具有挑战性的。虽然很有挑战性，但并非不可能。这是你作为教练在下一次会谈前要做的功课。你不必为你的客户提供答案，但是这有助于为客户提供最佳结果和可靠的信息查询途径。

也许没有其他的教练领域如此有成为咨询师（而不是教练）的可能性。

在你自己的会谈前作业中，你必须弄清楚并阐明调查的目的。你需要认识到你的客户在寻找新的信息和资源时可能遇到的问题和障碍。他们是否在一开始就投入大量精力去完成任务，然后就失败了？他们是否需要更多的线索，让他们知道该去哪里寻找资源？如果你提供太多的线索，会培养客户的依赖性吗？

识别外部资源需要最高层次的思考。这是一种高水平的技能，包括新知识的建构和批判性思维工具的使用。当你教授它的时候，你必须自己先学习和实践它。

SMART目标工作表

总体目标：

（例如，要成为一个更好的时间管理者。）

把它变成一个 SMART 目标：

我将通过日程来管理我的工作时间，突出需要完成的 3 个关键内容（如果超过 3 个，我会把它们放在第二天的日程中），注意如何发挥我的主要优势来完成每项行动内容，并在工作日占用不超过 8 小时的时间。

S	具体的	我想完成什么？为什么？ 有哪些资源？ 有什么限制？	
M	可衡量的	我该如何衡量进度？	
A	可实现的	如何实现这些目标？我将采取哪些步骤？	
R	相关的 （现实的）	这是一个有价值的或有意义的目标吗？ 现在是时候了吗？我有必要的资源来实现这个目标吗？ 这个目标符合我的长期目标吗？	
T	有时间 限制的	这需要多长时间？ 截止日期是什么时候？ 我什么时候才能实现这个目标？	

"我们真正需要的是作为教练的新型卫生专业人员。让人们采取更健康的生活方式是拯救我们的医疗体系免于破产的唯一办法。

——迈哈迈特·奥兹（Mehment Oz），医学博士，

美国国家医学研究所峰会，2009 年

目标和行动计划工作表

该工作表根据其紧迫性、重要性和客户的相关优势对目标进行优先排序。**紧迫性**指的是我们感到迫切需要马上完成的事情。**重要性**是那些对我们非常重要，但并不需要立即采取行动的事情。**优势**提醒客户他们的内在资源将在这个过程中帮助他们。**支持、盟友**被证明是有帮助的。此外，应提前确定应急方案（变通方法）。

目　　标#1　_____

紧　迫　性　高　　中　　低

重　要　性　_____

优　　势　_____

步骤编号	行动步骤	日期	问责制和跟踪	盟友和支持
1				
2				
3				

应急方案（变通方法） _____

目　　标#2　_____

紧　迫　性　高　　中　　低

重　要　性　_____

优　　势　_____

步骤编号	行动步骤	日期	问责制和跟踪	盟友和支持
1				
2				
3				

应急方案（变通方法） _____

目　　标#3 _____

紧　迫　性　　高　　中　　低

重　要　性 _____

优　　　势 _____

步骤编号	行动步骤	日期	问责制和跟踪	盟友和支持
1				
2				
3				

应急方案（变通方法） _____

反思练习

    为你自己最重要的2个或3个目标填写目标和行动计划工作表。仔细考虑每个部分。选择需要6～12周时间来完成的目标。

    确保行动步骤是符合SMART原则的，并将其设计成每周执行的计划。

    一定要考虑每个目标的紧迫性和重要性吗？这如何帮助你对任务进行优先排序？

你需要完善应急方案吗？

    提出循证跟进方法供客户考虑。建立一个可访问的应用程序库，供客户考量他们的营养、水分、体重管理、戒烟、减压、冥想和锻炼等方面。

    你可以尝试使用一些应用程序，你最喜欢哪一个？哪些是易于使用的，可以让跟踪和管理进度成为一项简单的工作？

第 10 章
教练的自我发现工具

完成本章后，你将能够：

- 利用一种能够提高自我觉察和自我洞察力的方法。

- 熟悉正念和冥想。

- 建立自我发现工具的个人清单。

- 理解教练职业如何成为对个人成长的承诺。

- 明确你的人格类型。

- 识别并理解九型人格。

本章主要关注作为改变推动者的**你**。作为教练，你是谁？作为一个人，你是谁？组织发展专家、《循环的呼唤》(*Calling the Circle*)一书的作者克里斯蒂娜·鲍德温(Christina Baldwin)曾说过，我们正处于如何变得更人性化的实验当中。有人认为，这个实验始于60年前人类潜能运动的发起。也许，变得更人性化始于人类诞生之日，但它至少是在20世纪70年代人类潜能运动和人本主义心理学的传播中才被这样定义的。要成为一个人，并变得更有人性，我们需要练习某种形式的觉醒，以获得更多的意识。在我们面前从未有过这么多的道路，让我们更加清醒地意识到我们所缺失的东西，让我们坚持、追逐并实现个人的渴望。在培养个人成长和实现的同时也支持他人实现个人需求和梦想，是整合健康教练的终极任务。

成为整合健康教练是一个有远见卓识的过程，它迫使你意识到自己思想中隐藏的一面、你的阴影和自我设置的障碍，并在为他人提供教练服务之前，首先致力于自我变革。在这努力的过程中，需要的是系统性的变革，而不是渐进式的变化。系统性的变革包括价值观、性格特征、思想、感受的改变。鲍德温认为，这世界不需要再多一个渐进的步骤，而是需要系统性的变革。她补充说："系统性的变革是颠覆性的。"

"我们眼睁睁地看着世界上一个又一个地区陷入混乱和暴力，我们不希望这种破坏发生在我们自己生活的地区和国家。所以，我们需要系统性的变革。我们试图孤立地解决问题，转移资金和社会关注，实际上这种方法并没有解决任何问题。我们一直在探索一条中庸之道，一种温和的回应，一种让我们融合的方式。事情发生时我们坚持中间立场。当现状被推倒时，我们就要觉醒了。"

教练要求我们观察自己在一个意识层面上的转变、成长和行动，同时要完全专注当下，深入倾听和观察他人的行为，对他人的感受抱有同理心。

但这只是一半的任务。当你在促进你和他人的积极改变的同时，在这种两级意识间"舞蹈"时，真正的任务浮现了。在做这些使人变得更加人性化的工作时，同时成为客户的盟友和资源，以坚定的方式促进他们的改变，这需要教练有自我发现的办法，以及学会摆脱现代生活强加的众多定期、持续的压力。

你的内心形态是什么样的？你如何使自己进入宁静状态，倾听自己内心的指引？在这个信息泛滥和数字化的时代，每个教练都需要时间来反思。

生活教练培训协会的创始人帕特里克·威廉姆斯将教练工作描述为一种至高无上的"爱"的行为。

"如果教练在与客户合作时意识到他（她）自己内在的爱，客户也会体验到自己内在的爱。由此可以带来安全感、愉悦感、信任感和渴望，让教练尽其所能。意识到内在的爱让教练创造了一种教练和客户都可以轻松、洞察和愉快地进行教练活动的美妙的氛围。"

正念和冥想

正念是集中注意力的过程，同时静静地将它扩展到你周围的一切。这个过程包括感官辨别的各个阶段（*"我听到、闻到、感觉到、尝到了什么？"*），以中立和平静的态度迎接感觉（*"这既不好也不坏，就是这样。"*），承认自己在走神，然后把思绪重新集中（*"这是一场精神上的对话，好吧，随它去，专注于呼吸。"*），最后保持放松，不用太过费力。享受这个过程。

正念是我们使用的现代名词，但这个概念是古老的，甚至可能是史前的，它更像是**一种无意识的**或消解日常忙碌的思绪和个人对人性的依恋的界限，形成无我或合一的体验。

考虑一下现代科学对正念的看法。我要感谢冥想研究人员的开创性工作，他们使内在精神之旅的过程更适合普通人、疲惫的员工、过度劳累的家庭、在职的准妈妈、家庭主妇、非宗教人士、半信半疑的精神寻求者、人本主义者（Brewer，2014；Davidson & Kaszniak，2015；Creswell，2017；Epel et al.，2019；Kabat-Zinn & Kabat-Zinn，2021；Paulson et al.，2013）。

在 20 世纪末，"内在技术"的发展帮助人们走上正念或冥想的道路。随后，哈佛大学身心研究所的赫伯特·本森（Herbert Benson）引入了一种简单的呼吸技术，即放松反应（Relaxation Response）。现在，西方世俗思想可以获得与更深奥的冥想实践类似的好处。随着瑜伽在西方乃至全世界的兴起，一系列以沉思、专注于内心的方式进行的体位（姿势）被普及，这些方式也可以带来更大的平和与平静感。我最喜欢的冥想老师是美国的正念老师和神经科学研究顾问杨真善（Shinzen Young）。他的著作《启蒙的科学》（*The Science of Enlightenment*）将物理、数学、基础科学和神经科学的论述与传统宗教和长期智慧融为一体。

现在正是整合健康教练利用正念这一文化现象来安抚疯狂的现代社会的大好时机。**在教练会谈开始时引入正念冥想，**可以帮助你和客户变得平静、专注于当下、缓和情绪（Langer，1989）。当然要看看你的客户是否愿意，并解释他需要为此准备些什么。只需 2～4

分钟不被打扰的时间，关掉手机，坐在舒适的座椅上，这就是所有的要求。在教练会谈开始时进行这种仪式的好处是，客户变得集中、专注，能够投入更多的创造性思维，并通过冷静的头脑获得见解。他们有更多的途径调动复杂的、全面的神经功能，包括记忆、学习和计划。

现在就试一下。暂停阅读，放松你的眼睛（读完这段之后），不要专注于任何事情，让你的意识向外扩展，同时自然地放慢你的呼吸。变得更放松，享受至少几分钟的宁静。如果你睡着了，别担心，你显然是需要睡觉了。正念练习是一种可以满足你需求的途径。以下是建议你与客户交流时使用的话术：

正念练习或冥想通过一种将注意力向内集中的技巧来安静地集中你的注意力，专注于呼吸，并见证所有想法随机通过你的意识时产生的效果。不需要把这些想法清除，让它们自然来去就好。有几种不同的冥想技术，有的以术语为中心（使用特殊的文字、图像、符号来平静思绪），还有的需要你把注意力放在自己的呼吸上。最好是坐着练习，脊柱挺直，姿势舒适。它可以持续几分钟或更长时间，取决于你的目标和技能水平。有些传统也教授行走正念，有证据表明，这一方法的好处在于更清晰、更安心，有益于身体的心肺系统和免疫系统。这样能帮助我和我的客户保持临在状态，冷静处事，做好共同完成一件事的准备。你怎么看？你愿意在教练会谈开始前尝试一两分钟吗？

情商

教练和其他人一样，每天都面临以建设性的方式处理情绪的挑战。尽你所能去学习提高情商（Emotional Intelligence，EQ）的新方法。情商不同于智商——事实上，它们不会同时出现在任何重要的关系中。1990 年，情商的两位主要研究人员，耶鲁大学的社会心理学家彼得·萨洛维（Peter Salovey）和新罕布什尔大学的心理学家约翰·梅尔（John D. Mayer）提出了将社交智力和智能、智力区分开来的观点。他们的研究着眼于人们如何识别和监控自己的感觉和情绪，并利用这种自我觉察以更有效或和谐的方式回应、思考和行动。丹尼尔·戈尔曼（Daniel Goleman）秉承情商的理念，并出版了畅销书《情商》（*Emotional Intelligence*）。特拉维斯·布拉德伯里（Travis Bradberry）和吉恩·格里夫斯（Jean Greaves）建立了一个大规模的情商评估模型，75% 的世界 500 强公司都采用了该模型（Bradberry & Greaves, 2009）。他们撰写的《情商 2.0》一书以自己在 TalentSmart 的工作为基础，提供了几十种提高情商的策略。TalentSmart 是一个帮助人们培养 4 项核心技能的项目。你也可以在非营利组织"6 秒钟"（Six-Seconds）的网站上做一个免费的情商测试。

- 自我觉察（*我能描述一下自己当下的情绪吗？*）
- 自我管理（*为了更好地实现目标，我该如何调整自己的情绪和感觉？*）
- 社会觉察（*我能在多大程度上感受到他人的情绪？我怎样才能更仔细地倾听并感知正在发生的事情？我能感觉得到在这个房间里的人的情绪吗？*）
- 人际关系管理（*我如何利用对自己和他人情绪状态的认识来更好地管理这些人际关系？*）

作为教练，提高情商的一大好处是，你可以学习到如何给教练关系的各个阶段带来热情和平静，而不仅仅是在开始时。通常，在教练关系建立之初，许多人都会体验到一个充满生机和欢乐的开始，但"蜜月期"很快就会结束。一旦我们了解了彼此所有的"缺点"，我们迎接和维持工作的热情就会消退。情商的第四项技能，人际关系管理，是最难培养的。教练在提供直接的建设性反馈并推进对话的同时，需要练习如何保持开放和好奇心。

第七感与状态整合

受过哈佛培训的医生丹尼尔·西格尔（Daniel Seigel）博士，是脑科学与实际措施相结合的创新者，帮助人们从痛苦的事件中痊愈，消除幸福的障碍，提高情商和社交智商。他的著作《第七感：心理、大脑与人际关系的新观念》（*Mindsight: The New Science of Personal Transformation*）汇集了前沿的脑科学、临床心理学和正念实践。当我们学会转移注意力时，我们就改变了认知资源的运作方式。科学家们已经描绘出了我们的身体如何通过直接激活神经放电来重塑我们的大脑，以产生具有积极情绪内容的思想、感觉和活动，以一种良好的方式令人难忘（Fredrickson et al., 2008）。当伴随着我们喜欢的视觉和感觉输入时，大脑可以经历重新映射或神经可塑性变化，刺激新神经元的生长和现有神经元之间产生的新连接。

这对教练来说意味着什么？告诉你的客户，如果他们不想再重复旧的模式，他们就不必硬着头皮去做。他们可以重新塑造大脑的神经通路，享受生活的改变。沉思练习、冥想、听音乐和有氧运动是"大脑重塑"的一部分，你和你的客户应该每天都享受这些。

在一次医疗保健研讨会上，西格尔与整合医学从业者分享了以下内容：

"有心理韧性的人有一种方式，可以让悲伤和困难的消极情绪与爱和感激的积极情绪并存。他们不会驱散悲伤或痛苦，他们对支持表示感谢，对未来充满希望。即使在困难的环境下，这种共同体验也预示着心理韧性和繁荣。积极情绪与消极情绪的比例（3：1）可以作为一个临界点，帮助人们摆脱困境。消极情绪对生理系统的影响比积极情绪更大，这就是为什么你需要一些积极情绪来刺激成长和心理韧性。"

西格尔提醒说，不要试图只保持积极的态度，"虚伪的积极"会适得其反，对你的健康没有好处。最佳的状态是开放和欣赏，同时进行一些正念练习，从而变得善良和真诚，当你允许自己意识到负面情绪的出现，事情就变得容易多了。对负面情绪保持好奇的态度会让其变得更短暂且不那么具有威胁性。与其抱怨当前的境遇，不如看看接下来该如何。开放是一种需要培养的技能。持续的正念练习甚至可以帮助强化你的特有优势（Silberman，2011）。

关于积极和消极情绪在生物化学和基因表达方面的研究有很多（Paulson et al.，2013；Gander et al.，2013；Hori et al.，2009）。例如，爱和感激对催产素、黄体酮、心律、心率变异性、迷走神经张力、神经递质和免疫系统有积极影响（Leppanen et al.，2017；Kaczmarek et al.，2019），在日常练习中有意识地体验积极情绪，可以带来长期的生理和认知益处。

关键点

应用拓宽和建立的原则：拓宽你的意识，扩展你的周边视野，改变你的视角来获取更多的信息，对潜在的情况保持好奇。建立你的幸福资源，让你的生活更快乐，并且具有更强的心理韧性、社交能力以及更好的身心健康水平。

归属感

我们都知道，处于长期稳定关系中的人往往更幸福。最近的研究表明，这样的人往往也更长寿。由兰德公司、人际关系研究所、美国西北大学、斯坦福大学和其他机构的多项研究表明，那些对事业、个人（配偶、重要的人）、雇主或组织做出并保持长期承诺的人，往往把他人的利益置于自己的利益之上，会更长寿，拥有更健康、更充实、更丰富的生活（有更高的生活满意度）。对雇主保持忠诚 5 ～ 10 年也能在经济上获得回报。真正的秘诀不仅仅是知道归属感（忠诚和承诺）会让你更健康，而是知道如何在你生活的各个方面发展这些关系。

> "首先，你必须接受作为归属感和承诺基础的价值观，然后将你的行为和行动与这些价值观相匹配。问题是，很多人不知道如何建立这些长期的关系——就算他们建立了这些关系，也会经常搞砸，因为他们不知道如何维持，或者是压根就没有投入精力和努力来维持它们。"
>
> 史蒂夫·韦岑科恩（Steve Weitzenkorn）博士，著有《寻找、实现、繁荣》（Find, Fulfill, Flourish）

问题：

在这个目标中，你的归属感如何发挥作用？

忠诚或承诺对你意味着什么？

你知道忠诚和承诺会让人更健康、长寿吗？

你依靠什么发展和维持长期的人际关系？

在人际关系中，你是如何表现忠诚的？

是什么因素让你有归属感和责任感？

如果你的客户对于如何制定一个关于归属感的行动步骤或短期目标感到困惑，你可能需要戴上顾问的"帽子"，建议他们寻找建立信任的方法。当我们相互建立了信任，关系就会加强，我们的归属感也会增强。此外，归属感的障碍可能源于更深层次的问题，比如需要宽恕和放手。美国西北大学社会心理学教授伊莱·芬克尔（Eli Finkel）表示："原谅和改正必须是相互的，否则，如果一方已改正而另一方不原谅，就会导致自尊心丧失，导致关系被削弱。"

韦岑科恩说，人们必须建立需要思考和奉献的行为模式。在这个过程中，最基本的是践行自己的价值观（例如，正直、忠诚、可靠、负责、富有同情心），制定个人方向以创造更大的利益（在工作、人际关系、社区中），做出一致的选择，专注于可能性，并滋养和培育这些关系。

最重要的要素之一是学习如何做真实的自己。除非你能做到这一点，否则很难对其他人保持真诚。"为了做真实的自己，你必须通过行为和影响来展示你的信念和意图。这会使你建立真实的身份和安全感，将他人的需求置于自己的需求之上，做出长期承诺并忠于自己以外的人和事。"这是归属感和精神生活的发源地。

自我探询工具

教练可以使用工具进行自我探询，比如整体健康愿景、修改后的迈尔斯—布里格斯类型指标（Meyers–Briggs Type Indicator，MBTI）或九型人格（Enneagram）。

在教练关系中，当客户的目标陷入困境，或者当期望的目标看起来如此遥远时，客户可以重新拾起那些最初促使他们寻求教练的动机。正如第5章中所述，外在动机来自外部（外源性）资源，例如配偶的敦促、工作上的指示，甚至是负面的提示（如果你不戒烟就会被解雇）。内在动机来自人的内心，与价值观和核心欲望相联系。为了发现内在动机，教练帮助客户探究并连接他们想要的改变和核心愿望与价值观之间的关系。

下面的描述和经过验证的测试可用于探索客户的先天偏好和内在激励风格。但在你把它提供给你的客户之前，请先自我测试一下。由此，你可以了解自己，以便充分向他人展现。我已经开始使用各种优秀的人格类型系统作为工具，来提高我对人类行为的理解，也使我自己的教练风格更加敏感和灵活。从希波克拉底到荣格，任何研究过行为的人都会发现，某些基本特征似乎有聚类性。我们如何应对压力，我们倾向于利用什么资源，我们如何应对冲突，我们是否更喜欢社交聚会而不是安静地面对面交谈——所有这些偏好形成了一种特定的风格，并随着时间的推移而保持一致。当我第一次了解人格类型理论时，我认为将人"归类"的做法令人反感。但这根本不是它的初衷，不应该是这样应用的。

九型人格和 MBTI

九型人格是一个巧妙的、深奥的、动态的人类心理模型，它是一个动态变化的系统，揭示了我们每个人如何拥有不同程度的众多特质。当你审视人类行为的全部范畴时，你可以诚实地告诉自己哪些特质是你引以为豪的，哪些特质需要再成熟一些。

自我发现是一个终生过程，充满了唠叨的批评、偶尔的骄傲和富有成就感的飞跃。不管发现自己处于何种转折点，你都会因为走过这段旅程而变得更好。把自己想象成一件正在进行创作的作品，而不是一个既成的事实，这会对你有益。仅仅是探究你是谁的过程就会开始扩大你的反应范围，并有希望带给你更多的满足感，让你更具有同理心，并带来更强的整体感。

数百万人已在企业、机构和学校中进行过复杂的、完善的心理测试，如迈尔斯—布里格斯类型指标（MBTI）、柯塞人格气质量表（Keirsey Temperament Sorter，KTS）和 DISC（支配型 [Dominance]，影响型 [Influence]，稳健型 [Steadiness]，谨慎型 [Compliance]）评估。基于 20 世纪 20 年代初期精神病学家卡尔·荣格的人格分析研究，MBTI 围绕 4 个基本维度展开：你如何让自己恢复活力（内倾—外倾），你如何收集信息（实感—直觉），你如何做出决定（理智—情感）以及你处理事物的方式（判断—理解）。心理治疗师已经成功地在健康领域应用了他们自己版本的九型人格和荣格类型系统，帮助人们获得更强的灵活性和自我了解。

你可以使用荣格人格类型系统的一个修订版本，称为大脑类型方法论（Brain Typing Methodology），由服务于专业团队和运动员的体育顾问乔纳森·尼德纳格尔（Jonathan Niednagel）开发。在他的书《运动成功的关键》（*Your Key to Sports Success*）中，尼德纳格尔描述了他的神经科学发现，即我们每个人都属于 16 种天生的大脑类型之一。了解自己的类型可以帮助你了解激励自己的最佳方式以及应该培养哪些天赋。你甚至可以发现哪种运动和速度最适合你，什么类型的压力需要避免，什么会让你感觉充满挑战。如果你是运动员或教练，我建议你研究一下尼德纳格尔的 16 种不同类型。但就我们的目的而言，这 16 种类型可以总结为 4 种主要类型，让你充分了解自己的最佳训练方式和运动潜力。

接下来我会简要介绍九型人格。这是一个古老而悠久的模型，用来了解人类心理动态。九型人格不是通过简单的测试来计算的，而是需要通过阅读、讨论和学习整个系统来解读。如果你已经熟悉九型人格，那就更好了。如果没有，那就请通读这些简短的描述，看看是否有适合你的。无论如何,请阅读专家们提出的精彩论述,即海伦·帕尔默(Helen Palmer)关于九型人格的许多作品和唐·理查德·里索(Don Richard Riso)的《人格类型:利用九型人格自我发现》(*Personality Types: Using the Enneagram for Self-Discovery*)。运动类型与各种人格类型相关联。详见第 12 章。

是什么塑造了你的兴趣和偏好?

为什么要关注自己的兴趣、喜好和人格?它与身体健康和充满活力的生活方式有什么关系?你的兴趣和人格会影响你对生活的情感和看法,并因此影响你的行为。大多数行为专家不会把人格放在行为的主导位置上,但它确实可以影响你的行为。你的性格、态度、价值观和信仰都以一种可识别的方式或模式运作,并融入你的人格中。你可能会发现有些人的某些人格特点很有吸引力,有些你并不在意,有些你完全不喜欢。别人对你也是一样的反应。

除了体验到吸引和排斥外,你还会体验到不同程度的理解和处理他人人格的意愿。一个精力充沛、性格外向的人可能会认为另一个沉默寡言、性格内向的人的行为完全是非理性的或傲慢的。但是争论一个人的行为是理性的还是非理性的实际上是没有意义的,因为我们不能完全看透另一个人的眼神、思想或性格,尽管拥有真正的同理心会让你与他人是最接近的。

就我们的目的而言,重要的是你要了解你的行为(从自动习惯到半意识状态再到完全专注状态)是如何与人格联系在一起的。那些最了解你的人往往能够根据你的人格是开放热情还是悲观封闭,或任何一些主要的特质来预测你倾向于采取何种行动。这些都不是一成不变的,人和人格都是会改变的。生活提供了许多挑战,让你在关键的转折点上成熟起来,选择一个更开明的行动方式,而不是一个习惯性的或狭隘的反应。

在我的研究中,我发现那些做出健康调整的人会从当下出发寻找意义和目的,而那些没有走向健康生活方式的人只是不断陷入同样的反应,并得到同样的不良结果(Jordan,2000)。就人格而言,你对生活中重大事件的反应,要么让你的人格变得更加完整,要么让你的人格变得更加偏执。卡尔·荣格认为,前半生压抑、忽视或否认的任何特质或欲望,往往会在后半生出现或寻求实现。当我们能够表达各种各样的情感、想法和行动时,我们的智慧就会增长(Layous et al.,2013)。然后我们会逐渐走向完整和平衡。

我们要动员你的人格,让它成为一个成熟且充满热情的"玩家",让你走向一个觉醒、本能、自然的健康状态。你不必改变你的人格,你只需要留意它。与整体系统合作的最大优势之一是，这个系统与现在的你，而不是你认为需要真正改变的某个"未来的你"协同工作。这种"我将来会更好"的想法是通往健康自尊的障碍，也会破坏良好的意愿。有一个人明白这一点，并将其传递给一代又一代的年轻人。儿童权益倡导者和电视节目主持人弗雷德·罗杰斯（Fred Rogers）在每个学龄前儿童电视节目的结尾用一句话来吸引两岁儿童的注意力。他说："我喜欢你现在的样子。"这句话也适用于成年人。

确定你的人格类型

以下测试基于瑞士精神病学家卡尔·古斯塔夫·荣格的人格理论。他的理论被伊莎贝尔·迈尔斯（Isabel Myers）进一步发展成一个全面的 16 种人格子系统。最终，通过其他荣格心理学家的完善，我们有了今天普遍应用的心理测试——MBTI。你不需要使用很长的评估量表，而是使用由体育顾问尼德纳格尔开发的简短版本即可。尼德纳格尔对数百名运动员的观察和评估，使他对人格和运动技能的联系得出了令人信服的结论。他的结论与我自己关于人格和运动类型的结论有着惊人的相似之处。

回答以下 20 组问题，选择最能准确描述你的选项"a"或"b"。在相应的得分框中打钩（表 10–1）。想象一下一个非常了解你的好朋友会怎么想，只有当他（她）不同意你的回答时，才在"c"上打钩。显然，这只适用于某些陈述。当你的朋友同意你的回答时，把"c"处空着。

---

1. a. 精力充沛、善于交际

   b. 精力一般、含蓄、说话柔和

   c. 亲密的伙伴可能不同意

2. a. 从字面上解释问题、依靠常识

   b. 寻找意义和可能性、依靠远见

   c. 亲密的伙伴可能不同意

3. a. 理性思考问题

   b. 感性、有同理心、有包容心

   c. 亲密的伙伴可能不同意

4. a. 有条理的、井然有序

---

　　b. 随性的、适应性强

　　c. 亲密的伙伴可能不同意

5. a. 外向、做更多的事情

　　b. 内向、做更少的事情

　　c. 亲密的伙伴可能不同意

6. a. 着眼实际的、现实的、经验型

　　b. 富有想象力的、创新的、理论型

　　c. 亲密的伙伴可能不同意

7. a. 坦率的、直率的、坦诚的

　　b. 委婉的、善良的、鼓励的

　　c. 亲密的伙伴可能不同意

8. a. 有计划、有时间节点安排

　　b. 无计划、自发的

　　c. 亲密的伙伴可能不同意

9. a. 寻求很多任务、参加集体活动、与他人互动

　　b. 寻求更多安静的私人空间以集中精力

　　c. 亲密的伙伴可能不同意

10. a. 标准的、普通的、传统的

　　b. 不同的、新颖的、独特的

　　c. 亲密的伙伴可能不同意

11. a. 坚定、倾向于批评、坚持立场

　　b. 温柔、倾向于欣赏、劝诫他人

　　c. 亲密的伙伴可能不同意

12. a. 严肃的、待人严格

　　b. 随和的、待人宽容

　　c. 亲密的伙伴可能不同意

13. a. 外向、善于沟通、表达自己

b. 内向、沉默寡言、不擅表达

c. 亲密的伙伴可能不同意

14. a. 考虑眼前的问题、关注当下

b. 展望未来、以大局为重

c. 亲密的伙伴可能不同意

15. a. 意志坚强、刚毅

b. 温柔、仁慈

c. 亲密的伙伴可能不同意

16. a. 准备充分、工作认真

b. 顺其自然、玩忽职守

c. 亲密的伙伴可能不同意

17. a. 积极主动

b. 深思熟虑

c. 亲密的伙伴可能不同意

18. a. 客观事实、看清本质

b. 主观想象、看到"可能性"、富有哲理性

c. 亲密的伙伴可能不同意

19. a. 实事求是、问题导向、有原则

b. 洞察人心、以人为本、富有同情心

c. 亲密的伙伴可能不同意

20. a. 控制、统治

b. 宽容、自由

c. 亲密的伙伴可能不同意

在你的回答中，按每个有编号的行项目计算 a、b、c 这 3 个选项的总数。你可能会发现你的分数是明显的 E、I、S、N、T、F、J 或 P。有些分数可能非常接近，在这种情况下，你共享两种属性并在两者之间找到了平衡。

表 10-1　MBTI 评分表

	I			II			III			IV		
	A	B	C	A	B	C	A	B	C	A	B	C
1			2			3			4			
5			6			7			8			
9			10			11			12			
13			14			15			16			
17			18			19			20			
	E	I		S	N		T	F		J	P	

每个纵列中的大多数分数将决定你是：

外倾（Extrovert，E）或内倾（Introvert，I）

实感（Sensate，S）或直觉（Intuitive，N）

理智（Thinking，T）或情感（Feeling，F）

判断（Judging，J）或理解（Perceiving，P）

下面是对关键特征的简要说明。要了解你的特质，请查看下面标有"人格类型"的表格（表 10-2）。

表 10-2　MBTI 人格类型表

4 种类型	16 种人格特质	人数占比
SJ（实感、判断） 先工作后娱乐 依赖于五感 忠于国家 完成工作	（ESFJ、ESTJ、ISFJ、ISTJ） 守护者，守护传统 重视家庭和家人 支持公司 有准备，重视细节和数据 独立	占 35% ~ 40%
SP（实感、理解） 热爱自由 熟练使用工具 活在当下 有说服力 现实，脚踏实地	（ESTP、ESFP、ISTP、ISFP） 行动导向 冒险者 令人愉快 热情有趣 乐观的谈判者	占 35% ~ 40%

续表

4 种类型	16 种人格特质	人数占比
NF（直觉、情感） 沟通者 理想主义 乐观 优秀的顾问 善解人意	（ENFP、ENFJ、INFP、INFJ） 温暖迷人 有远见 很多可能性 寻找意义和目的 富有表现力	占 12% ~ 15%
NT（直觉、理智） 好奇而有创造力 持怀疑态度 有能力 独立 有企业家精神	（ENTJ、ENTP、INTJ、INTP） 有逻辑 渴望超越 注重理论 思维敏捷 喜欢挑战	占 12% ~ 15%

外倾 vs. 内倾

外倾型（E）：你通过和别人相处，与人、地方和事物保持联系来为自己注入能量。倾向于公开地分享自己的经历，能够轻松地与他人相处。

内倾型（I）：你通过独处的时间恢复自己的能量，远离别人对你来说是一种解脱。你倾向于交往几个非常亲近的朋友而不是跟所有人都很熟，并且倾向于深刻反思。

实感 vs. 直觉

实感型（S）：你通过 5 种感官收集关于这个世界的信息。你务实的本性使你活在当下，通常你不会给事件或与他人的对话赋予更大的意义。你通常按照字面意思解释事情，并高度重视既定事实。

直觉型（N）：你感知意义和重要性的能力让你超越眼前，审视未来的可能性。当你激发自己非凡的想象力并从更高的角度看待生活时，往往会忽略现实的细节。

理智 vs. 情感

理智型（T）：你相信基于合理推理、客观数据和公正政策的决策。你的是非意识能帮助你采取系统的方法来解决问题，这样你就不会陷入主观情绪中。

情感型（F）：你对人际关系的高度重视让你能够在事实与感觉、道德标准与环境、原则与同情之间取得平衡。你的决定更有利于和谐和双赢，而不是照章办事。

判断 vs. 理解

判断型（J）：你的组织能力使你成为一个完美的项目经理。你知道如何有条不紊地完成任务，享受清晰明确的结局。

理解型（P）：你的自发性和自由感创造了许多探索的机会。在团队项目中，你往往会在意是否考虑了所有的可能性，是否研究了所有的途径。你不会轻易结束一个项目，总是在寻找更好的答案。

你是哪种人格类型？

根据你在人格测试中的得分，参照以下对主要人格或人格类型的描述，确定你的得分结果与你对自己的了解有多密切相关。重申一次，如果你不能把所有的特质都联系起来，也不要担心。每个人都是独一无二的，个体差异总是会发生，但在大部分情况下，大部分特质可能聚集在你的性格中。如果这些特质不太明显，那就和朋友或家人一起讨论，看看他们是否认为某个性格特质与你相符。

既然你对自己的人格有了一定了解，你就可以通过了解运动是如何与性格结合在一起的，来进行下一步的本能健身。

你的九型人格类型是什么？

九型人格是人类心理的动态地图，一个基于9种类型的相互关联图表的系统（图10-1）。它的发明归功于哲学家葛吉夫（G.I Gurdjieff）的早期引进，由克劳迪奥·纳兰霍（Claudio Naranjo）和奥斯卡·伊察诺（Oscar Ichazo）开发，然后由作家兼教师海伦·帕尔默（Helen Palmer）推广。非传统治疗师、教育工作者和一些人力资源主管在工作中会使用它。它与古埃及的九柱神（Ennead）的故事的相似性深深震撼了我。我以记者的身份在埃及待了一个月，参观了开罗的博物馆、法老的坟墓，并与埃及考古学家讨论了埃及诸神的9种具体特征：伊希斯（Isis）、奥西里斯（Osiris）、何鲁斯（Horus）、努特（Nut）、赛斯（Seth）、奈芙蒂斯（Nehthys）、伊努比斯（Enubis）、托特（Thoth）和拉（Ra）。他们的神话包含了9种九型人格的优点、弱点和特征。

几千年来，至少在民间传说中，人类功能的基本模式似乎已经得到认可。从我们的恶习到我们的美德，人类对长期存在的习惯模式进行了仔细观察。当使用九型人格作为工具时，你会看到愤怒、骄傲、欺骗、嫉妒、贪婪、恐惧、暴食、淫欲和懒惰等典型的激情原型（如痛苦中的激情）是以下这些美德的另一面：宁静、谦逊、真实、平静、知足、勇气、节制、天真和行动。这个工具用图像和能量呈现你的心灵，所有的这些都是转化的原料。

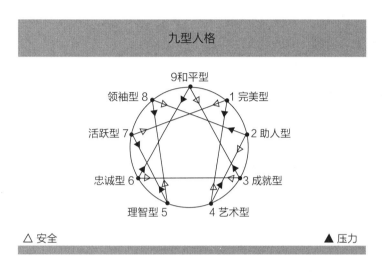

图 10-1　九型人格

我提供这些非常简短的描述只是为了激发你的兴趣。建议读者可以阅读以下资料来进一步学习：海伦·帕尔默的《九型人格》（*The Enneagram*）和唐·理查德·里索的《人格类型：利用九型人格自我发现》或《九型人格的智慧》（*The Wisdom of the Enneagram*）。通过阅读和与他人交流，找出你的九型人格类型，并在你解释自己的可能性时开始提高自我认识。如果你已经熟悉九型人格，那就更好了。当你继续阅读这一章的时候，你会发现你的九型人格和你的运动人格之间有相似之处。如果你还是不清楚自己的人格，那就在几个听起来符合你人格的选项中选择。在你通过阅读整本书获得更多的信息后，你应该能够解读自己的人格。

我最喜欢的关于九型人格的引语来自一位深受喜爱的九型人格老师波莉·彻纳（Polly Cherner）："九型人格不是把你放在盒子里；九型人格会让你知道你已经在什么样的盒子里。这是一种放松内在习惯、体验更多自由和幸福的巧妙方式。"

以下是对九型人格的简化描述：

1. **完美型**（Perfectionist）

优点：以自己的理想为动力进行改革，为原则而战。

缺点：说教、粗鲁、自以为是、教条主义。

他人的看法：改善环境，但不能接受批评。

2. 助人型（Helper）

优势：乐于助人，能够付出无条件的爱，慷慨。

缺点：让别人内疚，扮演殉道者，杞人忧天。

他人的看法：需要被欣赏和拥护。

3. 成就型（Performer）

优势：自信，精力充沛，受欢迎，广受赞赏。

缺点：自我剥削和自我欺骗。

他人的看法：崇拜他们的能力，排斥他们的自恋。

4. 艺术型（Romantic）

优势：敏感，有创造力，擅于发现美，诚实。

缺点：疏离，容易抑郁，逃避现实，多愁善感。

他人的看法：有创造性的天赋，但倾向于自我陶醉。

5. 理智型（Investigator）

优势：非常敏锐，深思熟虑，思维敏捷，看法很有价值。

缺点：脱离现实，过分喜欢异端，偏执。

他人的看法：因其理解力而被追捧，但因冷漠而远离。

6. 忠诚型（Loyalist）

优势：值得信赖的权威维护者、合作者并有吸引力。

缺点：缺乏安全感，自我挫败，被焦虑所困扰。

他人的看法：待在他们身边很有趣，但他们的恐惧不断考验着他人的友谊。

7. 活跃型（Enthusiast）

优势：喜欢做很多事情，热情，有欣赏力。

缺点：苛刻而幼稚，涉猎广泛但肤浅，不能长久持续。

他人的看法：有趣又轻浮，似乎从来不满足，总是想继续向前。

8. 领袖型（Challenger）

优势：天生果断的领导者，自信和保护，本能。

缺点：好斗和咄咄逼人，支配他人以自行其是。

他人的看法：欣赏他们的果断，但排斥他们的暴力。

9. 和平型（Peacemaker）

优势：天性善良，积极乐观，容易满足，爱好和平。

缺点：可能会太过健忘和被动，不成熟或缺乏意识。

他人的看法：有助于化解紧张局势，但并不总是知道自己想要什么。

你可以阅读上面提到的书籍，并做一些免费的在线测试，以确定你倾向于哪个类型。你可以把九型人格当作教练的一种方式：可以合理地猜测某些人为什么更容易激怒你。了解他们的行为惹恼你的根本原因，可以让你成为一名更好的教练。你对"他们内心的挣扎"有了清晰的认识和同情，这会让你们共同创造策略和途径以获得更愉快的思考、感觉和行为方式。

非暴力沟通

为了让你的同情心更进一步，你可以接受非暴力沟通的智慧。心理学家马歇尔·罗森伯格（Marshall Rosenberg）创立了非暴力沟通（Nonviolent Communication，NVC）的实践，他希望帮助人们用深切的同情心进行沟通。他受到非暴力运动领袖马丁·路德·金（Martin Luther King）博士以及印度领袖圣雄甘地（Gandhi）的著作和行为的影响。

他认为，冲突源于我们未被满足的需求。他常说，人类的每一种需求本质上都是美好的，无论它能否得到满足，都值得被倾听。我们所做的一切都是为了满足人类的基本需求。我们的冲突在于战略层面——人们选择*如何*满足他们的需求。罗森伯格博士告诉我们，如果我们能暂停对人们所说的、所做的事情的反应，那么我们就能在内心层面上与整个人以及他们在我们面前表达的基本人类需求联系起来。有了这种视角的转变（我们必须真挚地、诚实地这样做），我们就有机会避免做出那些只会产生更多冲突的判断和反应。

非暴力沟通（NVC）方法被正式纳入非暴力沟通系统的培训和原则中。NVC 是 20 世纪 90 年代推出的一种内在的实践。据 NVC 认证培训师南希·卡恩（Nancy Kahn）说，NVC 也是一套提高情商的技能，它能帮助我们理解感受、提供同理心并自我管理情绪。它促进自我意识和自我联系。NVC 培训师发现，拥有这种技能的人比那些高智商的人更能成为有效的领导者。

NVC 如何帮助教练呢？ 卡恩提出以下建议：

当在令人痛苦的谈话中情绪高涨时，帮助教练掌握发生在自己身上的事情。

为教练提供工具，让他们能够更准确地猜测出客户正在经历的事情。

帮助教练选择注意力集中焦点，以便在任何时候为彼此提供最佳的服务。

帮助教练在考虑他人之前先照顾好自己（就像戴氧气面罩的原则）。

帮助教练意识到当你被触动时，或者当你对客户的故事有强烈反应时会发生什么。

帮助教练区分情绪和思想。

帮助教练识别思维模式何时包含判断力，何时陷入"诊断"，何时在内心层面与外界脱节，或何时我们会逃避他人，而不是向人们敞开心扉并感到乐于交谈。

帮助教练了解他们将注意力集中在哪里，是在对话还是其他方面。

帮助教练应对儿童和青少年。

帮助教练获得跨差异沟通的技能。

帮助教练进行更深入的倾听。

如果你会问自己如下问题，表明你应该尽快练习 NVC！

— 当客户说话时，你有一种越来越强烈的评判的想法。*我到底怎么了？*

— *我现在是在编造关于客户的故事吗？这是一个警告，说明我的需求还没有得到满足。我需要休息一下。给自己一些时间来处理这些事情。*

请你考虑：

— *我当时在想什么？*

— *那一刻我内心的历程是什么？*

— *如果我陷入自己的思考中——此刻我将注意力放在了哪里？*

— *这个客户的需求是否侵犯了我对尊严的需求或是其他人对正义的需求？*

— *在我身上有哪些情况会阻碍自己体验同理心？*

— *我如何能够不加评判地倾听别人说话？*

— *我发现了哪些模式会阻碍同理心（真正理解别人经历的能力）出现？*

— *当我在倾听的时候，我脑子里在想的是什么事？我感觉到种族歧视了吗？不真实吗？我是否会怀疑他们在撒谎？有人在说话的时候，我的脑袋有多忙？我怎样才能不加评判地倾听？*

非暴力沟通公式：我喜欢使用缩写 OFNR。我需要越来越频繁地（*oftener*）练习 NVC。

OFNR——观察，感觉，需求，要求

观察（O，Observation）什么是中立观察？

感觉（F，Feeling）我对我所看到的东西感觉如何？

需求（N，Need）我的哪些需求没有得到满足？

要求（R，Requests）我有什么要求？我想从人们那里得到什么？

什么是纯粹、公正、不带自我评判的观察？不带感情色彩、指责或谴责的陈述是什么样的？这些都需要练习！我们经常被无意识的评判影响观察。例如：你刚回到家，你的孩子们正在凌乱的房间里看电视。你非常生气，因为你重视清洁和秩序，而他们似乎只是想激怒你！哦⋯⋯即将发生爆炸性情况⋯⋯

你能提供什么样的观察结果？（O）

– 错的：*这个地方又是一团糟，你们只是坐着看电视，让事情变得更糟！*

– 对的：*我看到桌子上有鞋子和运动包，水池里有一堆脏盘子。*

你的感觉是什么样的？（F）

– 错的：*我觉得自己被利用和剥削了。*

– 对的：*我感到愤怒和悲伤。*

确保自己表达了真实的感受，而不是伪装成感受的评价。避免"我认为"或"我觉得"，这些都是想法。使用 NVC 指南对感受和需求很有帮助。我们经常以评判的形式表达感受，但这些都不是真实的感受。

需求是什么？（N）

– 错的：*我要你按我说的做！*

– 对的：*下班回家后，我需要一个安静有序的环境。*

在 NVC 工作中，"需要"的同义词是"价值"（value）。我很看重（value）和平有序的环境。学习识别真正的价值（对你来说真正重要的东西），这需要练习。

要求是什么？（R）

– 错的：*现在就清理干净，否则你们就被禁足。*

– 对的：*我要求你们每天下午 5 点前把这些东西清理干净，放进储物箱里，把水槽里的盘子洗干净，把它们放好。*

要求越具体，效果就越好，接收人也越有可能遵守。

你可以为自己做 OFNR，但你也可以为别人做一个猜测版的 OFNR。

– 观察：*鲍勃，我看到你在过去 2 周缺勤了 3 天，正如你说的，不是因为生病。*

– 感觉：*我想知道你是否对你的工作感到挫败和厌倦。*

– 需求：*我很好奇你是否需要一份更吸引你的工作，或者更符合你为公众服务的价*

值的工作。

– 要求：你是否需要支持或帮助来实现这一目标？

在上面的例子中，需求（价值）和要求都是一种猜测。试着从个人反思的角度来做这个练习，和自己对话。你会如何回答这个问题？你要满足哪些需求？

NVC 流程还有最后一步：你必须处理对要求的回应。

并非每个要求都会得到满足你的需求的结果。青少年很可能会抗议这个要求，说他们太累、太忙或其他什么。回应要求的方式有 3 种：是、否或协商。如果你听到的是"不"，你可能需要更改要求或进行协商，直到沟通者双方的基本需求都得到满足。

脆弱性

我们常常为了避免感到脆弱而绞尽脑汁，但脆弱是通往一颗开放、勇敢的心的途径。事实上，休斯敦大学的教授、脆弱性研究员布琳·布朗（Brene Brown）说，脆弱性是人类有意义的经历的核心和中心。当我们为了避免不安全感、不确定感或羞耻感而每天"爱"自己时，大多数人会有 3 种不同的行为：追求完美、麻木或通过想象一切可能出错的事情来破坏快乐的时刻。教练们，如果这些听起来很熟悉，是时候面对证据了：研究证实这些行为虽然让我们感觉控制住了自己，但麻木情绪会产生有害影响，这意味着快乐也被麻痹了。因此，虽然避免感到脆弱听起来"安全"，但这意味着没有快乐、没有归属感、没有爱。

我们如何让脆弱回归？布朗在《无所畏惧》（*Daring Greatly*）一书中建议，关注你实际所在的地方，放松呼吸，探索你想要到达的地方。迈出一小步，感受内心的勇气。不要担心别人会看不起你，他们通常只关注自己内心的斗争。进行体感扫描，把注意力放在你的呼吸和身体感觉上。放弃完美主义，人无完人。如果你坚持一个不可能的理想，你就更容易放弃。此刻请接受自己，请义无反顾地享受这一过程。

生活目标的自我照顾计划

对许多人来说，他们的生活目标仍然模糊不清。如果让教练就他们的价值和激情进行对话，他们可能会受益匪浅。他们是否能发现自己被什么吸引或梦想着什么？

对于另一些人来说，他们的人生目标可能已经确定，但他们并没有给予太多的关注、时间或精力，并希望在教练的帮助下改变这一点。

将自我照顾计划表作为制定关于完善和锻炼生活愿景的短期目标的手段（表 10-3）。他们可能喜欢阅读升华精神或励志的书籍、英明领袖和思想家的传记。就像生活中的其他事情一样，如果你想要更多，那么它就值得你付出。

表 10-3　自我照顾计划表

意图 + 时间 + 精力 + 实践

行动 （针对人生目标或愿景）	持续时间	什么时候	报告方法
（示例）清晨冥想	持续 20 分钟	周一到周四	周五通过电子邮件告诉教练

反思练习

你最喜欢用什么方法来培养内在的优势和美德?

你将如何定义临在?

你能回忆起哪些让你感觉到临在状态增强的经历?

你的标志性优势是什么?

你将如何在教练会谈中运用你的优势？

你希望如何继续发展你的优势？

试试这个 2 分钟的测试。注意你在 2 分钟内感受到的情绪，有多少是消极的？有多少是积极的？在 24 小时内追踪这些情绪。关于你自己的积极情绪与消极情绪的比例，你发现了什么？

这个练习可以让你思考你感觉与外界有联系和协调的方式，如果你没有这种感觉，你可以做些什么不同的事情？

你怎样才能产生更多的感激、爱、归属感和联系的感觉?

在以下培养临在、优势和目标的工具中，你想最先尝试的是什么?

- 非暴力沟通
- 情商读物
- 欣赏式探询过程
- 感恩练习，感恩日记
- 仁爱冥想
- 沉思练习
- 正念冥想
- 性格塑造练习（勇敢、谦逊）
- 心脏数理 ®（HeartMath ®）技术
- 冥想静修
- VIA 性格和优势建设
- 志愿服务
- 创造力
- 肯定
- 嬉戏和欢笑
- 基于自然的探索
- 适应脆弱性
- 练习自我同情

3
Part Three

第三部分
整合健康教练的实践

第 11 章
食物、营养和体重教练

完成本章后，你将能够：

- 明确健康饮食和营养的关键资源。
- 应用选择健康饮食的知识。
- 按需适当应用体重管理的知识。
- 作为客户保持愉快而健康的饮食方式的资源。
- 了解肥胖和超重者减肥斗争的复杂性。
- 明确导致肥胖的社会条件。
- 了解营养和饮食教练的执业范围。

整合营养的基本原理超出了本书的范围，但本章中涵盖了健康饮食教练的基本原则。除此之外，建议对整合健康教练安排额外的营养培训和课程作业。教练需要通过帮助客户识别有效的、有依据的健康饮食营养的资源，来促进客户的学习。其中包括选择和制备天然食品、营养补充剂、草药和香料；如何成为一个明智的购物者；购买有机及非转基因食品；避免无营养的垃圾食品、不健康的脂肪、过量的盐、糖和精制碳水化合物；准备均衡、营养的膳食；在外出就餐和旅行时做出明智的选择；在当地农贸市场购买本地生产的季节性食品。

当教练提出以下问题时，会触发学习：

你将如何了解健康饮食？

当你考虑减肥饮食的时候，你想过哪些策略？

请描述你所收集的关于排毒的专业资料。

如果客户不知所措，不知道去哪里找到这些有效的专家、资源或教育工具，教练就需要认真地开展头脑风暴以集思广益，头脑风暴的内容包括客户可以查看的领域，或他们可以问的人，或者手边有很好的相关书单以便他们可以开始营养相关的自我教育过程。同样地，其诀窍是促进客户认识自我，始终保持客户的好奇心，将客户的利益和日程安排放在首位和中心，并在谈话过程中尊重他们的自主性和责任心。将鱼竿递给他们吧，看着他们去钓鱼！

执业范围和营养讨论

谁有权力与客户讨论营养和体重管理？

健康促进领域的工作包含了教练客户改善健康状况、养成更健康的饮食习惯、做出更好的营养选择或其他任何与营养相关的事情，健康促进工作由持证医疗保健专业人员进行，但这一点目前似乎仍有一定争议。或许这本身有不妥的地方，因为几乎每个人都可以自行改善自己的饮食，因而，我们需要大量的健康教练、教育工作者、天然食品倡导者和健康厨师，与那些拥有营养学专业学位和执业证书的人员共同工作，后者包括注册营养师、注册临床营养师、注册营养专家和注册健康教练。

在美国，州法律规定了谁可以使用"营养师"的头衔。根据美国营养与饮食学会（Academy of Nutrition and Dietetics，AND）规定，"营养师"的头衔是留给拥有营养学认证课程学士学位且为注册营养师执证做准备的人的。如果我们询问该组织的成员，他们可能也会认同其他医疗保健专业人士也对营养有所了解。随着Ⅱ型糖尿病、超重及肥胖、糟糕的食物选择、高糖饮食、不健康的脂肪成瘾、不安全食物、食品沙漠（当地居民很难购买到新鲜的食物）的流行，以及大多数人讨厌的美国饮食标准（Standard American Diet，SAD）的出台，让相关服务性行业的人员参与到健康食物倡导者的队伍中，肯定是有益处的。

难题在于，饮食是每个人的日常必需品。我们并不是在讨论神经外科或者遗传咨询这些专业问题。健康教练致力于通过学习和实践，帮助那些想要促进健康以及有活力愿景的客户采取健康的、有意识的、愉快的食物选择方法，去准备和享受健康天然的食物。因此，健康教练、家庭成员和普通的、没有执照的、非营养专业的人都可以轻松谈论他们的食物、饮料以及与他们如何去吃、为什么吃、在哪里吃有关的一切。

健康教练的工作范围是什么？

美国国家整合健康教练委员会明确规定：经过认证的健康教练应该了解健康生活方式知识，并遵循美国农业部（USDA）、美国疾控中心（CDC）和美国国立卫生研究院（NIH）等可信机构制定的饮食指南。健康教练可以在工作范围内推广**健康的全天然食物、营养丰富的饮食计划**，包括如下内容。

（1）增加水果、蔬菜、全谷物、脱脂或低脂牛奶及乳制品的摄入。

（2）增加富含蛋白质的食物的摄入，如海鲜、瘦肉和家禽、鸡蛋、豆类（黄豆和豌豆）、豆制品、坚果和种子。

（3）减少饱和脂肪、反式脂肪、胆固醇、盐（钠）和添加糖的摄入。

（4）保持合理的卡路里摄入。

如果你喜欢原始饮食法（paleo）、地中海饮食法（mediterranean）、低血糖指数饮食法（low glycemic）、间歇性禁食法（intermittent fasting）或者其他一些能够解决糖尿病、胃痛或者超重肥胖的流行性饮食方法，这似乎对你有所限制。但是，一个由美国国家整合健康教练委员会认证的健康教练应该是一名天然食品的倡导者，《美国居民膳食指南2020—2025》的第1章"生命周期的营养与健康"强调了上述4点。

仅让人们遵循这些经过验证的、充分研究的指南就已是一项挑战了。根据这份报告，大多数美国人并不遵循健康饮食指数（Health Eating Index，HEI）所衡量的健康饮食模式。在0～100分的评分中，平均得分为59分，这表明目前人们不良饮食很普遍，并且这种饮食质量在不同年龄、性别、种族、收入和怀孕与否的群体中存在一些差异。

健康饮食和营养资源

以下部分为教练和客户提供了综合营养方面的资源。

在 2010 年，美国食品药品监督管理局（FDA）前局长戴维·凯斯勒（David Kessler）博士撰写了《终结暴饮暴食：控制贪婪的美国人的食欲》（*The End of Overeating: Taking Control of the Insatiable American Appetite*）一书，指责大型食品公司采取激进的营销策略，并且利用人类大脑化学物质容易对脂肪、糖和盐上瘾这一客观事实。另一本由心脏病学家威廉·戴维斯（William Davis）医学博士撰写的《小麦肚：小麦食品让你变胖、生病、加速衰老的惊人真相》（*Wheat Belly: Lose the Wheat, Lose the Weight and Find Your Path Back to Health*），揭露了我们心目中认为的处于优质生活中心地位的小麦，其实是一种真正的转基因农产品，它会导致血糖升高以及胰岛素过度使用而储存腹部脂肪，这可能是导致 II 型糖尿病以及超重和肥胖大流行的最大因素。

每一位健康教练都应该阅读这两本书：由伊丽莎白·利普斯基（Elizabeth Lipski）博士撰写的《消化健康》（*Digestive Wellness*）和《肠漏综合征》（*Leaky Gut Syndrome*）。利普斯基博士在书和讲座中介绍的食物都是可以促进身体产生能量和促进细胞修复的药物或营养物质。当这些营养物质缺乏或者消失时，肠道微生物群就会失去平衡，消化系统就会紊乱。我们对微生物群了解得越多，就越能意识到它会影响全身慢性病的发生，以及影响情绪、睡眠和心理健康。

要了解人体是如何与数十亿微生物共生的，请阅读戴维·弗雷德里克斯（David Fredricks）的《人体微生物组：微生物如何影响健康和疾病》（*The Human Microbiota: How Microbial Communities Affect Health and Disease*）一书，我们需要微生物来消化我们的食物，保持我们消化系统的最佳状态。在我们的胃肠道里有那么多的微生物和细菌，以至于人体细胞与"搭便车"细菌的实际比例为 1 ∶ 10。这不禁让人思考，究竟谁宿养了谁？

为你推荐一系列极好的基础启蒙书，该书能够让你和客户了解在社会、经济、生态和政治背景下的健康饮食，那就是迈克尔·波伦（Michael Pollan）的畅销书《吃的法则：经典日常饮食手册》（*Food Rules: An Eater's Manual*）、《为食物辩护：食者的宣言》（*In Defense of Food: An Eater's Manifesto*），还有那本让无数吃货心动的《杂食者的两难：关于你吃什么东西的背后秘密》（*The Omnivore's Dilemma: The Secrets Behind What You Eat*）。

对于那些想要将营养和食品健康促进作为专业领域的教练，这里有更多资源可以提升你的知识储备：

- 《发酵圣经》（*The Art of Fermentation*），作者桑多尔·卡茨（Sandor Katz）
- 《终结糖尿病——12 周饮食方案远离与逆转糖尿病》（*The End of Diabetes：The Eat to Live Plan to Prevent and Reverse Diabetes*），作者乔尔·福尔曼（Joel Fuhrman）博士
- 《修订的原始饮食：通过饮食计划来减肥和保持健康》（*The Paleo Diet Revised：Lose Weight and Get Healthy by Eating the Foods You Were Designed to Eat*），作者洛伦·科登（Loren Cordain）
- 《炎热星球的饮食：餐叉末端的气候危机以及你能做什么》（*Diet for a Hot Planet：The Climate Crisis at the End of Your Fork and What You Can Do About It*），作者安娜·拉平（Anna Lapin）
- 《终结肥胖的 DASH 饮食：预防高血压及改善超重的最佳计划》（*The DASH Diet to End Obesity：The Best Plan to Prevent Hypertension and Reduce Excess Weight*），作者威廉·曼格（William Manger）等人

健康餐盘与旧食物金字塔

多年来，营养学家和健康食品倡导者指出过量食用精制碳水化合物（"白色"食物：精制面粉面包、饼干、薯片、含有淀粉的无营养零食）是导致 II 型糖尿病和肥胖发病率上升的一个主要因素，因而美国农业部已先后淘汰了两种不同版本的旧食物金字塔。营养和医药领域的领袖们透露，食品行业游说组织（如小麦理事会）对政府机构和政策制定者施加了压力。营养专家继续积累重要的证据，证明代谢综合征和胰岛素抵抗的潜在因素都可能归结于高糖、高精制碳水化合物、高盐以及过量不健康脂肪的饮食方式。

美国农业部发布的"我的餐盘"（MyPlate）膳食指南试图重新平衡食物比例（图 11-1），并强调你的日常饮食的一半应该是营养丰富的蔬菜和水果，1/4 是优质蛋白，剩下的 1/4 是谷物。

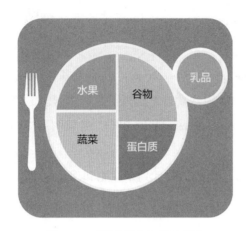

图 11-1 "我的餐盘"膳食指南

谷物

- 全谷物：所有的全谷物产品和全谷物原料食物，例如，苋菜、大麦（非圆粒）、糙米、荞麦、干小麦、小米、燕麦、爆玉米花、藜麦、黑麦、全谷玉米粉、全麦面包、全麦薄饼、全谷物饼干、野生大米。

- 精制谷物：所有精制谷物产品和精制谷物的原料食物，例如，白面包、精制谷物饼干、玉米糁、奶油大米、奶油小麦、大麦（细颗粒）、玉米面团、意大利面和大米应选择品种丰富的精制谷物。

蔬菜

- 深绿色蔬菜：所有新鲜的、冷冻的和罐装的深绿叶子菜和西兰花，煮熟或生吃，例如，苋菜叶、白菜、西兰花、茴芹、甜菜、羽衣甘蓝、芥菜、生菜、莴苣、菠菜、芋芳叶、萝卜叶和西洋菜。

- 红色和橙色蔬菜：所有新鲜的、冷冻的、罐装的红色和橙色蔬菜或者果汁，煮熟或生吃，例如，南瓜、胡萝卜、红色或橙色的甜椒、甜薯、西红柿、100% 番茄汁和冬瓜。

- 豆类：所有干的黄豆、豌豆、鹰嘴豆、小扁豆等，或者烹制而成的罐头。例如，黑豆、黑眼豆、鹰嘴豆、毛豆、芸豆、小扁豆、利马豆、绿豆、木豆、斑豆和豌豆。不包括四季豆或青豆。

- 淀粉类蔬菜：所有新鲜的、冷冻的和罐装的淀粉类蔬菜。例如，面包果、牛蒡根、木薯、玉米、豆薯、莲藕、青豆、车前草、马铃薯、芋头根、荸荠和山药。

第二种"健康餐盘"由哈佛大学公共卫生学院和医学院的专家开发，提供了基本的营养建议，并举例说明了应该选择吃什么和避免吃什么（见图 11-2）。这个简单的盘子图形很有用，可以作为帮助客户全面改善健康和提升活力的基本教练方针。

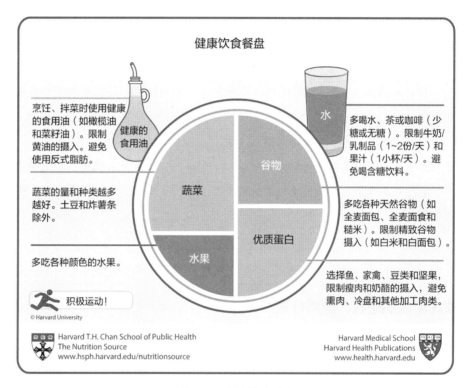

图 11-2　健康饮食餐盘

谈论食物、个人喜好和饮食文化传统极为快乐和有趣，不过，这些内容虽然足够充实教练会谈，却并不能帮助客户实现他们的医疗保健提供者在建议他们与健康教练交谈时所期望的健康结果。请记住，**你的首要任务是促进健康饮食选择的行为改变**。如果你的客户从他们的医生那里得到了具体的饮食建议，那么这就是你在教练对话中需要坚持的内容。如何通过熟练的教练干预来促进这些改变？这才是你应该关注的。

下一部分将为大多数人提供一般行为措施，然后为关注体重管理的人们提供具体的教练技术和方法。

改善营养和饮食的行为措施

﹡特别注意：远离高果糖玉米糖浆、不健康脂肪（氢化油）、太过油腻的、过咸或含糖的零食或食物。

学会阅读食物标签，了解营养成分。

在超市周边购物——那里有全天然食物！

翻翻冰箱——有多少是含防腐剂、添加剂和无效成分的包装食物？

坚持一周吃更为新鲜、更加美味的全天然食品。

每天多吃一种新的蔬菜。目标是每天摄入 5 ~ 7 种。

用一周时间减少小麦或者麦麸摄入，看看你的臃肿和疲劳是不是由小麦或麦麸引起的。再换奶制品和糖试试。

在窗户或院子里种植药草；学会用香草调味，而不只是用盐。

坐下来吃饭，让这成为社交的、令人振奋的、具有深层滋养的美好时光。

教练糖尿病患者：自然疗法

在过去的 30 年里，患糖尿病的成年人数量增加了一倍多。美国和印度的糖尿病发病率，尤其是 Ⅱ 型糖尿病发病率的增长速度是西欧的两倍。然而，糖尿病患病人数在世界各地（包括发展中国家及发达国家）均呈上升趋势，从 1980 年的 1.53 亿增至 2008 年的 3.47 亿。这一发现来自对生活在不同国家的 270 万 25 周岁及以上人群的血液样本分析。

传统医学通过健康教育来治疗 Ⅱ 型糖尿病，包括美国糖尿病学会（American Diabetes Association，ADA）批准的饮食选择推荐、鼓励日常锻炼以及一系列旨在帮助降低血糖或增加胰岛素反应的药物。其中一些药物（如 Avantia）正在被审查是否会增加心脏病发作和脑卒中的风险。在过去的几十年里，人们也在关注一些如今被证明是灾难性的策略，比如用人工甜味剂替代糖（事实证明，人工甜味剂实际上会促进葡萄糖代谢，增加食欲），用化学衍生物替代天然脂肪，开一些药物让身体误以为血糖仍在"正常范围之内"。然而，这些策略并不奏效。

另一件许多医疗卫生专业人员都没有解决的事情是，无论疾病发生的过程如何，整个身体都会受到疾病影响，并试图与之对抗。身体是无法搞清楚如何对抗疾病的。芝加哥治疗师海伦·李（Helen Lee）博士提供了治疗糖尿病的替代方法，这种方法注重全身而不是身体的某部分。

- **食物质量：** 食用富含人造甜味剂和化学脂肪替代品的食物对任何人来说都不健康。这些食物很可能是过度加工的，完全没有新鲜水果和蔬菜的营养。一般来说，应避免加工食品，它们只会增加人体需要清除的有毒化学物质的水平。

- **饮食习惯：** 为了保持正常的血糖水平，采取全天分餐分食是一个很好的方法。然而，零食应是新鲜的、健康的、非过度加工的。食物是人体所需的燃料，但只有合适的食物才能发挥作用。

- **压力：** 压力是糖尿病的一大风险因素。身体由肾上腺控制血糖水平，同时肾上腺也会释放一种名为皮质醇的类固醇作为对压力的反应。皮质醇是"战斗或逃跑"（fight or flight）反应的一个组成部分，能够在身体的脂肪储存中发挥重要作用，并直接影响到个体的体重增加。请考虑改变生活方式来调节压力，这也有助于减肥。

- **积极心态：** 保持身体放松很重要的一个部分在于心态。我们要积极地看待生活、处境、工作、消遣，学会让自己放松的方法，这些都是保持身体和谐运转的关键要素。

一些研究在继续调查分析与疾病相关的食物品种和质量、生活方式遗传倾向等因素之间的相关性。最终，无论我们的身体已经做出了反应还是还没有做出反应，这种相关性都会表现在病情进展之中。请改变你对于健康生活的选择，这会让你的身体随着你的选择而改变。

教练具有适度体重管理或者减肥目标的个人

当你教练有减肥目标的客户时，请记住以下这些要素。

正强化

寻找那些指向长期有效和更健康的生活模式的表述。

鼓励这样的表述，比如饿了会想到吃，饱了会想到停。

作为资源库，在客户询问哪些食谱菜单更健康，或者需要鼓励客户做出健康选择的时候发挥作用。

询问客户如何找到合适的外出就餐的替代食物。

鼓励减肥的客户要知行合一。（参见"教练与肥胖和超重作斗争的人们"）

负强化

倘若客户想要取消所有种类的食物，教练需要在得到允许的情况下进行干预（此时从教练转变为顾问）。如果饮食方法太过严格或者十分耗时，同样也需要去干预（尤其在客户已经有时间压力的情况下）。

加州大学旧金山分校减肥专家、《3天解决方案》（*The 3-Day Solution*）的作者劳拉·梅林（Laura Mellin）说，节食不起作用，只是治标不治本。梅林相信，那些一生当中大部分时间都在和自己的体重作斗争的人们有着很严重的情绪问题，导致他们不停地吃东西。梅林的"解决方案"是向内看，探寻自己对食物问题的信念和习惯，只有这样才能学会怎样采取更为健康的方式获得更有营养的食物，并且避免无用的卡路里。

并非每个专家都同意梅林的观点。许多人认为，指出"情绪性问题"只不过是"责怪受害者"的表面说法，未能改变我们在致胖社会中的生活方式（致胖社会指促进过多热量摄入，制造损害代谢功能的假食品，并将运动量设定到人类活动中从未有过的最低水平）。

不过，梅林的早期著作《解决方案》（*The Solution*）和《3天解决方案》为健康教练提供了一些建议，对客户行为改变十分有帮助。她真正关注的是如何更好地自我照顾。她还提供了新建议：尝试完全隔离自己，开始一次排毒的过程，促进自己的食欲。甚至关掉手机3天，让你自己能够专注于自我发现。你会经历情绪大扫除，吃得更健康，参加更多的体育活动。她在书中说，你有望在3天内减掉6斤，但这种承诺对大多数人来说是不现实的，并且这6斤也不全是脂肪。

教练与肥胖和超重作斗争的人们

以下信息来自《生活方式健身教练》（*Lifestyle Fitness Coaching*）的作者，美国专业心理学会、美国内科医师学会会员，康考迪亚大学的詹姆斯·加文（James Gavin）博士，以及《双重O——超重与肥胖》（*The Double Os—Overweight and Obesity*）的作者马德琳·麦克布雷蒂（Madeleine Mcbrearty）博士。信息内容来源于他们开展的广泛研究。

根据科学研究，肥胖已经成为流行病。世界卫生组织称其为**"全球病"**，肥胖很快将替代营养不良和传染病，成为最突出的健康问题。2021 年，世界上有 33% 的人存在超重或肥胖问题，研究者预测，1/3 的人将与肥胖和超重作斗争。

美国的调查结果显示，超重或肥胖的患病率占到成年人口的 66.3%。尽管美国卫生与公共服务部的"健康公民 2020 计划"倡议努力将成人的肥胖率降至 30.6%，但挑战依然艰巨。肥胖伴随着高昂的代价。目前约有 42% 的成年人被诊断为肥胖，这一比例是 30 年前的两倍多。美国至少每年花费 1 470 亿～ 2 100 亿美元用于肥胖相关的医疗费用（数据来自乔治城大学公共卫生学院）。除此之外，美国人每年花费 1 500 亿美元通过健身房会员、运动器材、膳食补充剂、商业减肥计划和整容手术来减肥。

肥胖者的体重

我活该变胖；我活该变肥。这就是为什么我很孤单……
看看，你让自己变得更胖了，你让自己变得更胖了啊。

从医学角度或文化角度去看待肥胖有着不同的含义。医学家认为肥胖是身体脂肪量不健康，与肌肉和去脂体重相关。超重的身体质量指数（BMI）为 25 ～ 30，30 及以上属于肥胖范畴。肥胖范畴中第一级是 30 ～ 35；第二级是 35 ～ 40；第三级是 40 及以上（严重肥胖症）。BMI= 体重（kg）÷ 身高 ^{2}（m）。由于身材矮小、肌肉非常发达的人 BMI 很高但并不肥胖，因此 BMI 不总是表明体脂高的准确指标。

从文化上讲，肥胖意味着体重超过了社会公认的吸引力标准。不管你如何定义，体重状况都会直接影响到一个人的健康感受。来听听一位女士反思自己肥胖的时候所说的话：

体重影响了我的心理健康，影响了我的恋爱关系、我的自我、我如何看待自己，以及各种各样的事，但我从未想过肥胖也会对我的健康造成多少危害。

超重与越来越多的疾病有关,包括心血管疾病、代谢综合征、Ⅱ型糖尿病和各种癌症。

从心理上讲,肥胖与抑郁、焦虑和情绪障碍的发生有关。肥胖还与自杀念头和自杀企图的高发生率相关。毫无疑问,身体形象不佳和自尊心低下成为达不到社会严苛的体重标准的自然后果。雪上加霜的是,肥胖的美国人正在与边缘化、无处不在的反肥胖偏见和刻板印象作斗争。

就要减掉它!

现实生活中,许多因素都会促使肥胖的发生。然而作为一般规律,在很大程度上肥胖都被认为是由能量失衡引起的,即摄入的能量始终超过了消耗的能量。这样说来,肥胖的"治疗"似乎很简单,那就是少吃和定期锻炼。当然,事情没有那么简单。尽管超重人士感到痛苦的时候很容易产生出减肥的强烈愿望,但他们却很少能产生足够的改变意愿。超重人士自己也承认,要想减肥成功,他们需吃得更健康、定期锻炼、改变生活方式、调整社会关系,甚至改变思维方式,并且准备好做出许多其他意想不到的改变。从这个角度来看,减重仅仅只是许多人想要达到健康体重所需要实现的众多改变目标之一而已。

大多数健康专业人员认为,即使体重仅仅下降了 3% ~ 5%,这对于肥胖个体都是大有裨益的。肥胖者证实了这一观点,他们指出,只要减掉了少量体重,他们的生活质量和总体幸福感就会大大提高。

教练的 11 条原则

1. 建立深厚的信任感

"我的行动计划就是把自己交给教练,然后说:'好吧,你想让我做些什么呢?'" 一位女士这样说,她打算一切听从教练的建议。这种态度让专业人员背负了巨大的责任,因此,首先需要承认,陪伴个人减肥之旅不适合胆小的人。肥胖的客户需要知道,他们的训练师或者教练是非常值得信赖的。客户很少会愿意与熟练的"技术人员"或冷漠的专家会谈。

在一段教练关系开始的时候,教练和客户都需要花费大量的时间和精力来平衡彼此之间的化学反应。两个人都会问自己同一个重要问题:*"我真的想和这个人一起开始行动吗?"* 当双方的答案都是响亮的"是"时,旅程就可以开始了。在前进的过程中,教练尊重协议、完全关注客户的时间计划，并坚定地朝向目标努力，确保彼此之间的信任与默契得到长期维护。诚实的反馈往往能够培养信任。教练不是啦啦队成员，教练应当察觉，当客户的承诺开始减弱、有些事情不奏效或进展不如预期时，一定要直面顾虑之处，及时做出决策。

产生信任感也需要专业知识。专业人员不仅需要有同理心，他们还必须知识渊博且具有挑战精神。最重要的是，他们必须展现出对客户完全有能力达到目标的坚定信心。肥胖的客户对他们是否真的能减肥实际上是非常不确定的。在缺乏个人信念的情况下，让客户在潜意识中体会到教练或者训练师坚信他们可以做到，这将会对实现目标产生不可估量的影响力。

2. 完全尊重客户目标

有效的教练应当保持一种中立的态度，积极采纳"教练的进程安排属于客户"的原则。对于这点而言，这就意味着教练永远不要去规定他们的肥胖症客户必须要减掉多少体重。

虽然将体重维持在正常范围对于健康而言是必不可少的，但我们需要共同努力的重点在于如何帮助肥胖症个体提高他们*目前的*自我接纳、自我尊重和对身体的尊严感。"赋权给肥胖症客户"是指专业人员要无条件支持客户自己做出减肥或不减肥的决定。*肥胖症客户多多少少都需要获得无偏见的专业知识和技术支持，以促进他们的健康。*

3. 匹配"重量语言"中的含义

虽然从理论上讲，客户的 BMI 可能会让他们被划归到肥胖范围内，但绝大多数肥胖客户可能会将自己描述为"超重"。对于他们来说，"肥胖"这个词并不适用，因为其被认为是用来形容病理性肥胖的人的。一位女士把肥胖描述为这样一类人，*"体重接近600 斤、摇摇摆摆走路有困难的人"*。另一位女士描述，*"肥胖是一种耻辱。肥胖就意味着你真的很肥！你有健康危险，人们看不起你，而且也可能做出这种假设——你很懒啊，你总是在吃东西啊，你无法控制自己，如果你得了肥胖症，那你就真的有问题了"*。

这里指的是有关如何匹配客户的"重量语言"的含义。肥胖是一个技术术语，对于个人，它可能会产生严重的负面影响。给客户贴标签并不会帮助减肥，却很有可能会造成他们对自己身体形象的绝望感。

4. 谨慎评估

客户对于体重增加的习惯性反应是"拒绝"。许多超重或肥胖者拒绝称重，还故意避开照全身镜。他们只要一想到站在体重秤上或者称体重就会立刻感到恐惧。一位女士讲述了她在开始减肥计划前称重的经历：*"当我站在秤上称自己有多重的时候，我感到*

自己就像一头被屠宰前称重的小母牛。我感觉很不好，当我看到具体的重量时，内心真的很沮丧。"

教练需要深刻理解肥胖者的世界观。让他们站在体重秤上进行一次基线称重似乎是显而易见的第一步，但这样做可能会让客户感到无比羞愧和自我排斥。这并不是与客户共谋否认的一种理由，而是你这样去做了，就好比在雷区行进，故这点需要谨慎小心地对待。建议教练把评估的注意力聚焦在真正重要的事情上——他们在培训中的表现，他们在减肥过程中的满足感，以及他们与你共建减肥计划时的热情。随着上述方面的进展，当他们准备好了，他们就会自己踏上体重秤的。

5. 用自我效能感对抗无力感

肥胖者通常都有反反复复又令人沮丧的进食控制和加强锻炼的经历。因而，你将面对他们或多或少的无力感。一个愤怒的内心声音不断地攻击他们，告诉他们，他们是不幸的失败者，因为他们从来没能有效地遵循"计划"。所以，他们始终坐在行动的悬崖边却难以前进。

自我效能感指的是相信"你能做到"。肥胖的客户需要建立信心，相信自己有能力去成功地采取和维持体重控制行为，在这个过程中他们要克服障碍，并从失误中恢复。对于一位肥胖的男士或女士而言，减肥似乎是一个不可能实现的梦想。毫不奇怪，客户可能"仅"减去 2 ～ 3 斤就会显著提升自我效能感。实际上，一个增强客户自信心的实用策略就是鼓励客户参加以健身房为基础的专业团体行动计划，以此可以减轻体重和改善健康状况。这一计划不仅在整个行动过程中提供了关键的社会性支持，并且也让肥胖者在团队中看到同他们一样的人成功。

6. 共建一个令人瞩目的未来愿景

人的改变通常来自不满。对体重状态的某种程度的不满意——"不要过高也不要过低"——都会促使人们参与减肥。然而，不满感导致意念发生改变，其作用程度仅限于此。客户还需要将目标形象具体化，以便落地执行。通过对话，教练可以将客户的观点转移到他们期待的未来，让他们体验到自己想要的生活，一个健康的适宜环境，能够自我控制能量的摄入，保持正常体重。愿景越生动形象，行动就越容易产生创造性力量。

一旦创建了愿景，我们就需要寻找有效的资源。实现愿景还需要引导客户明确目前生活中可用的个人能力、机会和社会支持。

7. 让它焕然一新

肥胖客户在减肥和体重管理方面的经验明显多于其他人。他们会尝试各种各样的流行饮食方式，尝试各种燃烧脂肪的混合性食物以及看似有前景的减肥办法。他们也会对"无效退款"的承诺计划充满信心，但事实上还是失败了。虽然他们知晓必须监管自己的摄入量和提高运动量，但他们可能还是会对类似"每周一启动最后宣告失败"的项目保持警惕。所有这些方法大同小异，他们更需要新鲜感，比如一次"性感的"减肥之旅。正如一位肥胖的女士在开始的时候说的：*"这将极具挑战性。在此之前我从来没有这样做过。我尝试过所有方法，除了这种。所以，我在想，这次也许真的会有帮助，因为这次不同以往，这可能就是我需要的！"*

为了产生足够丰富的"汁液"投入热情的方案，客户的减肥策略必定不能局限在"减肥"两个字上。减肥之旅本身必须是愉快的，所设计的生活方式是切实可行的。新的饮食和体育锻炼模式必须成为可持续生活方式的一部分。需要让以前尝试过多次的客户相信，他们正在开始一些新的东西，是他们以前没有尝试过的、有吸引力的，甚至令人愉快的东西，并且看起来这次可能真的会奏效。这与时尚或者提供"疯狂的"想法无关，它是一组重新定义、重新建构或者重新定位的具有一定难度和挑战性的元素的集合。

8. 知晓这个令人畏惧的地方

健身房对你来说可能就好像家一样。可是对于肥胖症客户，这可能就是一个令人畏惧的地方，无论他们向哪里看，都会感到自我排斥。许多人经历了严重的身体羞耻感，因此他们认为自己不可能去健身中心。一些人拒绝照镜子，因为他们知道自己不想看到不符合标准的肥胖身体。根据一位肥胖女士在健身房上课的经验，她提供了自己保持决心的秘诀：

"（一个肥胖的人）参加健身课时，他会感到不舒服，同时也走出了自己的舒适区，他对自己说：'你不能这样做。'无论你走到哪里，你每天告诉自己的事情都是你对自己的现状感到不舒服，当你在那堂课上时，这些都会浮现在脑海中。所有事情都变成了'为什么你会在这里？你不能这样做！这是没有意义的！'所以，我意识到了，我一生中要做的最困难的事情就是照顾好我自己——然后我决定了，我自己就是最重要的。"

还有一些问题可能对你来说是无关痛痒的，但这或许很可能就是需要你和客户沟通的部分。把这些细节找出来。问问你的客户们，他们在这些细节上感觉如何。

9. 社会支持

社会支持是健康改变计划取得成功最为关键的因素之一。我们大多数人都不喜欢艰难的独行。"支持"来自朋友、家人、同事；也可以来自新的锻炼伙伴或运动队成员。

社会支持网络提供鼓励，也提供问责。一位通过锻炼成功减肥的女士这样描述：*"我*

意识到自己必须处在团队的环境之中，因为如果只有我一个人去，我是不想去的。事实上，我根本不打算去。但如果我在团队中，我不会让我的团队失望。" 支持性关系可以将负面的健身房氛围转化为社交活动。教练过程不仅仅是将客户生活中的"社交点"整合起来，还包括创造新的社交点，以强化健康行为习惯，提高客户积极参与的兴趣。

10. 把持大局

与肥胖客户合作的时候，要注重整个改变过程中的日程安排。这不仅仅是指锻炼，也不仅仅是指饮食——而是需要顾及整个人。许多肥胖人士可能会选择高强度燃脂的运动，因为这样快速有效。哈他瑜伽、普拉提或者拉伸运动都可能被认为是在浪费时间。对于刚到健身房的肥胖新手，锻炼很可能仅仅为了减肥，有时他们甚至会放弃运动的乐趣。

这种心态通常会使减肥以失败告终。等式变为：运动 = 痛苦。当这与包括饮食限制和放弃垃圾食品在内的更可怕的公式结合时，"放弃"似乎是唯一明智的选择了。人生苦短，这也太痛苦了。教练过程并不是快速的简单修复。随着时间的推移，我们需要坚持才能够"慢慢变好起来"。享受、愉悦、放松、大笑和无数其他积极的体验方式都要结合到行为改变的过程中来，尤其是对那些经历过很多你无法想象的困难的肥胖客户。

11. 庆祝变化

即使肥胖症者可能对自己的体重产生长期敌对感觉，他们也常常会有一种复杂的自我意识——他们自己已经慢慢定位于一种*肥胖的角色身份*。减肥可能关联到肥胖症者的自我发现或者自我认识。当我们询问那些体重降下去的人时，一些肥胖的女士做出如下描述：

"当你体重减轻了的时候，你会想：'哦，天哪！这好像是其他人吧。'我不记得了，没有减肥啊……嗯嗯，我还是很胖的。我没有办法……我超胖的。"

"我甚至不知道我是谁了（体重减轻了）。我只是想弄清楚我是谁……从这次（减肥过程）开始，我作为一个'女人'醒过来了，因为在很长一段时间中我是被封闭起来的，没有和自我的联系……这肯定发生了某种变化。就好像，我发现自己是一个真正的女人了。"

"体重就好像是我一直披着的一件大斗篷。有的时候，这是一个严肃的命题……让人们看到了我体重以外的东西。体重在很多方面都可能会是一个大绝缘体——不仅仅在生理方面，更是在心理方面，这你是知道的。"

虽然减肥和健身有显著的身体好处，但对于肥胖人士而言，这一过程等同于一种全方位的改变，包括他们的自我看法、与他人的关系、自信心以及情感生活。请尊重客户的变化。赞美他们的减肥过程、他们的勇气、他们重新对自己抱有的深刻而持久的爱。

为客户服务创造更高目标，让我们这群健康专业人员的工作具有了不同寻常的意义。促进健康、减少健康风险、提高人们幸福感也使我们的工作具有非凡的社会价值（见图 11-3）。在与肥胖客户合作的过程中，我们大多数人最多只会对实现个人生活目标的影响程度有一些认识。许多肥胖者所遭受的相似痛苦是难以想象的——我们并没有生活在一个不属于自己、不适合我们、看起来也不像它应该有的样子的身体里。如果你被邀请去做这项工作，即便只有一位客户，也要全心全意投入。你的回报将不可估量！

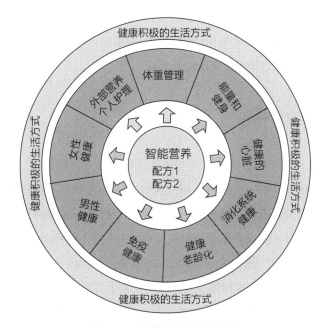

图 11-3　健康积极的生活方式

治疗致胖的社会

关于肥胖的环境、社会文化和心理因素

尽管一些健康教练和健身教练可能会认为，超重和肥胖仅仅是热量摄入过多和消耗不足的简单问题，但美国疾控中心（CDC）指出这个问题要复杂得多。

CDC 描述美国社会的新术语是*"致胖的"*，或者是促使人们摄入过多的不健康食品和普遍久坐不动的环境（CDC，2010）。换句话说，造成将近 65% 的人群超重或肥胖的社会和文化环境，使美国人在日常生活中难以控制体重的增加。

目前肥胖的流行和其他公共健康挑战同样复杂，就好像 MRSA 或艾滋病那样，需要国家的倡议、领导、监管和长期研究，以及州、社区的干预项目支持。想要扭转这一流行病，最好、最安全的办法就是要与文化这一黏合剂紧紧结合起来。健康教练需清楚认识到，环境、社会、文化和心理状况是如何使全世界越来越多的成人和孩童难以对抗肥胖的。这是医学人类学角度的观点，医学人类学作为一门亚学科提出，许多问题被称为"健康的挑战"，其中本身就包含了社会广泛的文化结构差异。

如今，处在信息时代阵痛中的发达国家见证了注意力缺陷障碍的患病率正在以惊人的速度增加，而在发展中国家也是如此。"女性性唤起障碍"和"不宁腿综合征"同样也是如此。肥胖曾是富裕社会的文化产物，然而现实生活中，一系列因素引发的"完美风暴"（perfect storm）使肥胖成为全球流行病。

肥胖的社会—文化因素

1."大"食品

无处不在、过多的高热量食物供应（这些食物大部分是精制的、没有营养的），很可能是造成"完美风暴"的主要因素。而且这也直接危害到了人们的健康，因为人类对脂肪和糖有着天生的口味偏好，这些是引发体重增加的必不可少的原因。美国食品药品监督管理局前局长戴维·凯斯勒医学博士在《终结暴饮暴食：控制贪婪的美国人的食欲》一书中把这种"口味偏好"描述为一种人类疯狂的生存机制。凯斯勒说，人们吃东西不是为了营养，而孩子们很少会感到饿，因为他们常常吃零食。加工食品中的高含量脂肪、糖和盐都是上瘾循环的一部分，不断吃东西会让大脑感到放松。不健康的脂肪和糖会激活触发大脑奖赏中枢的神经通路，其方式类似于吸食鸦片成瘾，如海洛因和可卡因。那些早期狩猎采集的人类祖先发现并选择了富含能量和天然糖分的浆果，或在干旱时、迁徙过程中摄入大量优质动物脂肪，这些在这个物质丰富的时代已不再需要为我们服务了。

如今，大型食品市场经营者仅针对年轻人就投入了 140 多亿美元的广告费用，极具讽刺意味的是，这差不多等于全美国用于治疗超重和肥胖年轻人的医疗保健费用总和了。

2."大"便利

第二大罪魁祸首就是因技术进步造成的体力劳动的减少。在世界各地城市的中心，人类的工作活动已经从需要大量站立、搬运、行走的体力劳动（如工业或农业的工作），转变为必须忍受长时间坐在办公室电脑前一动不动的工作。《美国心脏病学会杂志》

（*Journal of the American College of Cardiology*）上的一项研究调查了近 60 000 名 25 ~ 75 岁芬兰男性和女性的活动水平（Hu et al., 2007）。

人力资源管理师和健康教练可以完成对工作活动的分析。重新设计工作场所环境，使"低体力活动"（一天中大部分时间坐在办公室工作）变为"中等体力活动"或"高体力活动"，可以帮助员工在工作中获得健康益处。

根据彭宁顿生物医学研究中心（Pennington Biomedical Research Center）的定义，中等体力活动的工作需要大量站立和行走时间（Hu, 2007）。一些先进的公司已经对工位进行了人体工程学调整，其中电脑被安装在跑步机支架或自行车桌上。

3. 建筑环境

虽然人体在生物指标方面表现出很大的差异，但一些共性问题在不健康的体重增加中扮演着重要角色，热量过剩就是其中之一。美国卫生部部长（2010）发布的《呼吁采取行动来预防和减少超重与肥胖》中强调了平衡卡路里是至关重要的。为了保持健康的体重，从食物中摄取的热量必须与正常代谢、身体活动和锻炼消耗的热量相平衡。这就意味着平衡热量的责任是直接由个人承担的。这就是社会文化因素对个人不利的地方。

过去 10 年最重要的发现之一是，建筑环境是导致久坐生活方式和肥胖率上升的主要因素。建筑环境是指人类改造的建筑物，如街道、人行道、住宅、学校、城市扩张、工作场所、高速公路、商店、购物中心和公园。一个社区是否有人行道或自行车道、售卖新鲜蔬果的杂货店、明亮的道路、休闲公园、林荫道——所有这些环境对健康的生活方式都会产生影响，同时还影响着体育活动、娱乐休闲的配套环境设施。

缺乏安全和愉快的活动场所只是问题的一部分。我们的食物可以从学校、商场、机场等几乎所有地方获取，密集的食物供应刺激着人们的食欲，哪怕我们一点儿也不饿。科恩（Cohen）指出："人们对环境线索的自然反应被框架化了，仅凭借呈现的信息内容，人的判断是有缺陷和偏见的。人们缺乏对食物环境如何影响他们的判断的洞察力，因此无法改变导致过度为能量消费的因素。"换句话说，在一个过分夸大的食物"盛宴"环境中，我们在马不停蹄地吃、毫无节制地吃。我们想打破这种暗示和过度消费的循环，就需要加倍勤奋，拥有多数人不具备的技能。而健康专业人员可以提供这些技能（Oreskovic et al., 2009）。

4. 心理困扰

肥胖的人是否比正常体重的人更容易抑郁，这是一个有争议的话题，也是一个棘手的问题，尤其是对于那些提倡"自由肥胖"和"去污名化肥胖"的人来说更是如此。对某些人来说，肥胖是个人问题，也是社会问题，他们认为"大号的人"常常不快乐、自尊心低、比其他人更容易绝望，以至于他们常常在不佳的声誉方面不断遭受打击。

对于一些社会科学家来说，"肥胖的直接医疗危害虽然是真实存在的，但也被夸大了"。保罗·恩斯伯格（Paul Ernsberger）和理查德·科尔斯基（Richard Koletsky）在《社会问题杂志》（*Journal of Social Issues*）上写道："由于目前治疗肥胖的方法难以产生长期效果，因此，没有临床对照试验证明减肥能够延长寿命。相比之下，糖尿病、高血压和高胆固醇治疗药物的进步，使受这些疾病困扰的肥胖人士过上了更健康的生活。此外，减肥过程还可能会导致与肥胖相关的心血管疾病风险。"他们呼吁采取健康的方法，关注增进健康而不是紧盯体重增加。

《纽约时报》获奖科学作家吉娜·科拉塔（Gina Kolata）在她的开创性著作《反思瘦》（*Rethinking Thin*）中认为以上观点是合理的。科拉塔发现，与体重作斗争的人们往往一生都是如此，因为持续减肥的统计数据往往会令人感到沮丧。91%的人通过艰难节食和其他一些方法减掉的重量会反弹。体重过重的人在减肥后经常感受到"原始饥饿感"，这是一种强烈的信号，就好像身体需要"纠正"体内的平衡机制一般。科拉塔引用了"肥胖基因"的充分证据，其中有一项关于被收养双胞胎的研究指出，如果亲生父母患有肥胖症，不管养父母喂养方式如何，这些被收养的双胞胎有80%也是肥胖人士。然而，无论科拉塔在书中给出的遗传学论据是如何强有力，充斥着廉价、高热量食物的生活环境（例如商场里超大尺寸的松饼、裹着巧克力的早餐麦片）还是使"坏习惯"的影响胜过了"坏基因"。

健康体重积极倡导者派特·里昂（Pat Lyons）要求美国医生在治疗超重肥胖人群时强调*健康*而不是减肥。她主张，医生应该认真对待超重肥胖的人，不要把他们的每一个健康问题都归咎于他们的体重（Lyons，1997）。他们的慢性病，比如Ⅱ型糖尿病、高血压、高脂血症和睡眠呼吸暂停综合征，都应通过寻找生活方式方面的原因和帮助他们做出健康行为改变计划来进行干预。瘦弱的人士也同样需要照护和尊重。

我们再回到这个问题上，"肥胖的人会抑郁吗？"研究者对17项研究进行了元分析，这些研究调查了20多万例成年人肥胖与抑郁之间的关系，发现两者的关联性总体上是显著的，在不同性别间差异可能存在统计学意义。肥胖女性抑郁情况更为严重，这呼吁研究人员开展更多的研究来分析抑郁和肥胖之间的因果关系（de Wit et al.，2010）。

一方面，由于脂肪细胞具有代谢活性，它们会产生炎症化合物，如细胞因子和其他信号传导介质。慢性炎症也可能导致神经内分泌方面以及神经病学或行为学方面的问题。

肥胖也是一种炎症状态，而炎症会增加抑郁的风险。

另一方面，一些科学家怀疑抑郁本身是否会导致肥胖。纽约罗切斯特市的心理学研究院研究员布鲁斯·布莱恩（Bruce Blaine）综合了 16 项研究的数据，评估了抑郁对肥胖的因果影响。他发现，与不抑郁的人相比，抑郁的人患肥胖症的风险明显升高，而且青春期女孩患肥胖症的风险最高（Blaine，2008）。

另一项针对青少年的大样本研究发现，低自尊和一些可变风险因素有关，这些因素包括肥胖、看电视时长、学校表现、团队运动的参与度和教育方式（McClure et al.，2010）。另外，青少年的自尊与体重状态的相关性可能比成年人更为显著（French，1995）。

这两项研究都告诉我们，超重的青春期女孩很容易感到悲伤、尴尬、自我感觉不良，并很早开始出现抑郁症状。早期干预、导师支持、重视娱乐、游戏和体育锻炼可能是阻止抑郁和肥胖同时发生的有效办法，不仅如此，还包括建立充满正能量、自信和自尊的生活。体育锻炼是最为安全、最成功的预防保健措施和让身体放松舒适的途径之一。

5. 医疗保健系统的治疗过程

很少有研究关注肥胖者如何看待他们的治疗，或者他们如何看待医务人员和健康专业人员对他们的治疗。帮助不同体型的人识别改变的障碍，或者识别他们试图遵循医疗饮食或运动处方时，出现的无比沉重和令人沮丧的感觉，这将是获得成功的有用行为策略。这也会减少"大块头"在遭遇负性情绪时的耻辱感和痛苦感。

健康专业人员普遍存在的抗脂肪偏见继续强化了人们对肥胖的耻辱感。在一项对 85 名治疗肥胖男性的健康专业人员的研究中，参与者完成了一项关于态度和信念的调查（内隐关联性测试）。研究者得出结论，强烈的负性情绪与刻板印象（懒惰、不努力）继续困扰着医疗保健专业人员，而且这些专业人员很可能受其医学教育的社会影响而采取这种隐性态度（Teachman & Brownell，2001）。

逆转致胖的社会文化

过去的 40 年里，人类经历了前所未有的体育活动和饮食环境的颠覆性变化，因此，美国社会形成了一种致胖的文化。40 多年前，研究人员就发现了吸烟是过早死亡的主要原因。自 1964 年以来，吸烟仍然是导致死亡和残疾的主要原因，但吸烟文化已经发生了变化。飞机、餐厅、工作场所或者公共办公室不再允许吸烟，因此烟草消费量正在下降，公共卫生官员也首次报告了戒烟的健康益处。大型烟草公司从法律角度反对一系列有关香烟带来的健康灾难和经济损失的科学报告，但倡导健康的人士在戒烟的文化战争中获胜了。

同样地，我们也需要类似的文化转变，以应对巨额的医保费用，降低因精制碳水化合物和高升糖指数高负荷饮食而导致的血脂异常、心血管病和高脂血症个体在心理、生理和情绪方面的严重影响。换句话说，改变明天的"大食品"就好比改变今天的"大烟草"。

当我们了解到强大的文化力量正把人体变得更糟糕的时候，我们就需要主张通过增进健康来重新建构社会。这需要一个社区范围的、全面的方法来指导大家如何做出对生活方式、营养及饮食、体育锻炼活动的自我选择，还包括改变个人的真正砝码——心理韧性和乐观主义。

此外，所有致力于帮助人们实现拥有健康身体的专业人员，无论来自医疗、预防保健还是健康领域，都应该审视自己对肥胖者的内隐消极态度，以及对客户体重可控性的信念。

重新配置建筑环境以融入更多的体育活动，并逐步消除过度消费食物的现象，将会是一个很好的开始。但这需要政策制定者和私营企业共同的努力。另一个关键的步骤，是在儿童早教期普及如何采取和维持健康生活方式的知识与技能。

整合健康教练在这项艰巨的文化变革中将起到关键的推动作用。看似艰巨的任务可以从一个简单的提议开始，即在学校和社区中心进行一次愉快的体育锻炼讨论会或健康生活方式研讨会。你对健康生活的热情是社会比任何时候都更需要的。

研究：失去原生饮食习惯

墨西哥裔美国青年由于失去原有的自己国家的饮食习惯而使得体重增加，这一改变将他们置身于严重的健康风险之中。根据发表在《营养学杂志》（*Journal of Nutrition*）上的研究成果，出生在第二代和第三代家庭的墨西哥裔美国青年比那些不在美国出生的青年更容易发胖（Liu et al.，2012）。

"墨西哥裔美国儿童受到的影响尤为严重，"该论文第一作者说，"这对公众健康造成了严重的影响，墨西哥裔美国人是人口增长最快的群体，因此，他们是一个非常重要的研究人群。"很少有研究调查移民及下一代对肥胖的文化适应。"大多数研究集中在成年人身上，每一代人肥胖的风险相较于上一代都在增加。"第二代墨西哥裔美国人肥胖的可能性是第一代的 2.5 倍；第三代墨西哥裔美国人肥胖的可能性要高出 2 倍。

　　研究人员调查了近 2 300 名 12 ～ 19 岁的墨西哥裔美国青年的数据，这些数据来源于 1999—2004 年的美国国家健康和营养调查（NHANES）。调查测量了参与者的身高和体重，以及衡量文化适应的因素，包括父母和孩子的出生地以及孩子的语言偏好，比如在家里与家人或朋友一起用某种语言阅读、思考和说话。研究发现，63% 的被调查者会说一些英语；21.5% 只会说英语；16% 几乎不会说英语。近 73% 的青年人是第二代或第三代墨西哥裔美国人。

　　根据这项研究，第二代和第三代青少年的饮食中含有大量饱和脂肪和较多的钠，还有大量的含糖饮料。他们对水果、蔬菜、谷物、肉类和豆类的消费显著低于第一代墨西哥裔美国青年人。典型的墨西哥饮食包括玉米、豆类、肉类（如猪肉和鱼肉）、水果（如菠萝和木瓜）以及蔬菜（如南瓜和鳄梨）。

　　"我们的研究结果表明，墨西哥裔美国青少年面临着因移民和文化适应相关的不良饮食和体重过度增加的挑战，"阿诺德学院流行病学和生物统计学系的研究员说，"这证实了我们的预期：年轻人经历的文化适应程度越高，他们的饮食就越不健康。"这项研究的意义在于，提示那些适应文化速度更快的年轻人更加需要得到关于健康饮食的技术支持。

　　"这项研究并没有解决实质问题"，研究员说，许多移民家庭的社会经济地位较低，因而买不起更贵的水果、蔬菜和健康食品。"我们的研究结果还表明，应该制定相关政策和计划以帮助移民在融入美国文化和社会的同时保护他们传统的饮食习惯，比如食用足量的水果、蔬菜和面包等。"该研究员还说，"未来的研究应该继续探究墨西哥裔美国青少年在保持其原生饮食方面的障碍，并制定出解决这些障碍的策略。"

改变你的想法，改变你的身体

　　我很想告诉你，你可以通过提高你的认知、扩展你的知觉以及永久地改变你的想法来保证自己的健康，但我不能这样说。并没有连贯的证据能够表明，如果你有健康的想法，你就会有健康的身体。事实是，有时你会，有时你不会。在整合医学年鉴的案例中有关于引导想象如何缩小肿瘤或者冥想如何降低血压的描述，但也总有一些不幸的人，这些技术无法帮到他们。

　　为什么呢？因为语言——内在的思想或外在的表达——只是未知世界中的一个小变

量。考虑所有能够影响健康的东西：有意识的行动、无意识的行为、基因构成、发展因素、家庭动态、社会偏见、环境影响。我们的想法和情绪在这其中确实扮演了重要的角色，我也并不想贬低精微能量医学（Subtle Energy Medicine）领域或心理神经免疫学（Psychoneuroimmunology，PNI）取得的重要进展。事实上，甚至有一些证据充分表明，对很多参与者而言，"思考变瘦"确实会改变体重的设定值。

这里有什么问题吗？有很多。个人本身无法复制研究者严谨的方法。例如，仅是在一本流行杂志上读到一篇关于自我催眠和治疗睡眠障碍的文章，然后在家尝试一下，就会让人们怀疑这个标题究竟是在讲什么。这是因为研究人员控制了你甚至没有考虑到的可变因素，好比糖和咖啡因的摄入量、活动消耗和睡眠状况等。

然而，研究发现**正念**练习可能对健康饮食和体重管理有积极影响（Hanson et al.，2019；Burton & Smith，2020）。正念是指人们增加对内心的关注，引导人们进入更为平静的状态，最终帮助人们专注于更健康的选择，享受准备食物的过程，并减缓进食速度。正念和冥想会产生一种平静的感觉，一种顺其自然的放松方式，从而减少对身体形象和体重问题的判断。这是一种很好的教练资源，可以让教练们探索将正念与饮食结合起来，以获得更健康的生活。结合健康教练吉娜·拉帕波特（Gina Rapaport）推荐的由鲁思·沃利弗（Ruth Wolever）和贝丝·里尔登（Beth Reardon）撰写的《正念饮食》（*The Mindful Diet*），该书讨论了饮食方法的谬误，将其称为"一个让你失败的误导性承诺"，并鼓励人们转向"从内心开始改变的过程"。

关键点

教练客户采取健康的方法摄入食物和控制体重，这需要对问题抱有同理心，认识到节食的缺点，并支持促进内在动机，这对养成健康习惯更为有效。

为什么是空白页?

这一页可供你用来做笔记、绘画、涂鸦、放松、做创造性思维导图、休息。这在教育类书籍中很少见。接下来请进行创造性思考和遐想吧。

反思练习

你如何积极地利用额外的学习机会来增加营养教练方面的知识和技能？

与一位有饮食及体重相关问题的客户碰面之前，你准备采用什么方法表达你的关心呢？

你是如何意识到在教练会谈中不强推自己的个人习惯和饮食偏好的？

你如何保证自己的健康饮食并克服对糖、盐、脂肪成瘾的恐惧？

查阅营养健康转盘（附录 D），你发现自己和食物之间的关系是什么？

第 12 章
整合健身和体育锻炼教练

完成本章后，你将能够:

- 明确整合健身和自主体育运动的特征。

- 必要时为客户的健身目标提供资源。

- 共同创建健身愿景。

- 明确美国运动医学会发布的体育运动指南中的关键组成部分。

- 运用整体或整合健身的原则。

- 结合运动动机进行人格评估。

锻炼确实是良药。如果制药公司能发明出一种药物，它能完成运动对人体的所有作用，那样大家就真的拥有了神奇药丸，然而这并不可能。现代人的生理机能始于15万年前，它依赖于日常的身体运动，以便所有系统都能正常运作。从染色体复制形成有丝分裂的"广场舞"和经过数千千米长的血管运输营养物质，一直到新生儿的摇摇晃晃或体操运动员的后空翻，运动是活力和健康的伟大指挥者。

如果我们每天都要动、跑、跳、玩、扭、舞，那么为什么数百万人不遵循过去半个世纪已知的运动指南呢？根据2008年《美国体育活动指南》（*Physical Activity Guidelines for Americans*），超过1/3的成年人没有达到有氧运动的建议标准，23%的人说自己过去一个月根本没有闲暇时间进行身体运动。只有1/5的人每周以目标心率持续锻炼3～4次，每次锻炼1小时。然而，我们每个人每年都会被7 000多条健康及健身信息轰炸。为什么不做那些我们知道对自身有益的事呢？

作为《美国健身杂志》（*American Fitness Magazine*）的编辑和创始人，我花了多年时间进行全国调查，就锻炼习惯和运动动机采访了2 000多人。我在报告中描述了疲惫的消费者的相关经历，他们曾在希望破灭的情况下工作，追求不可能的计划或几乎不适合他们生活现实的锻炼计划。我还与其中一些人进行了交谈，不知道何故，他们突然就打开了内心的开关（内在动机），点燃了对健康生活的激情，并很自然地找到了每天出汗的方法。最后，我还一边游历各处，一边研究世界各地的文化，把我所有的健康知识与心理学和行为科学的新研究相结合，开发出一种方法，即利用你的第七感——运动的本能。

本章提供了这方面的见解及教练的汇编资料，以便你可以教练你的客户，你不仅可以使用传统运动科学的建议，还可以通过**整合**或整体健身策略为他们提供有力的帮助。你会将客户从"一刀切"处方以及强迫劳动似的锻炼日程之中解放出来，让他们享受到真正的健康之旅。

"让我做你的运动教练。这很简单的。"

实现锻炼目标的教练会谈

第1步：和任何教练会谈一样，你需要首先和客户探讨他们的健身历史。让客户（简洁地）讲述他们的故事，并积极倾听他们如何描述自己与体育锻炼的关系。它可能始于对体育教育或团队运动的早期记忆，因此，可能会夹杂着各种情绪，从失望或被拒绝的感觉，到对过去成就感到怀念和兴奋。

当你听他们描述时，退后一步，练习从整体角度进行评估的教练技巧。当有人分享他们身体的感受时——活动、运动、锻炼或尝试一些具有挑战性的身体技能——他们也在向你分享自己的身体能力被评估后的感觉，或者他们是否经历过一些尴尬或害羞的时刻。因为它涉及身体，所以这是一个私密的叙述。如果你感觉自己还处在比较脆弱的状态，那么请全身心地倾听。请重新建构并反馈你所听到的内容，以验证你是否准确理解了它。

第 2 步：确定客户当前的状态。不管以前如何，问问他们此刻的打算。就锻炼准备而言，他们的身体状况如何呢？他们是否有需要得到医师许可的健康状况？他们是否在服用会降低心率的药物，如 β 受体阻滞剂？心理和情绪准备程度如何？

第 3 步：客户目前的目标是什么？帮助他们弄清楚这一点。他们是初学者吗？他们是否多次尝试坚持锻炼计划？还是他们喜欢锻炼，只是想增加一点时间投入？也许你的客户是一个彻头彻尾的健身狂热者，并且正在寻找有关寻求配偶或伴侣的教练。请明确他们当*下的*目标。鼓励他们说出来，适时改变，然后再重述一遍。请给这样的过程一点时间。教练会谈一开始的时候，真正的目标不会显而易见。

第 4 步：发掘客户的优势和价值。通过在线评估进行测评，或者如果他们对自己的优势和价值有相当好的认识，就和他们共同列一个清单。请记住：优势和价值是确保承诺实现和目标达成的"养分"。让你的客户在网上做 VIA 性格优势调查（和所有评估一样，你首先应该自己测试一下）。

第 5 步：列出障碍。目前采用锻炼计划的障碍是什么？客观地看待障碍是未来成功的关键。直到他们能够完成这些计划（包括优势、盟友和时间承诺），他们才能够克服障碍并实现目标。这一步还包括需要客户大声地表达，为了回到正确轨道上，他们可以做些什么。每一次设定目标的旅程都充满坎坷和陷阱。我们每个人都会遇到这种事。期待克服障碍后回到正轨——你的客户将如何做到这一点呢？

第 6 步：在第五步现实主义的"射门"之后，是时候重申目标了。目标可能已经发生了一点改变；或者，当他们的行为退回到跨理论模型的前一个阶段时，目标也有可能被搁置。他们可能需要从"行动阶段"回到"意向阶段"，因为他们需要考虑一些其他的选择。这样的反复是十分正常的。

请他们畅所欲言，自由谈论他们感兴趣的运动锻炼项目，广泛地展开讨论，特别是如果他们在坚持持续锻炼方面有很多错误的开始时。

连续性会谈：创建跟踪锻炼进展的方法。在这个阶段要增加客户的责任心。请客户将重点放在更好的自我管理上。当客户能够监测和跟踪他们自己的运动进展的时候，他们会取得更大的成功。研究表明，我们倾向于高估体育锻炼的时间，低估食物卡路里的摄入量。把这些内容写下来，或者使用计步器或网络程序以跟踪实际在锻炼上花费的时间，这对于实现目标是很重要的。

闭幕式：即使整个目标没有完全实现，也要庆祝坚持锻炼道路上的任何成功！承认进步是自我培养和健康之旅的一部分。给自己一个奖励吧（心仪的旅游地、水疗、运动器材、按摩），所有努力得到的成功都值得奖励。

本章的其余部分还提供了一些可选的锻炼项目，以及针对不同人群的指导方针。

什么是整合健身？

如同有整合健康一样，健身也有整合原则，或者说有整体倾向的锻炼。整合健身的概念不是盲目的、死记硬背的，与那些单调麻木的、枯燥乏味的运动不同（大概 3/4 的新锻炼者都会有很高的"辍学率"），整合健身的概念源于增强对身心灵统一的认知。塑身、瑜伽、恢复性运动或其他有意识进行的运动模式都是形成整合健身的领域。你会教练客户采用一种更综合、更全面的锻炼方法，是因为这样做能够增强他们对健康、对拥有健康体格的追求——包括对身体健康、心理健康、情感健康、精神健康和社交健康的更全面的承诺。

整体哲学

"整体论"（holism）一词是由南非作家简·斯穆茨（Jan Smuts）创造的，用于描述有机生命的统一整体，此后它扩展到包括宇宙的物质和非物质方面。整体论是一种复杂的哲学，它断言事物的整体明显大于各部分的总和，而各部分常被我们误认为是独立的实体。然而，生命形式是如此相互联系和相互依存，它们实际上是一个"不可分割的整体"，即使被强行分开，也有可能会相互影响。

整体哲学涵盖了生态学、生物学、整合医学和身体健康、心理健康以及社会科学等领域。作为一个代表非二元性（无缝整体）的概念，整体论是智慧传统的一部分。

到 20 世纪初，一般系统理论家通过绘制出社会科学（家庭、社区、亚文化、文化、地球、太阳系）和生物科学（亚原子波 / 粒子、原子、分子、细胞器、细胞、组织、器官、系统）中自然结构的相互联系，推动了传统的西方世界观的发展。

20 世纪，物理学家发展了量子理论，更新了基本概念，也为科学悖论和奥秘开辟了新的领域。当我们说一个整体的不同部分继续相互影响时，我们有大量实验研究成果来支持这一论点。成对的原子分开之后会继续做出反应，就像是受到同样的刺激一般。量子世界确实充满了整体论的例子，它们用隐喻来启发我们体验整体性。

进入健身世界

整合健身并不是健身运动最初推出的一部分。可以这样说，整合健身是健身运动的旁枝。1969 年心脏病学家肯·库珀（Ken Cooper）出版的开创性的《有氧运动》（*Aerobics*）一书中强调了美国健身运动的早期发展，这本书让一代跑步者获得了有氧运动的要领。随后不久，杰克·索伦森（Jacki Sorensen）和朱迪·米塞特（Judi Misset）引领了一波有氧舞蹈教学热潮。不久之后，美国有氧体适能协会（Aerobics and Fitness Association，AFAA）在 1984 年举办了首个资质认证培训班，健美操训练行业迅速发展，创造了拥有超过 30 万名培训师的世界性现象。

在 20 世纪七八十年代的几十年里，传统的锻炼者充满了热情，以至于人们在努力变得更强壮、更快和更瘦的过程中经常通过紧绷、疼痛和压力来提供动力。结果，人们身体出问题的频率越来越高。过度运动造成了许多身体损伤，如外胫炎、应激反应和足底筋膜炎，锻炼的人们对此的抱怨越来越普遍。AFAA 在 20 世纪 80 年代报道了几项新的运动损伤研究，在一年内，新的指导方针建议，凡训练课程都需要减少动作的重复、放慢节奏，并为高强度的训练打好基础，特别是对初学者而言。

整合健身是一个令人愉快的组合，源于对多种运动感觉的探索，比如瑜伽、太极、合气道、舞蹈、真实动作和系列塑身活动。作为一种新兴的运动形式，整合健身课程借鉴了多种现有的学科，如舞蹈、身心教育、东方能量传统以及医学领域的身心研究。整合健身也源于更广的文化问题，其依赖于积极心理学和人类潜能运动的新进展，同时还需要在运动爱好者和专业人士中做好健康身体形象的推广宣传工作。

更温和、更安全的锻炼方式的出现，相应地撒下了一张更大的网，吸引了更多的人参与健身运动——不仅仅是那些年轻力壮的人。与此同时，另一种社会力量促使人们更有意识地关注到全社会健康，那就是人口老龄化。人们不仅需要更加注意降低患慢性病的风险，同时还希望增强心肺耐力、肌肉骨骼力量、柔韧性和平衡能力。他们需要从繁重的工作中减压，从忙碌的日程中寻求解脱，获得放松。

随着整合课程的蓬勃发展，AFAA 引入了更多的继续教育项目，鼓励教练放弃"无实体"的锻炼方式，比如盲目地反复计数。整合课程的重点在于用心呈现身体在空间移动的方式，并学会享受思想放松、身体健康和精神自由的过程。实现整合健身，需要你是发自内心的，这样才能帮助你成为更真实的存在。

向整合健身过渡

如果你是一名喜欢魔鬼训练（如 Insanity、Boot Camps 等）的健康教练，那么你必须小心，不要让自己对硬核、出汗锻炼的热情成为强加给客户的负担，他们可能是新手练习者，甚至还处于意向阶段。

如果你推荐整合健身，那就请自己先尝试一下。现在有很多适合你开展的整合健身技术和运动方式。首先，调整你的心态。准备多种学习方式：直觉（用你的右脑）、学术和理论（用你的左脑）、动觉（通过动作）以及感官（视觉、听觉、嗅觉、味觉、触觉）。通过听不同类型的音乐、击鼓和吟唱来提高你的听觉整体技能。

你也可以通过以下方法来进行日常压力管理：

- 冥想
- 引导想象
- 可视化
- 通过音频和书籍学习积极的自我对话
- 瑜伽
- 放松训练
- 呼吸练习

你可以考虑加入下列技术的研讨会，然后从你学到的东西中去选择，将其添加到你的个人"工具箱"中。整合健身最终是创造性的工作，让你能从人类潜能领域的各种创新中吸收信息，并将这些信息与你自己的个人风格相匹配。

- 费登奎斯法
- 亚历山大技术
- 身心教育
- 罗森身体工作法
- 罗尔夫按摩法
- 按摩疗法

- 拉班运动分析

- 东方能量系统：太极和气功

- 武术：跆拳道、合气道

整合健身的要素

当下觉察：请教练你的客户不要太过匆忙，也不要临时抱佛脚。运动也需要有点仪式感，调整好情绪，保持现状，摆脱工作和交通的压力，不断把精力和注意力转移到当下。

调整呼吸：请教练你的客户，调整呼吸进行整合健身。正确的呼吸对于整合健身和整体健康至关重要。有节奏地呼吸，注意不要用力屏气。深呼吸。在整合健身课上，教练可以把呼吸作为冥想和专注力训练的一部分，帮助客户注意到个人的努力并进行适度调整。根据卡罗尔·克鲁科夫（Carol Krucoff）和米切尔·克鲁科夫（Mitchell Kruclff）在《疗愈性运动》（*Healing Moves*）中的说法，武术课程开始时也会进行一种冥想呼吸练习，有助于统一思想、身体和精神。

关心：鼓励客户对他们的整合健身时间以及努力采纳一种自我管理的态度。这么多的传统锻炼都是苦差事，就像强迫劳动那样无趣！或者，有人认为这些无趣运动真正适合的应该是正直的或道德高尚的锻炼者。这些观念与享受整合健身恰恰背道而驰。远离这些想法！建议听从《太极跑》（*Chi Running*）的作者丹尼·德雷尔（Danny Dreyer）的建议，即使在你流汗的时候，也会产生一种内心平静的感觉。如果健身房让你感到害怕，那就去找一个不会让你害怕的地方，或者学着忽视那些让你害怕的因素，用心享受你的运动。

基础：整合健身特别注重身体的重心，强调客户从他们的中心开始移动的运动方式（东方能量传统中的丹田）。整合健身根据身体需要加快或减慢呼吸以安全地完成动作。这有助于你保持身心灵的协调平衡。

音乐：音乐是所有整合健身形式中最重要的激励特征。从调动到唤起，整体音乐通常没有歌词，以舞蹈为导向，是原始的、民族的、新时代的、大气的和有自然力的。客户可以开始在数字设备上创建他们最喜欢的音乐播放列表。建议听听德里克·贝雷斯（Derek Beres）使用的瑜伽心流音乐。

多样性：唤醒身体所有能力的整体感觉，包括你想到的各种各样的身体运动：大的、小的、流畅的、断断续续的、强烈的、优美的、有弹性的、放松的、横扫式的、切分式的、动态的和静态的。当然你不需要在每堂课上都做到这些，但不同类型的动作所产生的对抗张力可以成为建立自信、耐力、力量和灵活性的有力工具。此外，多种多样的运动风格有助于使神经肌肉反应更灵活。

可视化： 要求客户有意识地注意他们的身体在空间中运动的方式。引导他们找到一种自然自发的流动方式。

高级训练

对于那些已经在锻炼和想要精进锻炼的客户，你可以给他们介绍一些高强度的进阶锻炼方法（如 Soul Cycle™、TRX Workout、Spinning™、BodyShred、Insanity、CrossFit、Kettlebell Training 和 Boot Camps）。虽然这些都是需要高度肌肉骨骼控制能力和心肺耐力的高强度运动项目，但客户应该能够达到顶峰表现，这将促进内啡肽的产生，并满足他们所希望的高一阶的运动需求。

国际公认的研究者米哈里·契克森米哈伊（Mihaly Csikszentmihalyi，建议发音为"chick-sent-me-high-ee"）在担任芝加哥大学心理学系主任时撰写了《心流：最优体验心理学》（*Flow: The Psychology of Optimal Experience*）一书。他毕生的工作就是研究个体全神贯注于某一活动时的状态。这种深度的沉浸让他们有了极大的满足感，在这种满足感中，个人的自我意识和具体的即时策略都会消失，时间似乎被暂停了。

契克森米哈伊解释说，经历过心流状态的运动员，描述了这样的时刻：每一个动作、思想都顺利地从一个序列过渡到另一个序列。心流状态出现在各种体验之中，从指挥交响乐团到准备感恩节大餐。心流状态需要全身心投入，并且毫不费力地运用所有以前学到的技能。定期参加整合健身可以打开一扇门，让更多的心流状态进入你的生活。

生态平衡

作为整合健身教练，你会意识到个人健康和地球健康是密不可分的。请成为清洁的空气、水和安全环境的倡导者，并在自己的社区内寻求创建可持续生态系统的解决方案。几家健康俱乐部正在引领绿色倡议，降低能源成本，使用更多的自然光，引进植物，并开始回收利用项目。与有生态意识的、理念一致的机构开展合作。

溢出效应

一些研究报告称，人们锻炼时会产生"溢出效应"（spill-over effect）：人们开始关注生活方式的其他方面——饮食、压力管理、人际关系、职业目标——并开始梳理这些方面。当你尝试一种更加整合的健康生活方式时，就有更多的身心能量来解决被忽视的方面。健康教练可以通过设定短期和长期的目标来强化客户个人对整体发展的承诺。

身心教育

身心教育（Somatic Education）是治愈西方心理学中经典的心灵／身体分离问题的主要解决方法，它融合了该领域主要思想家的感觉运动理论。身心教育是向客户介绍一些方法，如真实动作、聚焦、罗密学派（Lomi School）、连续体、心灵／身体中心说、过程导向心理学、格式塔疗法、感知觉察、哈科米疗法、罗尔夫按摩法（Rolfing）、费登奎斯疗法以及里奇心理疗法（Reichian Psychotherapy）的各分支。身心教育将这些方法与心理运动学、荣格理论和其他传统观点交织在一起。诸如真实动作之类的身心教育方法可以让原始情绪转变，改变我们的内在自我和外在自我。身心被视为是每种记忆、情绪和生活经历的仓库，因此，有效的运动教练本质上都是以身体为导向的治疗师。

小结

整合健身是指在个人锻炼、团体锻炼课程、个人训练或任何身体运动课程中有意识地应用整体健康原则。整合健身涉及整个人的健康和幸福——心灵、身体、精神和环境在动态平衡和相互依存之中，它强调并探求如何增强个人的内在治愈能力，并通过学习原则及技能使得人们能够对于自己的个人发展、治愈能力和健康维护水平承担起更大的责任。整合健身可以丰富你的生活，并让你的健身生活充满乐趣。

运动和个性如何携手并进

"他昂首阔步，像一首动态的诗。"

"她的动作很是神秘！"

"这可不是我所说的动作体验啊。"

你知道你的动作充分说明了你的人格吗？反之，你知道你的人格决定了你的行为方式吗？运动分析师只需通过观察你走过房间的动作，就可以解读你的个人经历、家庭经历、恐惧以及运动能力。运动分析师会用不同类型的言语表达来描述你的人格，但基本上都是"解读"心理和生理之间错综复杂的联系，因为这些都会表现在语言、肢体表达之中。

斯图尔特·海勒（Stuart Heller）博士是一位中医运动教育家，他可以判断客户是否需要更多的火、土、风或水元素来平衡我们的生命力。通过简单纠正这些不平衡，并要求他采用一些不同的手势和姿势，就能够帮助客户扩大个人的影响力，增强其与上级对话或者与孩子沟通的自信心。拉班运动分析师将会用一套完全不同的术语来描述个人在步态和手势上的直率或犹豫。费登奎斯练习者可以通过引导客户对一个动作稍加修改，让其感觉到自己的情感和身体卸下了沉重的负担。在与客户的合作中，我已经能够对他们的习惯动作提供小的调整建议，也可以帮助他们去进行一些大的调整，从而改变他们的生活。

不仅是运动上的调整，对休息状态的微调也能调整我们与世界的关系。心脏病专家斯蒂芬·辛纳特拉（Stephen Sinatra）博士的工作给我留下了深刻的印象，他采用的是生物能量学知识——这是一种身体治疗系统，可以缓解沉积在肌肉和组织中的情绪障碍。这一领域的伟大创新者之一是艾达·罗尔夫（Ida Rolf），他的罗尔夫按摩法技术（按摩深层组织和肌筋膜）解锁了一个由内隐的情绪、压力、恐惧和欲望组成的宝库。可能没有比这更简单的说法了，你和你的身体是一个整体、一个不可分割的宇宙，思想可视，情绪有型，精神显现。因此，你能很容易地看到自己的人格是如何准确体现在整合运动中的。

运动模式

你的基本人格类型与4种基本运动模式的其中一种相关。对人类动力学和真实动作的观察表明，你的行动如何，你的动作也如何。实际上我们很容易就能发现心理—情绪气质和身体风格相互关联的奥秘。我们的日常谈话充满了典型的描述。你听说过有人形容一个人是个大块头、动作笨重但又热心肠吗？或者你可能会想到一些疯狂的、高度紧张的、瘦弱的、古怪的人。

我的目标不是强化刻板印象，而是要让你意识到运动方式与个人本性之间微妙而明显的配对。当然，受伤、疾病、身体残疾和功能丧失都会影响到个人原有的动作技能。

你不能对客户身体运动的能力轻易下结论，除非你已经请他们讲述了有关自己身体的完整而丰富的故事，并了解了他们的家庭动态、疾病和伤害的经历，保持同情和开放的心态去倾听从心灵创伤到庆祝的一切是如何记录在他们的细胞、脊柱、组织、肌肉和骨骼中的。躯体心理学（以身体为导向的心理学）的加州整合大学项目培养学生在治疗过程中掌握他们自己身体状况的能力。

尽管如此，运动心理学和舞蹈疗法的研究人员都发现，在相对没有致残损伤的身体中，我们的大脑和神经系统的微观运作方式与我们的整体运动方式密不可分。神经科学家仔细观察了大脑的左右半球，以此确定它们在情绪处理、抽象思维、语言、空间逻辑和排序能力等方面的优势。

以色列物理学家、工程师摩西·费登奎斯（Moshe Feldenkrais）对我们的身体是如何沿着细胞、神经和肌肉骨骼的路径，从简单到复杂进行组织的，有着独特见解。他认为，运动系统功能要求越高，其组织复杂程度也越高，这是他留给我们的宝贵遗产。今天，成千上万经认证的费登奎斯认证从业者继续应用着他早在 20 世纪 30 年代就制定的原则。

费登奎斯本人是一位杰出的工程师，他能够解构动作机制，从其在大脑中发出初始冲动，通过神经导管之间的复杂作用，到肌肉的神经支配产生出收缩或松弛。当他与肌肉骨骼损伤的人一起工作时，他把自己当成老师，把他们当成学生。尽管他使用了医生提供给他的信息，但他认为许多医学诊断仅仅是标签，常常妨碍他帮助学生学习大脑—身体更有组织的运动方式的工作。他在数千名学生中取得了惊人的成功，从而证明了自己的理论，即大脑和身体是一个双向反馈系统，尽管可能某个动作进行了数百万次却没有效果，但仍然可以在更高的控制路径下发挥作用。对他来说，疾病、伤残和顽固的不健康习惯都可以通过教会大脑—身体系统识别出更好的路径来缓解。

他还证明了另一点，这也是*第七感*的基础：当我们意识到更好的东西时，我们可以立即切换到这个好东西——无须等待——恰恰是因为*大脑喜欢*它。我想让大家完全理解这个瞬间转变的含义。这并不是渐进式的，不是由于一种根深蒂固的、纠缠不清的、几乎把我们逼上绝路的习惯方式而费力地改掉旧习惯。你的身体本身就有一种超级智能，它能在瞬间选择正确的方法去做某事，并使这种转变成为一种持久的、令人满意的快乐。

这与我们以前被教育如何思考我们的习惯行为大不相同。当我们想到心理习惯时，我们意识到，"这个坏习惯你花了很多年才学会，改掉它需要一段时间。"费登奎斯完全不同意身体习惯这个说法。直到我看了一部讲述费登奎斯工作的电影，以及他的一个学生安娜特·芭尼尔（Anat Baniel）的作品，我才同意这一观点。

安娜特·芭尼尔，费登奎斯教练

"当我还是一个在以色列的小女孩的时候，我有幸直接向摩西学习。许多案例让我热泪盈眶。我看到他和一个从出生起就患有脑瘫的年轻人一起工作，这个年轻人步态不稳，不得不坐轮椅。他的所有动作都无法控制，而且常常抽搐，连膝盖都僵硬瘫了一起。摩西一开始会轻轻触摸男孩的腿部肌肉，并轻轻按压。通过这种方式，他观察着男孩的呼吸、眼睛的运动和微小的肌肉反应。这位大师直接感受到了男孩的肌肉和肌腱的反应。当摩西通过手接收到这个信息时，他小心地帮助这个男孩把一条腿交叉在另一条腿上，弯曲双腿，松开交叉的腿，最后在他的膝盖之间打开了一个空间，这是这个男孩有生以来的第一次。此时，房间里的每个人都喜极而泣。摩西不会强迫他的四肢进行动作；他只通过男孩的肌肉和大脑之间的内部语言进行指导。这种重要信息以起初我们似乎难以察觉的方式传递，但我们可以接收到并打开一个全新的世界。我和数百名客户做过这样的沟通练习，观察他们如何指导大脑在更高水平上运行。这是真正健康的基础。"

4 种基本的运动类型

整合健身始于接触真正由内而外打动你的东西。你挖掘内心的智慧，让你知道自己是谁，倾听你的身体，并找到内心隐藏的灵感。你可以根据第 10 章（"教练的自我发现工具"）的内容，从自我测试中获取信息，并将你的发现应用于本章节中。首先为你自己做，然后替你的客户设计测试内容。你需要发现你自己是倾向于"散步者""徒步者""舞者"还是"赛车手"，每一种运动类型都与人格类型有关。当你从这一章学习了这些运动类型时，你会像了解你的新朋友一样了解每一种运动类型，这些内容会帮助你挖掘你的*第七感*——你的运动本能。（你的 5 种感官是触觉、味觉、视觉、嗅觉和听觉；第六感是直觉。）

即使其中一种基本类型对你来说是占主导地位的，你也会感觉自己好像符合每一种类型，至少是每种类型其中的某一部分。随着时间的推移，你不断地自然成长，个性逐步完善，潜能反应也在不断扩大和丰富。每个人身上都可以找得到一点点你自己的影子，反之亦然。你看到的人不再与自己在人格上形成鲜明对比，过去的界限开始模糊，你会发现彼此存有共性。现在开始，请你去了解内在的主导人格吧。在你决定了哪种类型与自己最匹配之后，请阅读下面关于运动类型的说明。重申一遍，并不是所有的特征你都会拥有。有些特征显然会突出一些，有些特征可能根本就不适合你，这是正常的。毕竟，每个人都是独一无二的，所以会有个体差异。但总的来说，一种（也许是两种）运动类型会明显一些。和朋友讨论一下你的类型，看看他们是否同意你的结论。在你自己完成这个练习之后，可以请家人和朋友一起尝试。在给客户使用之前，自己多练习几次。

运动类型 1：火型　赛车手（Racer）

赛车手们展示出一股活力，如果他们的动力感觉和独断风格不够投入，就会很快耗尽或不足。赛车手享受行动，有时会忘记训练。赛车手是有目标的、有竞争力的、天生的领导者。他们对效率充满热情，如果将娱乐与运动结合起来，甚至加入一定程度的竞争，赛车手们一定会在整合健身选项列表中找到令人愉快的追求。只要他们的日程安排不会负担过重，他们通常可以产生内在动机并对自己的锻炼目标进行自我指导。

运动类型 2：土型　散步者（Stroller）

散步者似乎有自然的、缓慢行走的风格，不会很快，但可以非常有趣并充满互动。因为他们忠诚、合作、随和，别人会误认为他们并不活跃或者懒惰。然而，协调性、力量性以及精细动作或大肌肉群运动技能都是他们的核心竞争力。整合健身将会减少散步者不愿意定期锻炼的障碍和借口。你越是不断通过整合健身去帮助客户解决整体锻炼的问题，散步者就越会给你更多的赞赏和承诺。

运动类型 3：水型　舞者（Dancer）

舞者们是充满创造性的自由发挥者。他们擅长短时间的爆发力，而不是维持长时间、稳定的步伐，他们在多样性和新体验中苗壮成长，似乎同时朝各个方向前进。运动要有一种探索和冒险的理念，舞者对整合健身方式有一种天然的亲和力。他们需要额外的帮助来完成和监督定期的承诺，避免他们因为无所事事地享受一长串有趣的选择而分心。

运动类型 4：风型　徒步者（Trekker）

随着时间的推移，徒步者会积聚能量。他们喜欢做对的事，并且在遵循锻炼指南方面是完美主义者。他们擅长合作沟通、注重姿势、有平衡性和精确性的运动。但是他们在感受到压力时也很冷静，因此他们可以成为激烈的竞争对手。他们是 4 种类型的其中一种，他们会准时、坚持、有纪律地锻炼，并遵循运动指南，就像 30 年来宣传的那样：

每周 5 天，每天根据目标心率进行 40 ～ 60 分钟的有氧运动，外加每周 2 ～ 3 天进行 30 ～ 40 分钟力量训练，并辅以平衡性和柔韧性伸展运动。尽管他们可能觉得这没有他们定期在跑步机上锻炼或其他最喜欢的运动那么有吸引力，但他们也可以从整合健身中受益。

以下表 12–1 为可供你参考的类型表。

表 12–1　可供参考的类型表

类别	4 种类型			
	I	II	III	IV
运动	赛车手	散步者	舞者	徒步者
MBTI 类型	ENTJ, ESTJ, ENTP, ESTP, ENFJ	ENFP, ENFJ, ESFJ, ESFP, INFJ, INFP, ISFP, ISFJ	ESTP, ESFP, ENFP, ENTP, ENTJ, ESTJ	INTP, ISTP, INTJ, ISTJ
象征	⇒	◎	✳	〰〰
守护神	雅典娜	赫拉	狄俄尼索斯	阿波罗
DISC 类型	支配型	稳健型	影响型	谨慎型
德维尔类型	控制者	支持者	表演者	理解者
天然系统	东 飞升的凤凰 远离自我	南 忠诚的狗 走向他人	西 水下的海豹 远离自我	北 善于观察的猫头鹰 远离他人
元素类型	火型	土型	水型	风型
荣格派类型	实感	情感	直觉	理智
走路方式	沿着斜线	来回、反复	曲折前行	垂直
韦茨格类型	猛推	摇摆	悬挂	塑形
能量峰值	早上	上午	午后	傍晚到晚上
挑战	克服惯性	克服分心	克服疲劳	克服多动
过程	果断的	放松的	自发的	系统的
亚历山德拉类型	管理者	叙述者	社交达人	思想家
情绪	直爽的	友好的	迷人的	孤僻的
不喜欢	浪费时间	冲突	浪费精力	尴尬

续表

类别	4 种类型			
	I	II	III	IV
手势	拿（Take）	给（Give）	交易（Deal）	抓住（Hold）
工作作风	雷厉风行	忠于职守	勇于开拓	谦虚谨慎
希波克拉底类型	胆汁质	黏液质	多血质	抑郁质
柯塞类型	工匠	监护人	理想主义者	理性者
柏拉图类型	工匠	监护人	哲学家	科学家
九型人格	1，8，3	1，2，9，7	3，4，6，7	1，5，6，9
输入	视觉的	视觉的、听觉的、运动的	运动的	听觉的
招牌动作	竞技，空手道，扔标枪	平衡练习，合气道，肚皮舞，投网	顺其自然，太极拳，回旋，苦行僧，隐匿轨迹	纪律严明，跆拳道，芭蕾，修炼

当你了解了每种性格类型的属性后，请考虑如何设计适合每种性格类型的健身计划。这样做的目的是让运动与他们天生的喜好和生活方式完美地结合在一起，让他们觉得运动是自然的。

休息和恢复

运动是一剂良药，不管是散步、游泳还是力量训练，都应每天进行。大多数医疗健康专业组织（美国心脏协会、美国运动医学会、美国有氧体能协会、美国国家体能协会、美国运动委员会）都降低了 20 年前所建议的运动的初始强度。今天，只要身体状况允许，我们都鼓励你动起来！

但是，当运动强度过高或重复次数过多，或恢复时间不够时，就会发生过度运动。可能你的客户会说："我没力气了。我需要继续锻炼还是休息呢？"这可能需要你转换身份，做一下健康顾问了（在征得同意之后）。

帮助客户努力实现他们的健身目标是坎坷的。当教练怀疑客户在一味跑步，并且在为肌肉恢复时间不够、虚脱、疲劳综合征或者受伤而挣扎的时候，你需要变身成为健康顾问，和他们谈谈休息。首先询问他们的睡眠质量。美国疾控中心报告中称，全美12个州接受调查的人中约有35%的人表示平均每晚睡眠时间不足7小时。近一半美国人表示存在睡眠困难。

一项全国性调查显示，23%的人因为疲劳而难以集中注意力，18%的人记忆困难，11%的人在通勤或开车时遇到困难。此外，48%的人睡觉打鼾，38%的人承认在白天会无意中睡着，近5%的人报告在过去30天里曾在开车时睡着或打盹！

《涡轮增压：加速脂肪燃烧代谢，快速瘦身，把饮食和锻炼规则抛在脑后》（*TurboCharged: Accelerate Your Fat Burning Metabolism, Get Lean Fast and Leave Diet and Exercise Rules in the Dust*）的合著者戴安·格里瑟（Dian Griesel）博士和汤姆·格里瑟（Tom Griesel）说："睡眠不足会使身体机能难以发挥作用，并会降低睡眠中释放的激素作用。有些人认为尽可能少睡觉是一种光荣的行为。这是一个很大的误区。我们大多数人需要至少8小时睡眠才能达到最佳功能和健康状态。"

在书中，格里瑟夫妇提醒我们，在电灯和灯泡发明前的几万年间，人们日出而作，日落而息。这似乎是我们需要遵循的自然节奏。然而深夜的电视节目、刺激和饮食打乱了这种循环，工作安排和环境光线扩散都扰乱了我们的自然昼夜节律。这会扰乱褪黑素的正常分泌，而褪黑素是我们的天然睡眠激素。

褪黑素具有许多生物学作用，也是一种强大的抗氧化剂，在保护细胞核和线粒体DNA方面具有特殊作用。褪黑素水平在日常周期中根据昼夜节律而变化，昼夜节律也负责其他几种生物学功能。

对我们的身体来说，最好一晚上经历4～5个睡眠周期。前4个周期是保持健康的新陈代谢、学习和记忆的关键。第5个周期是快速眼动睡眠期（REM），对调节情绪和形成情绪记忆很重要。经常错过1～2个周期的睡眠会损害大脑功能、免疫系统和整体健康。

你可以采取以下步骤来改善睡眠：

- 定期锻炼，但是请将锻炼和入睡的时间至少隔开3小时。晚上散步也很不错。
- 选择一个放松的睡前习惯，如阅读、淋浴或者泡个热水澡。不建议看电视。
- 在睡前1小时喝一杯甘菊茶。尝试在睡前补充2mg褪黑素，或按说明服用5-羟基色氨酸（5-HTP）。

- 按规定时间上床，确保每晚睡 7 ～ 8 小时。
- 创造一个黑暗、安静、凉爽和舒适的有利于睡眠的环境。

基础运动指南（基于 AFAA2013 年的建议）

目标心率

健康人群应该能以目标心率进行有氧运动，从 15 分钟开始，每次运动 30 ～ 60 分钟。建议运动前先进行 10 ～ 15 分钟简单的、有节奏的热身动作，运动后也要进行至少 5 ～ 10 分钟简单的、非剧烈的放松动作。

目标心率：AFAA 建议初学者或状态不好的人从稍微低一点的强度（最大心率的55%）开始运动，并随着时间推移逐步增加。在运动期间每 10 ～ 15 分钟检查一次心率，在有氧运动后的放松期也要检查一次。你可以测量手腕脉搏、观察感知用力程度、谈话测验，或者使用心率监测设备。目标心率范围见表 12–2。

程序 在 60 分钟时长的运动训练中，前 10 ～ 15 分钟进行柔韧性运动的热身，最后进行 5 ～ 10 分钟的放松运动，并在锻炼后而非锻炼前对主要肌肉群进行静态拉伸。

频次 每周进行 3 ～ 5 天心肺运动，外加每周 2 ～ 3 天肌肉力量训练和耐力运动，每周 2 ～ 3 天的柔韧性训练（伸展和平衡运动）。

强度 最大心率（HRmax）的 55% ～ 90%，心率储备（HRR）的 40% ～ 85%，20分制的感知运动率（RPE）量表中的 12 ～ 15 分（"有些难"到"难"的程度），或 10分制量表中的 4 ～ 6 分。在一组练习中连续重复 8 ～ 12 次，直至疲劳，用以加强肌肉力量。练习柔韧性拉伸，直至感觉张力较大、有些不舒服为止。

时长 连续的有氧运动或间歇运动（如果体能不佳，先从 5 ～ 10 分钟间歇运动开始）以 20 ～ 60 分钟为宜；加强训练时间以 20 ～ 60 分钟为宜；对于柔韧性训练，每次静态拉伸 10 ～ 30 秒为宜，重复 3 ～ 4 次。

补水 运动前、运动中和运动后都要饮水。运动前需要饮水 200 ～ 300 毫升，运动中每 20 分钟饮水约 100 毫升。如果运动时间超过 90 分钟，建议考虑饮用补充电解质的饮料。

着装 运动要穿着透气以及利于身体热量散发的面料制成的服装。同时穿着有支撑和缓冲作用的鞋子。

身体成分 根据美国运动医学会的说法，并没有适用于所有年龄层的身体脂肪百分比的公认标准。大多数身体成分的研究对象是年轻人群体。这些研究表明，男性的体脂率通常介于 10% ~ 20%，女性介于 20% ~ 30%。基于这些研究，建议男性体脂率为 15%，女性体脂率为 25%。要知道，体脂的测量可以基于许多种方法，而腰围可更准确地反映腹部脂肪的堆积，腹部脂肪堆积是与Ⅱ型糖尿病、心脏病和某些癌症相关的更严重的健康风险。

在目标心率区间进行有氧运动（基于美国心脏协会的推荐）

首先要知晓你的静息心率。每天早上起床前测一次脉搏。一般人的脉搏为平均每分钟 60 ~ 80 次，但对于身体健康的人来说可能会更低。脉搏会随着年龄和怀孕情况而上升。现在你可以确定你的目标心率了。锻炼时，定时在手腕拇指侧搭测脉搏。用前两个指尖轻轻按压，数 15 秒脉搏，乘以 4，得到每分钟的心跳。运动心率保持在最高心率的 50% ~ 85%。请查看表 12-2 中你的年龄组别。你的最大心率约是 220 减去年龄。这些数字都是平均数，所以应把这些作为一般的指导依据。千万不要运动到心率极限。

表 12-2　目标心率范围

年龄（岁）	目标心率（次/分；50% ~ 85%）	平均最大心率（次/分；100%）
20	100 ~ 170	200
30	95 ~ 162	190
35	93 ~ 157	185
40	90 ~ 153	180
45	88 ~ 149	175
50	85 ~ 145	170
55	83 ~ 140	165
60	80 ~ 136	160
65	78 ~ 132	155
70	76 ~ 128	150

重要说明：一些高血压药物会降低最大心率，从而降低目标心率。如果你正在服用降压药，请咨询医生，看看是否需要制定更低的目标心率。

如果初学者从他们喜欢的运动开始，他们更容易通过关键的 4 周运动障碍时间（很多人在这一时期退出）。建议考虑自行车、游泳、网球或其他休闲运动，结合定期的有氧运动和力量训练，以打破常规。

基本的身体运动建议每周至少有 5 天进行 30 分钟中等强度的身体运动，或每周至少有 3 天进行高强度运动，且每周至少进行 2 次、每次 45 分钟的力量训练。

在每周运动计划中增加灵活性和平衡性训练。

此外，在日常生活中每天也需要至少累积 10 分钟的体力运动。这些运动可以包括散步、购物或园艺。请尝试通过园艺、洗车、春季大扫除、做木工或其他更多爱好，将日常轻度体力运动提高到中等或稍剧烈的程度。对于久坐不动的人来说，提高一天的卡路里消耗是非常有益的。

老年人　美国运动医学会（ACSM）和美国心脏协会（AHA）都在他们的网站上发布了最新的体育运动指南。以下是针对 65 岁以上人群的运动指导大纲。

- 每周开展 5 天心肺功能锻炼，中等强度（提高心率和少量出汗，仍能够说话），每天进行 30 分钟中等强度的有氧运动，或者每周有 3 天里每天做 20 分钟剧烈强度的有氧运动。

- 每周开展 2 次力量训练：上肢和下肢的锻炼（选择 10 种动作，每种重复 8～12 次）。力量训练对所有成年人都很重要，但对老年人尤其重要，因为这可以保持肌肉和骨骼的良好状态，对功能性健康有益。

- 如果你的客户有健康相关问题，请务必获得医生的许可以及运动处方。

- 功能性训练包括有助于增强人们日常生活能力的训练，如搬杂货、弯腰、做家务、抱孙子等。

- 68 岁以上的成年人中，近四成的人服用至少一种药物，其中许多药物都会影响到运动反应，限制他们达到目标心率的能力。β - 受体阻滞剂是一种用于心脏病患者和高血压患者的药物，在运动过程中可以降低心率和血压，并抑制运动时的心率加速。服用 β - 受体阻滞剂的人的目标心率至少要比该年龄段的正常心率低 20～30 次 / 分。一定要让这些人从他们的医生那里得到运动许可以及运动指导。

- 除有氧训练或者力量训练外，还要多做 10 分钟伸展肌肉和肌腱的运动，每次伸展 10～30 秒，每个运动重复 3～4 次。

慢性病运动者　如果你患有心脏病、高血压和其他可能限制你参加定期锻炼的疾病，请从医生那里获得运动许可。如果你有关节炎和肌肉骨骼运动方面的限制，每天仍要进行 30 分钟的适度运动，并且每周大部分时间至少进行 2 小时轻松适度的身体运动。要知道，你和医生是方案的最佳决策者。对于患有任何慢性病、身体缺陷或者功能受限的个人，有必要减少一些运动时间。功能性健康应该是所有慢性病患者的目标。我们的目标是通过锻炼来保持日常生活活动，并在可能的情况下提升幸福感和功能能力。同样，健身的 4 个要素也应该被关注和考虑：①有氧运动；②力量；③柔韧性；④平衡性。

减重运动

为了减重或者保持减重的效果，每天 60 ~ 90 分钟的体育运动是必要的。你需要用连续 7 天时间每天增加 500 卡路里消耗，才能减掉 1 斤。45 分钟的高强度动感单车课程可以燃烧近 500 卡路里的热量。每天减少 150 ~ 300 卡路里的热量摄入，增加 300 卡路里的热量消耗，通常减重会更容易些。运动锻炼与健康饮食（减少精制碳水化合物、糖和不健康脂肪的摄入）的结合已经被反复证明是健康体重管理的有效"组合拳"策略。

英国的一项研究表明，对于肥胖的人来说，要克服过多脂肪组织引起的炎症反应，他们可能需要几小时的锻炼或 4 ~ 7 小时的改良身体运动。30 分钟锻炼的建议适用于让普通健康成年人保持健康并降低患慢性病风险。减重则需要较长的运动时间，这不仅有助于在锻炼时燃烧卡路里，还提供了一种"燃烧后"效应，提高运动后几小时内的代谢率。对于有中重度肥胖症的人来说，要改变代谢率需要很大规模的生活方式改变。医疗干预是必需的，健康教练应遵循医疗团队的指导（见第 11 章）。

借口克星

"没时间"可能是不锻炼的头号借口；紧随其后的可能是"精力不足、太累了"。这里有一些教练建议，可以帮助那些日程繁忙、业务繁重的人。

短时间运动是有效的。研究表明，在一天中积累多个 10 分钟中等强度的体育运动，可能与连续锻炼 30 分钟一样有效。如果你想把身体运动纳入繁忙的日程中，这样是很有用的。

多样性需求。中高等强度和高强度身体运动的组合可以满足指导方针的要求。例如，你可以每周快走两次，每次 30 分钟，另外选两天进行较高强度的慢跑。

制定运动时间表。也许在午餐时间散步对你来说更容易，或者也许晚饭后去人行道上走走最适合你。关键是要为锻炼留出特定的日子和时间，让它像其他事情一样成为你日程安排中的常规部分。

不需要去健身房。不一定要买昂贵的健身房会员卡才能达到每天推荐的运动量。一双运动鞋和一点主动性就是你过上更积极、更健康的生活所需的一切。

寻找你的运动伙伴。锻炼时可以带上你的配偶、孩子或朋友，给你的日常生活增添一些乐趣。这也是鼓励你的孩子积极锻炼身体的好方法，让他们尽早开始运动，这对一生的健康都是有益的。

运动危险信号

如果观察到以下迹象，请立即停止剧烈运动并联系你的医疗保健人员。

- 恶心或呕吐
- 头昏眼花或异常疲劳
- 胸闷或胸痛
- 肌肉失去控制、步伐不稳
- 严重且无法缓解的呼吸困难(气喘吁吁)

- 过敏反应，出现皮疹、荨麻疹或过敏性休克
- 视力模糊
- 急性疾病
- 精神错乱
- 发绀（皮肤呈蓝紫色）
- 急性肌肉骨骼损伤

反思练习

你是如何进行健康运动的?

你如何为他人树立健康自我管理的榜样?

你在锻炼时通常会有什么样的想法和自我对话?

哪些环境为你的健身提供了支持?哪些环境不适合健身?

你的亲密关系对你的健身目标有什么影响?

赛车手型：什么类型的运动能体现赛车手型个体的决心、动力和竞争意识？

_____

散步者型：什么类型的运动会吸引他们？

_____

舞者型：当多样性是他们生活的调味品时，什么运动能让他们保持兴趣和兴奋？

_____

徒步者型：什么样的锻炼对于他们可靠、有组织的风格是有意义的？

_____

第 13 章

压力管理教练

完成本章后，你将能够:

- 明确长期、无法缓解的压力如何对身心造成系统性损害。
- 定义应激反应和应变稳态负荷。
- 了解如何教练客户进行管理和缓解压力。
- 在日常生活中成为练习压力管理技术的榜样。
- 采用压力管理自我照顾实践并以身作则。

无法控制的心理压力是绝大多数健康问题的根源。据估计，70% ～ 85% 在家庭医生处就诊的患者面临的问题与压力有关。职工的医疗保险索赔案件大部分也是由压力引起的。

当客户想要实现自己的健康目标时，会满怀热情地开始，但当他们缺乏压力管理的相关技能知识而导致努力付诸东流时，他们往往会犹豫不决。如今，慢性压力似乎正在快速增加，因此，教练需要帮助客户掌握压力管理和减少心理压力危害的技能。

离婚、失业、搬家、看牙医，这些听上去都像是压力事件，但实际上并非如此。它们都是压力源——可能导致个人产生压力反应的环境或事件。压力是个体对压力源的反应，压力源可能来源于外部，如同上面提到的这些事件，也可能来源于内部，比如感到沮丧、缺乏方向、无聊，或是消极看待问题。

早在 20 世纪 30 年代，被誉为压力理论之父的匈牙利研究者汉斯·塞里（Hans Selye）的研究假设一般适应综合征可分为 3 个阶段：①警戒阶段，下丘脑向垂体发出信号，释放促肾上腺皮质激素，刺激肾上腺释放肾上腺素，激活自主神经系统的交感神经分支，身体做出"战斗"或"逃跑"的准备；②抵抗阶段，塞里认为这是身体内部恢复内环境平衡的阶段；③耗竭阶段，这是一个"糟糕"的阶段，尚未解决的、持续的压力可能导致疾病。一个在战场上反复遭受创伤的士兵可能会遭受精神和身体的双重打击。今天，通过对创伤后应激障碍的神经成像研究，我们进一步证实了塞里关于耗竭的概念。一个人在管理工作和家庭时试图承担过大的工作量就可能会感到精疲力竭。人们如何才能避免耗竭，并提升他们应对持续增加的压力的能力呢？

塞里写到，压力是身体对需求的非特异性反应。这里的关键词是"非特异性"。压力本身并不是问题所在；我们对事件的*感知*才是真正的罪魁祸首，其差异在于如何*看待*压力源。一个人害怕的家庭聚会可能对另一个人来说是野餐时光。我们对事件的看法截然不同，因而"压力太大"是一种个人定义的表象。根据最新的研究，大多数关于压力管理的旧观点都是无益的，因为这些研究集中于如何减少我们每天的压力源——基本上的做法都是试图改变环境。相反，高质量的研究项目应该聚焦于改变我们对这些事件的看法——改变我们的想法。

20 世纪 60 ～ 70 年代，心理神经免疫学（PNI）绘制了人体内部网络，首次验证了压力生活对人体神经、内分泌和免疫系统的影响。这一成果在若干年后得到了生理学家们的广泛认同。整合生物学家、功能医学工作者和整合健康教练都很清楚，身体的每个系统都是一个庞大的、相互关联的整体，具有我们还未充分探索的广泛影响。

所以，作为一名健康教练，你应记住，压力既是成长、生存和高效的激励因素，也是破坏身心健康的罪魁祸首。当我们的身体有足够的时间来适应压力源时，如果压力不大也不小，人体就会以惊人的反应来应对挑战。我们可以增加肌肉纤维，打造强壮的二头肌。我们可以训练自己的反射弧，建立快速放电的神经肌肉回路。我们甚至可以建立心肌侧支循环，在冠状动脉阻塞时加强心肺功能。压力性挑战——以适当的数量、适当的时间间隔出现——正是人体适应性系统持续发育、改变和提高所需要的。缺乏压力挑战会使得这一系统变弱，从而导致过早衰老、残疾或死亡。

压力快速自测

（每个问题在 1 ~ 10 分上评分，分数越高表示压力越大）

1. 我很少能平静下来。

2. 我睡眠不足。

3. 我经常烦躁易怒。

4. 我发现自己对大多数人和事都很不耐烦。

5. 我经常生气。

6. 我经常伤心。

7. 我经常拖延重要的任务。

8. 我会推迟锻炼。

9. 我经常在跑步时吃东西。

10. 我发现自己在逃避问题而不是解决问题。

得分在 50 分以上说明你可能需要进行压力管理。

然而，如果外界压力持续不断传入且没有时间恢复，我们的身体系统将会被推向危险的过载。自塞里开创此项研究以来，洛克菲勒大学的研究员布鲁斯·麦克尤恩（Bruce McEwen）博士第一次在很大程度上更新了人们对压力的看法。

麦克尤恩认为，压力不能被简单地视为好或坏，而应该被看作哺乳动物在严苛环境中进化和发挥作用的必要组成部分。我们需要适当的压力，以充分发挥我们的发展能力。

但是，当我们的压力荷尔蒙长时间全速运转时，"破坏性的代价"——麦克尤恩称其为过度的应变稳态负荷——会对包括大脑（海马体）和冠状动脉在内的各个系统造成破坏。

摘要

应变稳态和应变稳态负荷：对神经精神药理学的启示

布鲁斯·麦克尤恩博士

纽约，洛克菲勒大学，神经内分泌学实验室

应激反应的主要激素介质——糖皮质激素和儿茶酚胺，对身体既有保护作用，也有破坏作用。在短期内，它们对于适应及维持内稳态和生存（应变稳态）是至关重要的。然而，从长期看，它们产生的代价（应变稳态负荷）会导致疾病进程加速。应变稳态和应变稳态负荷以大脑为中心，既是对环境问题的解释和应对，也是解决这些问题的目标。在焦虑、抑郁、敌对和攻击性状态、药物滥用和创伤后应激障碍（Post-Traumatic Stress Disorder, PTSD）中，应变稳态负荷表现为神经递质失衡以及昼夜节律紊乱，在某些情况下还会引起大脑结构萎缩。此外，越来越多的证据表明，抑郁和敌对与心血管疾病（Cardiovascular Disease, CVD）和其他系统性疾病有关，主要风险因素来自童年受虐待和被忽视的经历，这增加了后期的应变稳态负荷，导致个人产生社交孤立、敌对、抑郁以及重度肥胖和心血管疾病等。动物实验也支持了早期经历对应激反应具有终身影响这一观点。虽然抑郁、童年受虐待和被忽视在社会经济地位较低的人群中更为普遍，但心血管病和其他疾病则在整个社会经济地位（Socioeconomic Status, SES）范围内呈梯度变化。SES梯度对于应变稳态负荷的测量作用也很明显。广泛的SES梯度也被作为药物依赖以及情感焦虑障碍的教育工具。这是重要的新兴公共健康问题，其中大脑发挥着关键作用。

关键词： 内稳态；压力；抑郁；创伤后应激障碍；药物依赖；心血管疾病；敌对；焦虑；发展；社会经济地位

作为压力源的愤世嫉俗和社交孤立

另一个保持良好的压力水平的理由就是保护好你的端粒，即染色体的末端。端粒有助于防止染色体过早降解或衰老，因此你应该尽可能地保持它们的完整性。根据健康心理学研究者埃利萨·阿佩尔（Elissa Apel）博士的研究，这需要随时随地保持舒适的生活方式和更多享受当下的时间。请帮助你的客户建立支持关系，这是健康长寿的关键。人类是在部落中进化的，所以人类正常的生理功能取决于社会支持结构。社交关系不仅能够抵御孤独，还能够在生活中缓冲压力、减少炎症、增强免疫功能，从而保持端粒长度。

应激反应的生理学

接下来将更详细地介绍自塞里提出警戒、抵抗和耗竭概念以来，我们所了解到的生理和心理应激反应。

人类已经进化到应对威胁会产生复杂反应，这些反应可以保护我们远离危险。威胁或者恐惧是由下丘脑—垂体轴（HPA）处理的。反应开始于微妙的感知（"嗯?"），或更明确的想法（"我要离开这里!"），触发下丘脑的反应。当反应充满情绪时，它同时与杏仁核边缘系统相关联，其中也储存了恐惧或危险的记忆（比如手被炉子烫伤了一次，一般来说就不会再被烫伤第二次了，谢谢你，杏仁核）。作为这一动作的反应，自主神经系统的交感神经分支被激活，导致一系列的生化反应，包括肾上腺素激增，为身体快速行动做好准备。

随着即时肾上腺素反应，身体准备"战斗"或"逃跑"。瞳孔扩张以让更多的光线进入，血液从胃分流到肌肉，消化系统减缓停滞。在胰岛素的帮助下，葡萄糖很容易被细胞吸收，心率和呼吸频率随之增加。同时，肝脏加速糖异生，释放更多的葡萄糖到血液，从而提供能量。我们对人体这样的超级反应已经有几十年的认识了。

在这里，有一些新的发现增加了我们对压力反应认识的复杂性。促炎化合物（细胞因子、某些前列腺素、促凝细胞、某些免疫系统细胞）出现并堆积在身体内任何损伤、擦伤或创伤部位的细胞里。这是人体治疗创伤或止血的第一道防线。如果你坐在循环系统中的一艘小型潜艇上，你将会看到4辆紧急救援车一起冲进血液循环系统拉响警报。

但是，假设这些紧急救援"车辆"在没有身体创伤或伤害的情况下到达现场，只不过因为又多了一个压力过大的工作日，或者是交通堵塞，或者是多任务过载。身体已经准备好进行剧烈的体力消耗，但是却没有发泄口。最终，由于抗炎化合物的作用，整个系统都平静下来，并将"火"扑灭。然而，当压力警报过于频繁或转为慢性时，皮质醇取代了肾上腺素，促炎反应压倒了抗炎反应。如果压力源（不断争吵、苦恼的工作、无法抑制的担忧）持续一段时间没有得到解决，肾上腺皮质会通过提高皮质醇水平做出反应，皮质醇会干扰睡眠、抑制食欲、压抑情绪并导致疲惫和肾上腺疲劳。长期的皮质醇升高也会影响胰岛素的有效性，导致更多的脂肪储存（尤其是腹部脂肪，它们危害更大、炎症性更强），并降低抗感染能力。

当我们生活在慢性的、沉重的、难以解决的压力状态下，这种交感神经反应就会进入一直踩油门加速的状态，并且整个身体的影响会使人衰弱。慢性的、沉重的压力会让血管、组织、器官系统的内皮表面裂开，甚至会破坏 DNA。促炎反应在血管上产生粗糙的斑块，并破坏细胞内壁，增加细胞渗透性，尤其是肠道。这是胃肠道肠漏综合征（生态失调）的基础，也是与斑块形成相关的冠状动脉损伤（胆固醇对内皮损伤发挥"创可贴"的作用）的基础。随着斑块的最终破裂，许多不同类型的细胞，如巨噬细胞和形成凝块的纤维蛋白原（纤维蛋白细胞）涌入，造成潜在致命的堵塞并阻塞血管。如果发生在冠状动脉内，这可能会导致心肌梗死。如果发生在颈动脉或大脑小动脉，这可能会导致脑卒中。

压力和肠道健康之间的关系

在胃肠道中，较大的分子渗入肠道内壁受损的区域，引发抗原—抗体自身免疫反应，身体自身攻击自己，造成一种被称为肠漏或肠道菌群失调的情况。肠漏是过敏、哮喘、炎症性肠病、克罗恩病、类风湿性关节炎、强直性脊柱炎和其他自身免疫性疾病的根本原因。它是由营养不良、严重抑郁、中毒以及慢性低级别感染（如幽门螺杆菌）、重金属、杀虫剂和焦虑引起的。但功能医学医生和临床营养师怀疑其主要原因是胃肠道菌群的不平衡。

人体肠道微生物是一个惊人的、复杂的群落，需要人体的生态平衡（细菌与人体细胞的比例是 10：1，是啊，它们的数量远远超过了"我们"）。当过多不健康的细菌（双歧杆菌、嗜酸杆菌）超出比例时，就会对身体产生有害影响。不健康的微生物群与糖尿病、心脏病、代谢综合征甚至注意力缺陷障碍（ADD）和注意力缺陷多动障碍（ADHD）的发病有关。

所以，将长期分泌皮质醇的压力和差劲的现代西方饮食（精制、过度加工的"白色食物"和假冒食品）加在一起，你就像拥有了一份含有不健康微生物群的有毒酿酒配方。这种组合不仅与心脏病、癌症和糖尿病等慢性病有关，还影响到情绪状况，如情绪紊乱、抑郁、行为失常、神经系统紊乱，以及心身疾病，如慢性疲劳和纤维肌肉痛等。为什么会引发情绪异常呢？因为胃肠道产生的神经递质血清素比身体其他任何地方都要多——超过 90% 来自被称为肠嗜铬细胞的肠道细胞。当你对某件事有"直觉"时——那是你的血清素在发挥作用。血清素在调节情绪、食欲、睡眠和体力恢复方面发挥着重要作用。冥想、瑜伽、运动和呼吸练习均能明显改善血清素水平，而不良的饮食、压力和不健康的肠道菌群会减少血清素的产生。

营养学家和整合医学工作者通过去除容易产生抗原和过敏反应的非营养食物来帮助患者恢复健康平衡，并通过膳食补充剂，如解甘草甜素（DGL）、陈年大蒜提取物及芦荟汁来舒缓肠道内壁。他们将发酵食物（如泡菜、酸菜、味噌、豆豉、开菲尔菌）作为益生元（健康的微生物食品）引入饮食。他们还推荐了益生菌（如乳酸菌、双歧杆菌等微生物群）的补充剂量。在营养学家的建议下，针对特定的情况，如腹泻或炎症性肠病，可合理应用不同菌株的益生菌。除此之外，他们还向个人推荐健康食品店内常见的冷藏益生菌补充剂。

以上措施都是一些科学的功能医学方法，这些方法全面关注了饮食、锻炼、压力管理、支持性关系和生活方式的变化。这些都是健康教练的工具。

压力：对 DNA 也不利

很明显，慢性压力会加重胃肠道负担，无论是新陈代谢、营养还是情绪压力。但长期未缓解的压力会导致过度氧化状态，在细胞水平上产生过量的自由基。细胞内电子自由分解，甚至连线粒体 DNA 也会被破坏。端粒（染色体上的末端）开始过早老化，会影响细胞修复、基因复制和蛋白质生成。压力过大的细胞会产生较弱、异常、不成熟（也称为发育不良）的子细胞（下一代细胞），这些细胞有成为早期癌症细胞的风险。

未缓解的慢性压力对人的身体、思维甚至精神状态都有巨大的破坏性影响。毫无疑问，压力是导致许多慢性病发作的头号元凶。当我们有压力时，我们更容易被感染和伤害，并无法很好地调节认知和情绪。

你已经足够了解压力的危害了。是时候进行一些激动人心的突破和采用整合压力管理技术，让我们能够应对感知到的（真实的或者想象的）身体、思想、情绪和精神健康方面的威胁。研究的主要发现之一是对神经可塑性的新发现，这在很大程度上归功于神经科学的发展。

神经可塑性

神经可塑性（neuroplasticity）是最近的一项新发现，它揭示了新的神经网络和神经细胞（神经发生）形成的能力。我们曾认为人类的大脑是不可改变的。你生来就有一定数量的神经元，如果你把它们浪费在深夜出去放浪形骸或者沉浸于生活苦难，那么，你很快就会变得愚笨。很抱歉，酒精中毒以及苦难生活都会侵蚀大脑皮层。但好消息是，过去10年的大脑研究扩展了我们对恢复神经功能和认知健康的理解。

如果想要有强大的功能反应，就不能简单地重复刺激神经元。其中，*注意*是必需的组成部分。如果你以一种"自动驾驶"、例行公事的方式来完成任务，你就无法改变你的大脑。然而，如果你进行一项任务或脑力锻炼，并集中注意力，专注投入，你也许能够增加神经元的数量（神经发生），或至少联结起一个新的神经网络（神经可塑性）。这对于改变不良习惯、戒除毒瘾或与更积极上进的朋友们在一起具有重要意义。

了解神经元是如何工作的，有助于了解我们如何建构新的神经网络。这种解释来自医学博士戴维·珀尔玛特（David Perlmutter），他提出了一种功能医学方法来改善大脑健康。珀尔玛特建议再次确认你的正念是高质量的。如果你确实想保留新习惯，则必须坚持练习。"就像一起发射的神经元连在一起，"他建议道，"不发射的神经元不要保持连线。"

已经有研究者使用功能磁共振成像研究了终生练习慈悲冥想的佛教僧侣。根据威斯康星大学理查德·戴维森（Richard Davidson）实验室的研究可知，他们的大脑经历了神经可塑性的变化，该变化由脑岛和颞顶叶交界处强烈的神经活动产生。神经科学研究员安德鲁·纽伯格（Andrew Newberg）医学博士也研究了修道士和修女的大脑，发现在深层次的精神领域和神秘体验中，大脑内血液的流动会在感知超越和神圣的区域出现明显变化。研究者在进行了一万小时以上冥想的僧侣中发现，他们的大脑甚至设法增加了海马体的大小。任何冥想量似乎都有益于大脑，增强科学家所说的*大脑储备（brain reserve）*，使其更能抵抗与年龄相关的认知能力下降或阿尔茨海默病的进展。这里的关键概念是你必须集中注意力，用心感觉，坚持不懈地练习，以有益的方式重新连接大脑，改善你的心理和情感健康。

能创造奇迹的减压源

压力管理活动可以分为以下几类：

- 健康的生活方式（饮食、营养、锻炼）
- 支持性关系（有效沟通、认知重建、社会支持、解决冲突、非暴力沟通、尊重倾听、文化能力）
- 身心技巧（引导想象、呼吸训练、瑜伽治疗、躯体自我疗愈）
- 自我管理（安全措施、医疗检查、免疫接种、系安全带、戴自行车头盔）
- 自我觉察（增加自我监测能力、阻止不良习惯或过度反应的情绪状态控制你的精神状态和情绪）

本书前述章节已经讨论了健康的生活方式、支持性关系和自我管理这几项内容。本章重点是教练可以和客户共同学习分享的身心和自我意识技术。如果教练试图一次性向客户介绍所有的压力管理内容，即使它们都是压力管理的重要组成部分，对客户来说也会负担太重。在你们的对话之中，当你与客户建立信任和亲密关系时，你就会发现其中某一类别与客户当前的价值观、优势、兴趣和目标是一致的。当你有疑问的时候——就直接问吧！

接纳 把"*接纳*"这个词写进教练书籍似乎有违直觉，几乎如同放弃目标一样。但在教练联盟中，有时确实需要接纳。怨恨与缺乏宽恕是生理上的破坏性力量。既往研究已经把连续的负性情绪与慢性病相关联，比如，慢性疲劳、纤维肌肉痛、克罗恩病、结肠炎、心脏病、前列腺癌和乳腺癌、多发性硬化症等。更好的做法是接纳你无法改变的现状，并在可以改变的部分朝着更健康、更积极的方向努力。有句老话说："请赐我力量去改变我能改变的，接受我所不能改变的，并赐予我分辨二者的智慧。"这可能是迄今为止最好的健康忠告了。

针灸 针灸是基于恢复生命能量（气）达到健康平衡的历史实践，它被认为是微妙的能量医学技术，同时也是中医的重要组成部分。持证针灸师和中医医生会学习针灸位点组合（全身超过 1 000 个），通过插入细针以治疗健康问题、缓解压力、减少疼痛。人们认为针灸可以沿着经络或能量通路来加强气的循环。

芳香疗法 使用精油是芳香疗法的一种方式，它可以减少现代生活的压力，增加感官意识和愉悦感。建议选择不含人工香精的有机香熏油和蜡烛。

- 洋甘菊（令人舒缓镇静）
- 尤加利（缓解呼吸系统疾病）
- 薰衣草（令人放松平静）
- 柑橘（缓解焦虑情绪）
- 橙花（使精力充沛）
- 薄荷（促进消化）
- 迷迭香（缓解肌肉酸痛）
- 茶树（抗病毒与真菌）

生物反馈　生物反馈已经过 50 多年的发展和完善，是拉里·多西（Larry Dossey）博士的医学新纪元的标志，研究首次发现了精神对身体的影响，这一发现对心理神经免疫学和其他身心技术发展都有重要意义。生物反馈是医学新纪元的鼻祖，在减少压力、缓解疼痛、控制哮喘发作、缓解头痛以及恢复肌肉状况方面有较好的效果。

呼吸运动　我们在担心或紧张时会倾向于屏住呼吸或从胸部上方浅呼吸。教练可以建议大家从横膈膜深呼吸，包括通过鼻子缓慢、集中地吸气，然后通过鼻子或嘴巴缓慢而完全地呼气，每次吸气和呼气数到"4"。从"腹部"呼吸通过横膈膜的运动激活迷走神经，从而刺激自主神经系统的副交感神经分支——相当于给一个加速的系统踩刹车。静止始于有意识的深呼吸——所有的冥想、自我疗愈行为、躯体感觉意识都需要深呼吸。有意识的呼吸训练是所有身心技术中最常见的一种，它能使思绪平静下来，并将能量转移到一个更为平静、更加放松的幸福状态。

沉思或冥想　研究告诉我们，前扣带回皮层（大脑中负责原始杏仁核和前额叶皮层之间交流的区域）实际上是同理心、社会意识、同情和直觉的中心。祷告、瑜伽或冥想等精神活动可以增强前扣带回皮层，同时也能舒缓杏仁核的兴奋状态。难以控制的愤怒会切断与前额叶皮质的神经联系，使人更难倾听他人的意见或共情。冥想有相反的效果，它增加了流向额叶和前扣带回皮层的血液，打开了更多的管道，本质上参与了更多的神经回路。最终的结果是，你会感到更平和，与更多更广阔的事物产生更紧密的联系，并有更完整的体验感。

情绪释放技术　情绪释放技术（Emotional Freedom Technique，EFT）是一种简单的自我管理工具，任何想要调节压力反应和更好地调节情绪的人都可以练习。这项技术由加里·克雷格（Gary Craig）推广，简单易学。虽然作用机制尚不清楚，但从业者推断，用反复轻敲的手法刺激面部、胸部和手的部分穴位有助于恢复能量（气）的流动。该过程首先以 1～10 的等级对你的焦虑进行评分，在重复肯定句的同时继续敲击，然后再次对焦虑进行评分（"即使我被_____困扰，我也会深深地、完全地接纳我自己"）。敲击过程中的肯定会平息压力反应，发出舒缓的信号，特别是影响与神经通路相关的负性记忆，释放负面情绪。这些都不能作为假设被证明；然而，对患有创伤后应激障碍（PTSD）的退伍军人的研究令人印象深刻。来自 7 个国家的 50 多名研究人员发表了研究报告。其中一项研究观察了医疗保健专业人员，测量了他们在 EFT 前后的焦虑、抑郁水平，发现他们的心理压力减少了 45%。这一技术被成功地用于帮助患有 PTSD 的退伍军人康复。另有研究发现，EFT 对节食、戒烟、减轻疼痛，消除偏头痛，甚至缓解创造性思维障碍都很有用。你可以在网上找到一些技巧，引导你反复轻敲面部、胸部和手部的穴位。我推荐 12 点系统，因为它简单易行。在获得 EFT 认证方面，EFT 宇宙（EFT Universe）创始人道森·丘奇（Dawson Church）博士提供了综合课程。

财务稳健　财务担忧是最大的压力源。然而，货币本身就是物质的流通工具，没有必要将其神化或轻视。它是公认的用于交换服务、产品和信息的工具。然而，我们对金钱和财务稳健的种种观念比我们在任何时候拥有的现金或信贷还要多。有些理财教练提供财务工作坊，撰写有着神奇思维的书籍。他们声称，只要与金钱保持一种良好关系，收入和支出就会处于良性循环。他们说，要想赚更多的钱，首先要审视你继承和建构的关于富裕和财富的信念。这对于在特权环境中长大、没有经济不安全感的人来说可能是一件好事。但是，对于那些经历了几代贫困或金融资源匮乏（信用、银行账户、储蓄或投资不足）的人来说，钱永远不够用的压力会损害认知能力，堪比失眠或智商下降 13 点。普林斯顿大学、哈佛大学和华威大学的研究人员要求不富裕人群和低收入个人解决一个涉及 1 500 美元（修理汽车）的财务问题，发现他们比富人更难以解决这个问题，低收入个人可以解决 150 美元花费的问题，较高的费用则会导致认知功能和解决问题的流动性变差。

财务教练是受文化和社会约束的。财务教练要对人们所处的环境、成长的社会经济背景以及长期的金钱担忧可能造成的"有限的认知宽度"保持敏感。只要付出足够的努力，就有可能帮助客户制定关于就业、财务以及规避债务和财务风险的新方针。人们确实可以一直与金钱建立正确的关系，但这一类教练更多涉及的是社会经济宣传工作。整合健康教练迈克尔·德拉罗萨（Michael DeLaRosa）专门从事财务健康教练培训。他在旧金山无家可归者沟通项目中工作了好几年。德拉罗萨认识到，财务健康教练首先应讨论解决马斯洛需求层次理论的基本问题（生存、安全）。请阅读第 14 章与教练处境不利人群相关的内容来了解更多信息，这需要解决导致数百万人贫困的社会状况、生活压迫以及结构性暴力。

引导想象　引导想象和独特的互动意象已被证明对缓解压力、担忧、焦虑、高血压和慢性病（包括头痛和慢性疼痛）有益。它对术前以及术后恢复也有帮助（见第 8 章与引导想象相关的内容）。

幸福和目标　如果你生活中的幸福依赖于享乐主义、想避免痛苦和寻求个人快乐，那么你就会发现快乐不仅转瞬即逝，而且会给你的基因带来压力。研究人员发现，**享乐**（**hedonic**）态度与高水平的炎症介质的基因表达有关。这些压力生物标记物与自身免疫以及胃肠道疾病、心血管疾病、癌症和糖尿病的发展有关。的确，幸福的来源很重要。如果教练向客户介绍**幸福**（**eudaemonic**）的价值观，包括更高的生活追求和为他人服务的愿望，那么炎症介质的基因表达则可能降低，同时抗体产生的基因表达也会相应提高。换句话说，幸福的价值观可能导致压力下降和免疫力上升。通往幸福的道路就是一条自我实现、慈悲、智慧和增加生命意义的道路。

心脏数理®　加州博尔德克里克心脏数理（HeartMath）研究所使用心脏驱动的简单可视化技术来减轻压力，分析其对健康的积极影响。健康教练尤其受益于心脏数理的研究，无论是消极的还是积极的影响，我们确实能从人们身上获得共鸣。心脏能够产生一个生物电磁能量场（环），该能量场随着赞同而扩增，并随着忧虑、恐惧或愤怒的压力反应而减弱。好消息是，你可以重新关注积极的品质，并产生一个更为连贯的反馈循环，这是一个心脏数理研究人员用以表达更高水平、更少压力、更为清晰、更多欣赏以及更高幸福感的思维术语。可阅读后文中关于心脏数理研究和心理测试仪（emWave®）技术的更多内容。从现在起，要相信在你和客户之间会有瞬间能量，这种能量有助于你们敞开心扉，建立信任，获得支持与沟通。

人类繁荣　人类繁荣是艾略特·达契尔（Elliott Dacher）医学博士的一项研究主题，他是《意识、清醒、活着：整合健康和人类繁荣的古代科学的当代指南》（*Aware, Awake, Alive: A Contemporary Guide to the Ancient Science of Integral Health and Human Flourishing*）一书的作者。人类繁荣的教练过程超越了正念减压的步骤，因为它不仅仅是一种扩展意识和平静心灵的技术，而是包含 3 个基本要素的智慧传统：学习、反思和日常练习。根据达契尔的说法："这项工作的前提是，精神痛苦和折磨是意识紊乱的副产品。通过学习和实践获得意识的准确理解，可以逐步减少并最终消除精神上的痛苦和折磨，并促进人类繁荣的品质——内心稳定平和、幸福恒久、慈悲和智慧。当无序意识的障碍被消除时，这些品质就会显露出来。"

人类繁荣与许多瑜伽修行者和圣贤的观点相呼应。他们教导我们首先需要意识到我们的普遍无知状态（缺乏自我觉察），并避免过度认同限制性信念；不要陷入虚假的安全感带来的快乐，或者在脑海中反复上演痛苦事件从而严重影响情绪，比如痛苦、怨恨或绝望。接受生活中的挑战并将其转化为个人成长和发展的机遇是可能的。悲剧总是会降临到人类身上的，但过度的痛苦和无助并不是逆境的必然标志。

人类繁荣的练习步骤

（1）全身心投入你的幸福目标中（例如，去过更美好的生活，拥有和谐的人际关系，做一个更快乐、更聪明的人）。

（2）了解这一目标障碍的特性。它们可能是身体的、精神的、情感的、社会的、结构的。你可能没有足够的物质资源或者缺乏人际交往能力，或生活在一个充满麻烦或敌意的地方。

（3）逐渐意识到大多数的障碍（和相关的痛苦）都来自你内心根深蒂固的思维和自身的问题。这需要进行深层次的自我问责，并不是一件容易的事。

（4）了解有关思维运作、压力反应，以及最微小的印象如何具体化为加剧痛苦的、持久折磨情绪的方式的知识。

（5）在日常练习中加强正念呼吸和静坐冥想，同时审视导致痛苦情绪的思维习惯。勤加练习，放慢速度，专注于当下，这是唯一能见证你的思想和行动的地方。

（6）正念专注（关注当下）可以帮助你当场识别并停止旧的、不想要的行为、想法或感觉。做这个动作时至少深呼吸 3 次。你是在为一条新的从边缘系统到前额叶皮质的神经通路争取时间。

（7）重新承诺解决或消除那些自我建构的障碍来实现你的目标。包括学会"精神反思时间"，以及用文字强化承诺，并在人类繁荣实践中继续成长。

（8）检查你的进步。评估你是如何完成它并取得了成绩的。

（9）为整个改变过程以及新生活方式带来的快乐感受而庆祝。

大笑　开怀大笑是一种内在的生理机制，可以缓解紧张和社交尴尬，消除恐惧或攻击性。另外，这很有趣。笑"药"（瑜伽笑、气功笑、快乐健康课）被认为是一种有效的释放慢性压力的方法，因为它会刺激神经内分泌系统的阿片类内啡肽，影响呼吸、激素平衡、肌肉功能、血压。大笑可以消除未实现目标的挫败感，并为下一轮努力注入能量。如果你和客户的关系稳固，而且有善意的幽默，那么在教练会谈中适当运用大笑和幽默是挺不错的办法。教授幽默课程的喜剧演员证实，如果你能展现出任何不幸或失败中轻松的一面，通常会引起笑声，因为毕竟，你也"经历过那些事"。

按摩　理想情况下，每周一次的按摩可以减少紧张和压力、放松紧张的肌肉，是增加幸福感的绝佳方式。触觉研究所对按摩的研究表明，按摩不仅仅是奢侈享受，治疗性按摩还是改善血液和淋巴循环、提高免疫力、帮助身体从疾病损伤中恢复的主要方法。你可以尝试瑞典式按摩，放松肌筋膜以纠正结构失衡，并尝试按摩穴位以缓解肌肉痉挛和抽筋。

正念冥想　马萨诸塞大学的乔·卡巴-金（Jon Kabat-Zinn）医学博士在正念减压项目（Mindfulness Based Stress Reduction，MBSR）基础上开发了正念冥想，作为人们应对慢性病的辅助治疗。卡巴-金经常说，正念冥想成功引入西方要归功于佛教僧侣一行禅师。此外，一批东方大师同时引入了冥想训练，如克里帕鲁（Kripalu）和马哈里希·马赫施·约吉（Maharishi Mahesh Yogi）禅师。正念建立在沉心专注以及内心平静的基础上，将注意力聚焦于当下。因而，它成为用于减压的教练工具中使用次数最多和最受期待的工具之一。你可以建议客户去参加 MBSR 研讨会，或者给他们介绍一些操作简便的正念技术，在这种时候你往往可能扮演一位顾问和教育工作者的角色。

大自然　与自然世界的联通不仅仅是健康星球的处方，也是健康人类的处方。专注、沉浸在大自然的时间对于高压力人群既是治疗师，又是医生。新兴生态疗法领域（基于生态女权主义的早期研究）的研究表明，人类生理需要自然节律才能正常地运作，就好比大自然母亲是一支大型管弦乐队的指挥，而昼夜节律、神经内分泌活动、睡眠方式、食欲和情绪都与自然世界连通。不幸的是，现代化不可避免地与大自然出现严重脱节。关于这个主题，最感人的作品是理查德·洛夫（Richard Louv）的《林间最后的小孩》（*Last Child in the Woods*）。洛夫受到爱德华·威尔逊（Edward Wilson）亲生物假说的启发，该假说指出，人类对大自然有先天亲和力，不幸的是，几十年来我们不断改变着生活习惯，健全的神经通路和全身反应出现了颠覆性变化，因为在室内度过了太多时间，远离自然。洛夫说："树林是我的礼物。大自然让我平静下来，使我精神集中，同时也激发了我的感官。"在现代社会中，我们到底变化了多少？"想想这些事实：美国国家科学院（National Academy of Sciences）2008 年 2 月 4 日报告称，目前人类 95% 的时间都在室内度过，与室外环境的接触比以往任何时候都少。长期生活在室内，与自然外界缺乏联系，这对于健康是有影响的，这点大家刚刚才意识到。我们面临着更多的多动症、焦虑、抑郁、攻击性、自杀、犯罪、认知能力下降和文明程度降低等现象。美国国家公园（National Parks）的一项调查发现，1997 年，美国人身处大自然的时间比 1987 年少了 25%，并且停留在大自然中的时间正在以每年 1% 的速度下降。一些研究人员将这一趋势归咎于**影像亲近症**（*videophilia*），他们喜欢看电子屏幕，而且久坐不动，比如看电视、视频或玩电脑游戏、数字手持设备、视频游戏和手机。荷兰的一项大规模研究发现，住在绿地附近不仅是有钱人的象征，还能降低糖尿病、心脏病、偏头痛和抑郁症的发病率。埃塞克斯大学研究发现，对于轻、中度抑郁症患者，每天在大自然中散步可能与服用抗抑郁药一样有效。并不是所有教练都有足够的时间和客户走进大自然，但这对于整合健康教练来说是比较重要的。建议阅读克雷格·差奎斯特（Craig Chalquist）和琳达·巴泽尔（Linda Buzzell）的书籍：《生态疗法：自然治愈》（*Ecotherapy: Healing with Nature in Mind*）。

本土/民间医学　全世界被当地人推崇和实践的治疗系统，例如，素食主义、西非和加勒比地区治疗传统等治疗，几千年来一直是基于社区的基层医疗保健的支柱。世界各地的传统各不相同，复杂多样；它们的内容包括祈祷、触摸治疗、草药、酊剂、护身符、按手疗法、治疗性饮食、节食、活动、锻炼、能量操纵、唱歌和声音疗愈。由于这些方式有共性，所以我把本土/民间医学作为压力管理的一种形式。大多数本土治疗方式并不像后工业社会中的传统医疗那样以个性化实践为中心。从整体的角度来看，集体组织受到尊重，包括社会、个人、地球、经济、政治和精神互动。正如哈兰比用**斯瓦希里语**所教导的那样，*"我们和我们的社群在一起"*。由于压力被认为来源于社会，因而缓解压力也必定是一项公共的事业。整合健康教练寻求本土的传统治疗方法来辅助和服务于不同文化背景的客户。

营养　关于食物和营养如何影响情绪、健康和整体幸福感的描述，详见第 11 章。在营养和压力管理方面，教练们需要记住的一点是：如要降低压力，就要控制血糖。根据血糖指数和血糖负荷表合理地饮食，有助于调节血糖和胰岛素水平。食物的升糖指数或升糖负荷越低，对血糖和胰岛素水平的影响就越小，一个人的情绪就越不容易波动。很多天然食品都能对心理、生理健康产生积极的影响，从而减轻压力，这里不太可能把它们都罗列出来。你的客户应该知道，不健康的饮食会产生自由基。一项新的发现指出，细胞核中有一种被称为 Nrf2 的激活剂，它可以防止自由基损伤。增加西兰花、姜黄和绿茶的摄入，这些都对激活 Nrf2 有帮助。

营养添加剂 功能医学发现了帮助大脑和神经减压的首选化合物。我最喜欢的是混合型生育酚、维生素 C；Omega–3 脂肪酸；优质的氨基酸复合物、白藜芦醇、缓解压力的 S– 腺苷甲硫氨酸，N– 乙酰半胱氨酸、磷脂酰丝氨酸、γ– 氨基丁酸；适应性草药，如红灵芝、舞茸、香菇等；银杏叶、西洋参、南非醉茄，黄芪；草药，如洋甘菊、西番莲花、人参、薰衣草、缬草。作为临床营养学家或注册营养师的健康教练可为膳食规划、慢性健康问题的特殊饮食或营养补充剂的安全指南提供建议。非临床健康教练的执业范围并不包括营养咨询。倡导全天然食物在非临床健康教练的执业范围之内。

积极、乐观、感恩 当我们服务一位想要更好地管理压力的客户时，与其预先专注于他们的需求，不如寻找一些方法来增加他们积极的生活乐趣。努力增加这些积极情绪的比例是教练压力管理的好方法。关注"半满"的杯子，这可能是一个让你的客户知道乐观和积极是后天习得的品质的有用时机。就像是通过锻炼增强肌肉的力量和耐力一样，你也可以通过锻炼被称为"看到光明面"的心理"肌肉"来训练自己的积极态度反应。教练可以通过引导想象、情绪释放技术、心脏数理®、心理探究或其他的身心技术来帮助客户培养积极的心态。教练你的客户预留出反思的时间，即使是每天开始和结束的几分钟，都可以用来产生乐观、积极和感恩的感觉。思考一下，如果每件事都按照你希望的方式去发展，当时的社会状况如何？你怎样能把这些融入生活中呢？（更多关于积极心理学的内容请阅读第 4 章。）

气功和太极 中国的科学系统将生命哲学、自然宇宙的力量与运动、冥想、武术结合起来，这些都是早期的实践方法，可以追溯到几千年前。气功和太极的各个流派通过不同的谱系传授，并由每个流派的气功大师完善。这些学习内容普遍有个特点，即旨在通过集中注意力养气或凝聚生命能量，倡导顺其自然。亚洲各地的研究机构发现，气功是减缓压力、改善健康、降低血压、增进精神宁静和专注力的有效方法。最好的学习方式是听从分步指导和跟随大师练习。

灵气 灵气是日本发展起来的一种微妙的能量治疗技术，灵气意味着普遍存在的疗愈能量。灵气从业者通过双手引导这种能量，并让它流入客户的身体。尽管灵气可以用来帮助患慢性病及有健康问题的人，但恢复能量系统的平衡和健康才是灵气疗愈的主要目标。掌握水平和一对一教学是灵气传统的显著特征。一项随机的盲法对照研究发现，治疗环境和参与者的幸福感都会影响灵气对细菌培养物生长的作用。

躯体感 躯体感觉教育和躯体运动模式引导着人们去发掘更深入和更广泛的感觉、概念、控制感，以获得令人满意的生活。躯体练习者通过提高他们在保持躯体活动模式、姿势和肌肉紧张方面的自我意识能力，来探索运动、感觉和情绪表达的具体模式。躯体心理治疗师将传统的心理治疗方法、躯体心理学和其他各种感官模式结合起来。因为身体是慢性压力和创伤的储藏室，躯体导向心理治疗是我推荐的首要方法，这种方法可以阻断和解决那些让生活难以管理的压力源。

梳理生活环境 有没有注意到你在开阔的空间呼吸会更加容易些？空间有序意味着能量交换更自由。风水作为中国的一门布局艺术，能让积极的气（生命能量）更加自由地徘徊或流动。灰尘不仅聚集于杂乱无章的垃圾中，而且会黏附病原体。你今天能扔掉什么呢？你能放弃什么呢？为了对他人有用，并为你的下一个人生阶段创造发展空间，你坚持的是什么？

瑜伽 瑜伽是一种源于古印度的集心灵、身体和精神于一体的练习，瑜伽有多种形式（阿南达、阿努萨拉、阿斯汤加、比克拉姆、艾扬格、克里帕鲁、昆达里尼、维尼瑜伽），包括了呼吸练习、冥想、姿势练习和获得解脱及启迪的哲学观。一些令人印象深刻的研究回顾了定期练习瑜伽对压力管理的价值。美国国家辅助和替代医学中心（National Center for Complementary and Alternative Medicine，NCCAM）网站报道了下列有循证依据的瑜伽益处：减缓压力，改善生活质量，降低心率及血压，缓解焦虑、抑郁和失眠，增强力量以及提高身体灵活性。许多健康教练同时也是瑜伽教练。瑜伽疗法是指将瑜伽原理延伸到具有一对一咨询关系的整合健康教练中。

加州大学伯克利分校至善科学中心的里克·汉森（Rick Hanson）教授建议：“用你的意识塑造你的大脑。”你已经拥有下列资源：

- 心理韧性
- 正念
- 安全依恋

- 自我调节能力
- 乐观
- 自我价值

管理压力的益处

增强免疫系统　免疫系统是由无数细胞组成的，这些细胞负责监测、发出信号、交流、防御、战斗、吞噬和清除紊乱。当压力得到控制后，活化 T 细胞、γ 干扰素、补体 3 会增加，同时抗体 IgA（免疫球蛋白 A）和 IgB（免疫球蛋白 B）也会增加，这是体内的两个主要防御者。随着压力水平的下降，我们也能更好地预防或对抗癌症。一种被称为自然杀伤（Natural Killer, NK）细胞的免疫细胞的数量会增加，这些细胞针对发育不全或癌前病变的细胞、癌细胞以及病毒。

创造性地思考　当压力水平轻微上升时，人体的思维敏捷且反应灵敏。然而，当压力水平到达某个超负荷点时，思维敏捷度就会骤然下降，反应也不再那么敏锐或灵活。功能磁共振成像（fMRIs）显示，大脑参与脑力活动的各个部位都会被激活。当学习压力过大时，神经回路连接减少，"精神图书馆"可用的资源也会减少。有时，大脑的高级执行功能完全被忽略，我们的行为和情绪调节不佳。我们被锁定在更原始的大脑通道中，比如爬行动物或哺乳动物的（中脑）回路。

调节情绪　过度紧张的大脑和神经系统损害了皮层功能，而皮层是情绪调节反应的一部分。如果客户经常情绪爆发和谈话急躁易怒，那么他们需要审视自己长期未缓解的压力。艾伦是一名生活教练，曾与一名目标是在工作中获得职业发展的年轻人共事。在教练会谈中，这名年轻人会提起与"其他部门的蠢人"经常发生口角。当艾伦提出长期的压力可能会妨碍他的交流时，他反对说："压力不是问题，要找到一个更好的工作才是。"如果你的客户拒绝关注他们长期存在的压力，你认为会出现哪些挑战？

心脏的力量：心脏数理 ®

纵观历史，圣贤们将心脏视为一种疗愈的力量、真理的声音、痛苦和苦难的修补者。多克·齐德瑞（Doc Childre）博士是 1991 年创立的心脏数理研究所（Institute of HeartMath, IHM）的创始人，他决定仔细研究与心灵有关的众多格言，它们不仅是令人愉悦的隐喻，更像是意识进化的真实线索。"'爱是答案'，我们只是固执地认为可以找到另一种方法，"齐德瑞博士说，"此外，我们在这里谈论的不只是甜蜜的情感，我们谈论的是一种强大的频率，它具有改变人类存在的力量，包括 DNA 分子。"IHM 的科学家们称之为"心的力量"——真诚的关怀、同情、欣赏和爱——其产生的电子能量光谱中蕴含大量智慧。

1993 年，当心脏数理学家首次提出他们的方法论时，他们教了我一个方法。他们让我回忆了一个压力情境，然后试着通过几分钟的头脑风暴来解决它。在脑海中写下可能的解决方案后，我使用了几分钟的心脏数理技术。然后他们让我写下我内心深处的回应。当我把思考的解决方案和心灵回应的解决方案进行比较时，我惊讶地发现两者是不同的。我还在研讨会的其他参与者身上目睹了这种影响。对于许多人来说，基于内心的解决方案更简单，并且更像是与他们以前反对的任何人或事的双赢。对于一些人来说，这些解决方案是"神的启发"。一家科技公司的人力资源总监表示："这似乎太好、太容易了，但给我一百年我都不会想到这一点。"

心脏数理研讨会旨在帮助人们实现"以心为基础的生活及整体一致性"，这是一个十分艰巨的任务。他们绝大多数的公司客户都乐于提高业绩和生产力，同时减少慢性压力的影响。心脏数理总部关于"整体一致性"方面的倡议是基于他们现有的证据提出的，一旦心脏领域作为主要决策者活跃起来，那么世界和平的目标就不会像先前那样难以企及了。社会上一些更重要的压力源来自政府、公司、机构、学校系统、医疗保健或老年人照护中缺乏社会责任、关怀或基本的同情心等多方面。现今的宗教领袖常常引用道德缺失作为理由，但普遍的共识是社会上还有太多贪婪和自私的人或事，以及缺乏爱与关怀。我完全支持心脏数理对改变世界的尝试及努力。

缓解压力的生物电

研究主任、系统工程师、物理学家罗林・麦克拉蒂（Rollin McCraty）博士负责研究精神和情绪是如何对身体产生生物物理影响的。他的研究已被公开发表，但刚开始的时候，同行评议期刊上对此有很多争议，认为他在"心脏能量"的探索中过于"感性"。然而，麦克拉蒂和他的团队对来自内心经历的生物电读数进行了系统研究，并对身体和大脑进行了全面研究。

研究还检查了电生理学、皮肤电阻抗、血压和心率，特别是心率变异性（Heart Rate Variability，HRV）。他们的心理测试仪（emWave™）使用的技术使人们可以即时监测到人体心脏连贯性的增加。教练可以接受此项技术的培训，并通过 IHM 课程取得资质。简而言之，IHM 以其前沿研究而闻名于世，该研究探索以心脏为中心的思想和情绪变化如何影响大脑和神经系统的电信号，以及这些信号如何反过来影响化学、激素和免疫系统的变化。

心脏有什么特别之处，使 IHM 对外宣称心脏是人体的计算机主处理器，而大脑仅仅是一个终端？心脏有两个最突出的特性：心脏有自己独立的启动器，它是一个强大的电子伙伴。心脏能够产生 2.5 瓦的电力，比大脑输出的电力要强 40～60 倍。心脏的自然搏动也是自发的；体内没有任何东西能够告诉心脏开始或者停止跳动。每次心跳的源头都在心脏内部。甚至，胎儿在大约 6 周大的时候就会有自主心跳。关于大脑和心脏哪个更为重要的争论是科学家们老生常谈的智力游戏，即使是最顽固的神经学家也会同意，没有大脑的思考，生活可以继续，一旦心脏停止，一切就都结束了。

麦克拉蒂解释说，人类是电生物，自主神经系统是电子高速公路，使我们能够工作、移动、思考和对环境做出反应。自主神经系统从大脑延伸到身体系统的各个部分，然后返回大脑，其有两个分支：一是交感神经，主要作用是为我们自身先天的"战斗或逃跑"反应做好充分准备；二是副交感神经，主要作用是刺激窦房结（减缓心率）和免疫系统。

自主神经系统能够将我们的感知转化为有血有肉的生理反应。我们对日常生活里的人与事产生的心理和情绪反应实际上会（在经历漫长的生化路径之后）变成无数的化学分子，影响大脑的思维区域（皮层区域）、免疫系统（增加或减少免疫球蛋白和 T 细胞）和压力感受器，它们提供了一种奇怪的心脑联系。压力感受器主要通过下丘脑和迷走神经的作用呈现出一个有趣的场景，心脏告诉大脑该做什么。

压力感受器还具有影响大脑新皮层高级推理区域的专属功能。如果心率剧烈上升，那么通过压力感受器的反馈回路就会抑制皮层。此时，良好的大脑思维基本上会被不稳定的心脏信号的白噪声"卡住"。我们的反应速度会变慢，做出错误的决策，甚至变得笨拙。这个时候我们会匆忙出门，约会迟到，脚趾也会碰巧撞到门框上，尽管我们已经无数次踏过这里了。如果心率脉搏变化平稳，那么大脑皮层的功能就会增强。当我们处于平稳的心率流动状态时，我们的思维状态最好。

为了解心率变异性，我们只要想一想每次心跳间隔时间。由于心跳时间在吸气时延长，在呼气时缩短，间隔期间就会产生一个可变范围。一般来说，心率变异性是衡量心血管系统健康和灵活性的指标。但 IHM 的研究表明，它与心灵和情绪的灵活性有关。当一个人感到沮丧时，这种心率变化会变得不稳定。麦克拉蒂解释道，神经系统的两个分支（交感神经和副交感神经）不同步，大脑新皮层并没有进行充分思考，而像是被绕过了。"想象一下，一只脚踩在油门上，一只脚踩在刹车上，"麦克拉蒂解释道，"你的车停了下来，再发动，又停了下来，不知道该怎么办。你的大脑也会得到同样令它困惑的信息。"

扩展心脏能量磁场

然而，当某人正在体验感激的心情时，心脏的同步模式实际上在形态和范围上与大脑的电模式同步或变得和谐。改变心率变异性会影响身体的所有部位，尤其是大脑。真正的差异将体现在我们的思维和行为方式上。

每次心跳时，心脏会产生一个电场，传导到每个细胞，并从心脏位置向外延伸出一个环形"甜甜圈"（见图13-1）。积极的情绪，如感激和爱，能将电磁场延伸到6米或更长的距离。可以说，你的大甜甜圈将在整个房间延伸开来，吸引着在场的人要么注意到你的"良好氛围"，要么就噘嘴寻找一些彼此都很痛苦的伙伴。

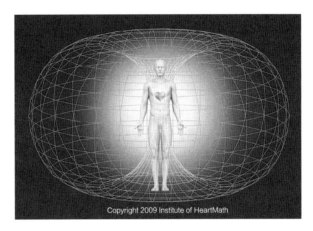

图13-1　扩展心脏能力磁场

恐惧和愤怒等情绪状态大大缩小了心脏的电磁场。IHM科学家们不仅坚持认为，我们可以从另一个人身上感知到这种广阔的心脏空间，而且，他们的最新研究表明，在一个人的脑电图中产生的心脏电特性的某些方面实际上会出现在别人的脑电图中。我们的语言中充满了处理这种现象的潜能："我们是同频的。"

创造你自己的现实：下一章

多年来，人们一直尝试将思维可视化作为一种减压的方法，许多人都取得了成功。然而，整个"积极思考的力量"领域最近受到了冲击，因为它没有像一些人希望的那样重构现实。像《冥想：创造你梦想的生活》（*Creative Visualization*）、《愿望魔法》（*Wishcraft*）、《随心所欲，金钱会随之而来》（*Do What You Love, The Money Will Follow*）这样的书已经受到了曾经的拥趸的批评，他们在辞职后申请了破产，尽管他们在每面墙上都贴满了宣告"富足"的便利贴。当一位美国国家公共广播电台主持人与一位著名的可视化作家主持电话访谈节目时，一波愤怒的电话打进了总机，所有人都抱怨"你的想法创造你的现实"这个说法并没有帮助他们达到目标。

积极思考的倡议者发誓说，你只需要特别清晰的思维，然而，当我们在这碗创造性的汤中加入混沌理论（你绝对不是一个人，而且很少是负责人）和量子物理（我们的期望是等式的一部分）时，我们发现，单纯的思考就像用你的第一台电脑上网一样，已经过时了。此外，我们必须认真地问自己：单凭思考能让我们得到什么？传承于18世纪笛卡尔的观点里面含有对主导文化的经济政治的认识以及生态破坏性技术的评估，该观点认为大脑比心脏更重要，逻辑比感觉更重要，精神比身体更重要。

IHM的研究人员表达了激进的论断：在纳入感觉之前，可视化会带来较差的结果。一旦真实的感受成为创造性表现过程的一部分，欲望就会变成现实，而感受意味着更深的、发自内心的冲动，而不仅仅是情感戏剧的高潮。如果不是因为他们严谨的实证研究，他们的论断会被认为是新时代的又一项微小产物。IHM的研究证实了人类的潜能运动和女性研究一直在呼吁的东西——感觉是*认知*的可靠途径。

心脏能量的美妙之处在于它可以让你所有的生物振荡器同步——自主神经系统的交感神经和副交感神经分支，加上呼吸、心脏和消化系统。一旦它们同步，身体的电能场就会出现一种被称为协动（entrainment）的现象。斯坦福大学名誉教授威廉·蒂勒（William Tiller）博士将协动描述为系统同步提高效率的自然趋势。协动系统的例子包括飞行中的鸟类，或者满是摆钟的房间，这些都与时间的节奏相匹配。如果你处于协动状态，你会感觉自己与生活真正融为了一体，也很容易拥有高峰体验，会感觉到一致性、完整性、联结性，如同你所有的汽缸都在按顺序点火。

如何获得心脏能量

（1）识别有压力的事件或挑战；允许自己沉浸在压力中。

（2）回忆积极的、温暖的、感激的、充满爱的时刻，并尝试重新体验这种感觉。

（3）当你重新将你目前面临的压力或问题引入你的脑海的时候，保持这种感觉。

（4）现在，请把注意力从头脑转移到心脏，就好像你在透过你的心脏看东西一样。用心灵和头脑的直觉来平衡，问问自己，"对于这种情况，有什么更有效的解决方案吗？"

如果你觉得那些温暖、感激的记忆正在消失，你可能需要重新点燃它几次。以心脏为中心的空间转化需要反复练习，随着时间推移，你将能够更频繁、更轻松地从内心出发。

研究人员指出，呼吸、心率变异性和脉搏传导时间（血压测量）——这 3 种系统需要通过心脏数理技术来变得和谐。但真正的好处是，当你的身体系统被协动时，会发生感知转变。从内部状态同步的电场中，微妙的调整开始发生，你看到的、感觉到的和评估的方式从更好、更完整的视角，沿着一个更新的、更高的平台滑行。

研究存在的方式

德博拉·罗兹曼（Deborah Rozman）博士自 20 世纪 70 年代初就开始研究态度变化，她花了几十年的时间和孩子们打交道，并把她的经验写进了《与孩子们一起冥想》（*Meditating with Children*）。该研究早期的关注点放在青少年、自尊以及育儿上。罗兹曼认为，如果我们想要生活变得充实，就必须要开发和利用心脏，但我们从来没有受过真正的心智教育。"心脏是一个不同的感知领域，如果没有专业教育，我们在成长道路上会受到阻碍。"媒体不断提供大量未经过滤的负面信息。"父母不是心智榜样，因为他们自己还没有受到这方面教育。我们的使命是建构一个简单的系统，任何人都可以使用它来访问心脏的智能领域。可是，一旦我们真正开始实践这个系统，我们就会发现，我们还在纸上谈兵。"

当然，我们接受文化教育来充实自己的头脑，大脑是数据存储、检索及传输的强大系统。大脑因重复消极观念或思维循环而自我毁灭，尽管我们也在思考——已经够多了！进一步发展我们的头脑似乎并没有改变我们许多消极观念和自言自语的进程。但改变通道，调整到另一个频率，即心脏的频率，可以激活知觉的扩展。

了解其他范式

作为一位不愿接受采访的人，齐德瑞博士设法在研讨会参与者、公司客户和媒体人士没有注意到的情况下隐藏个人身份。他装扮成北卡罗来纳边远地区的烟草农民，并融入他们的生活，在这样的自然环境中他很轻松。但我们不要被他这种漫不经心的样子所迷惑。这个人经历过的东西比一卡车还多。齐德瑞自称是"摇滚歌手"，是个骑摩托车的急性子，坚持喝啤酒，享受美好时光。他突然有了"信仰"，开始在全球范围内寻找更多的关于爱和终止痛苦的答案，就像悉达多那样。他探求了所有的精神道路，包括美学道路，他不遗余力，并且称自己已经练习了近两年的食气。你可能依旧会认为我们需要一日三餐，而食气者（breatharian）真的就是如同字面意思，他们以空气为生，实际上是以太（ether）或索玛（soma），大气中的一种营养物质。至少可以说，他们是罕见的个体，而且他们通常不会每天跑 5 公里，但是他也将这一点添加到他的日常养生方法中。我没有任何证据来证明这一做法的有效性，所以是否运用这些信息完全取决于你自己。

齐德瑞忙于酝酿下一维度的"工具"，他一直非常低调，总是把研究人员推到最引人注目的位置。我遇到他的时候，知晓他有"斩断愁丝"（Cut-Thru）工具，此外还有"定格"（Freeze-Frame）工具。所有这些都已转化为企业产品（包括 emWave 技术）。我感觉他是在对地球不断加速的变化做出反应，所有这些心脏数理工具的产生都源自联通情感碎片的需要。如果你能与他对话，谈论第四、第五维度，就会感觉他与整个宇宙都是联通的。

如果你觉得这一切听起来有点奇怪，那么要意识到，科学家和能量治疗师在研究量子世界之时，已经就唯物主义工具和观点进行了半个世纪的对话了。研究直觉和心脏共振需要新的工具、方法和研究。物理学家和整合执业医师贝弗利·鲁比克（Beverly Rubik）博士探索了人类生物领域新的循证研究方法和技术。尽管如此，压力与日俱增，青少年自杀是年轻人死亡的主要原因，尽管有互联网，但更多的人都在经历社会孤立，人们最终受到的伤害比以往任何时候都要大，你不得不问：有办法摆脱现代的混乱吗？

如果让我们选择是生活在愉快的心灵感受中，还是生活在压力巨大的精神痛苦中，大多数理性之人都不会犹豫。但思考一个烦人的心理难题或 IHM 团队所说的"思维循环"（thought loop），并且将注意力转移到内心，还需勤加练习。例如，当你在脑海中重演一场争论时，你会让自己变得更抓狂，心率和血压会升高，免疫细胞会减少，自主神经系统的交感神经与副交感神经两条分支会不同步，还会招致其他不健康的情况。

从"跷跷板"上走下来

当你被强烈的合理化折磨得要死的时候，不太可能把自己从思维循环中拉出来，因为在痛的地方挠痒可能会产生一种可怕的满足感——至少在一段时间内是如此。但从长远来看，那些破坏健康、来自心灵内部的压力记忆会让我们长期低迷，让我们像弹球一样被困住，从受伤到康复，再反弹回来，再次受伤，再愈合。

根据罗兹曼的说法，人们在过去 10 年中进行的许多准干预，包括内心小孩疗法（inner child）、毒性羞耻感疗法（toxic shame）、原始尖叫疗法（primal screams）、12 步疗法（12-step）、厌恶程序疗法（aversion programs）、共同依赖疗法（co-dependency）、记忆提取疗法（memory retrieval）等，都可能会增强痛苦和创伤。心脏数理研究有了一定发展，心理治疗的新技术却提供了一个相当令人沮丧的故事。在神经可塑性研究发现之前，许多治疗师普遍认为，恐慌反应或痛苦记忆会永久地留在大脑边缘系统，没有人能完全恢复。那些混乱的神经通路总是会产生消极记忆。这些方法往往导致客户永远处于受害者的状态。

我们需要转变一个维度，与我交谈的心脏数理学家们感兴趣的是如何将意识转变为一种更快乐、更满足、更长久的爱的状态。在这种情况下，你不会再在受伤和康复之间来回反弹，相反，你从更高的维度——人类心脏可以接触到的维度——感受能量或频率。你把调频转到心间，或者用 2013 年的话来说，你删除了旧操作系统，并且上传了一个新的应用程序。

很可能大多数人在他们的一生中已经经历了这种更高频率的能量微光：高峰体验、心流状态、优雅状态、顿悟或爱的余晖。这是一种能力或意识的增强、最终的满足和实现——感觉你和世界都是对的。当然，还有很多工作要做，但你应于当下感到平静。

"我们终于摆脱了跷跷板，我们正在学习越来越多地生活在心智生活中。我们将教大家如何专注于一种比例——不用心（非心脏）时间与用心（心脏）时间的比例。当你增加了用心（心脏）时间的比例时，你会注意到自己生活中的非凡变化，"心脏数理教练保证道。心脏频率实际上可以通过心脏令人印象深刻的转化力量来转化现阶段的愤怒和伤害。

不仅仅是可视化

当被问及愤怒的用处时，罗兹曼回答说："并不是你试图压抑你的愤怒或负面情绪；相反，你实际上将它们留在心里，并通过心脏电能量的振动来改变和释放它们对你的控制。心脏数理技术与我们从 1 数到 10 或者做一次快速的冥想不同，区别在于心脏数理不只是停留在你的脑海里。你实际上是把压力或愤怒放在心里，用直觉去理解。当心与脑发生协动时，你对问题的看法就不同了。因此，一个你以前可能从未想到过的解决方案出现了。因为这个答案是由更高的频率产生的，它可能是最好的方法。"

"这些天我们听了很多关于模式转变的讨论。好吧，真正的模式转变并不会发生在外在的某个地方，它是一种内在的转变，通过从单独的头脑转移到头脑及心脏的平衡或协动来实现，"罗兹曼解释道。这一公式似乎对世界各地的心脏数理从业人员均有效。对于健康教练而言，学习及提供心智力量是一个明智之举，（希望）能够在全球形成流行之势。

压力管理的健康转盘

使用健康转盘在 1 ～ 10 的范围内对每个领域的满意度进行评分（见图 13-2），10 代表完全满意。哪些方面需要改进？请在教练会谈中讨论这些问题。

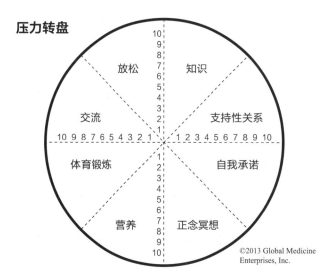

图 13-2　压力管理的健康转盘

反思练习

是什么促使你的客户最终减轻了他们的压力？

他们正在经历什么健康问题？

他们对此考虑过做些什么？

练习几分钟以心脏为中心的技术。引入一段不安的记忆或感觉。你注意到了什么？

完成压力健康转盘。你将如何和客户一起使用它？

你如何将一位报告压力过大的客户和关于他的优势与价值的谈话联系起来？试着将其与本章介绍的能创造奇迹的减压源匹配。

第 14 章
为处境不利人群提供健康教练

完成本章后，你将能够:

- 评估健康教练如何有助于减少不富裕人群的健康不平等现象。

- 描述上下游的影响和建构能力。

- 明确为处境不利人群提供健康教练服务所需的额外技能。

在公共部门和边缘社区进行健康教练干预

如同许多辅助医疗模式那样，健康教练主要为那些有经济和社会地位的人提供服务。在商业领域发展起来的教练模式是否能够成功地应用于这些边缘人群呢？对于无家可归者或曾经无家可归者、低收入者、处境危险者来说，它是否能够成为一种有效的工具呢？谁会愿意和具有高犯罪率、贫困潦倒、健康状况差的邻居共同生活呢？对于那些处于社会边缘、遭受家庭暴力、长期失业和高辍学率的社会群体来说，健康教练技术的效果会如何呢？

2011 年，安泰基金会（Aetna Foundation）向加州整合大学的整合健康研究部门提供了一笔捐款，用于为处境不利人群提供健康教练服务。发表于 2013 年 5 月的《全球健康和医学进展》（*Global Advances in Health and Medicine*）报告概括了该项目的影响。

针对处境不利人群的健康教练项目的实施前提是教练要有些冒险精神：如果告诉流浪者，有人要改善他（她）的生活，就像一个实践健康教练和 CEO 谈论他们的战略计划一样，会怎么样？对话时，我们要尊重对方，要认为客户完全是有才干的、有资源的、完整的个体。而这些被卫生保健人员认为需要治疗、治愈或"修复"的人的社会条件，使这些内容在谈话过程中常被忽略。经培训的教练们认为，任何问题的最佳解决方案通常都要从客户的内心开始。与传统的医疗模式相反，教练会遵循客户的日程安排，即使这在教练看来似乎是有问题的，或者说卫生保健人员直觉上也觉得有点不妥。通过交谈，教练给客户提供发现他们自己的价值、追求、目标的路径。

这不仅需要一种转变，还包括流浪者在试图获得健康照护和医疗保健时的截然不同的日常体验。当研究人员把项目内容告诉 4 个无家可归的人时，他们的内心充满了怀疑和讽刺，或者正如其中一个无家可归之人描述的那样："你要像对待一个有钱人那样教练我吗？就好像我就是那个有钱人？"对，没错！

没有数据表明由极具启发性的问题组成的教练对话如何影响无家可归者或者不同性别、身份的低收入者。研究表明，自 2003 年以来，公众对低收入群体和福利领取者的态度可能有所改善；然而，健康部门对于无家可归者和处境不利人群的社会供给仍然是自上而下的，总基调是指令性的，通常由专家负责发布健康信息。这种模式往往无法唤起任何内在动机，也无法令人改变生活方式、建立健康行为。

一个很好的实践案例中，公共卫生和社会服务工作者均接受了动机性访谈技术培训，在处理客户—工作人员的关系中采取了非评判性谈话（Rollnick et al.，2008）。教练能够帮助客户识别出遇到的障碍，而不是一味让客户去独自面对，建议采取双方"滚动"的方式，保持对话，让客户公平地参与，直到产生改变的可能（DiClemente & Velasquez，2003；Swanson et al.，1994）。对于本案例里的人群，教练在一对一的会谈中采用了动机性访谈技术的方法，其被证明可以用于教练有精神健康问题和药物滥用问题双重诊断的个人。动机性访谈还可以用于成瘾的客户，对此已有良好的效果报告。

项目范围和参数

以下的案例报告探讨了一种关于健康改善策略的实验性方法，将整合健康教练技术应用到无家可归群体和低收入群体。该项目旨在评估健康教练模式的可行性，以及接受干预的个人和家庭的普遍反馈。整合健康教练是一个以客户为中心的过程，有助于客户利用内部资源和外部盟友提升其变革能力，以改善健康和幸福。

该项目为期 24 个月，纳入了 425 名低收入和曾无家可归的居民。教师和研究生向这些正在进行项目的居民提供健康教练服务。慈善居项目设计分为 5 个阶段：①评估与规划；②社会营销与关系建构；③提供整合健康教练服务；④通过案例分析评估教练效果；⑤领导力培训，使居民成为同伴健康教练。除了免费的整合健康教练，研究生们还提供了饮食摄入量和整体健康评估、家庭健身项目、健身工作坊以及领导力课程，旨在减少肥胖和慢性病风险并促进健康行为。

虽然健康教育和健康教练之间的界限有些模糊，但它们也存在着明显的差异，我们希望教练尽量不要成为单纯的健康教育者，要尽力保持教练的角色。这意味着，他们会提醒客户做自己想要做的事情，除非客户的选择或行动需要被干预，否则他们不会直接告诉客户慢性病的风险。例如，如果减肥是一个明确的目标，而客户坚持遵循某种还没有得到有效证实的潮流做法，教练就要询问客户是否在这个方面曾经取得过成功，或者了解他们是如何获得有关它的有效信息的（Brownell & Coehn，1995）。对于急于教授客户"正确的"选择和行为的教练来说，这种唤起性的询问通常很困难。教练们经常问："我知道他的饮食已经对他的健康有害了，为什么还要问他想吃什么？"抵抗"翻正反射"是教练的首要任务。

提出问题

在旧金山，无家可归是一个被广泛研究的现象。任何到过这座城市的人都知道，尽管这座城市充斥着为数字原住民服务的"硅谷"初创公司，但迅速增长的财富与无处不在的无家可归者及街头青年形成了鲜明对比，这着实令人感到不安和无情。据估计，在这个拥有 72.5 万人口的城市中，有 5 000～10 500 人没有固定住所，他们睡在空地、门口、小巷和公共区域，随身携带的物品常常从购物车或塑料袋里掉出。旧金山湾区高昂的生活成本、缺乏经济适用房、温和的气候以及向无家可归者每月支付现金津贴的政策（现已停止）都是导致无家可归人口大量增加的因素（Auerswald & Eyre, 2010）。

生活在庇护所的无家可归的人，要与孤独、孤立、失去重要支持和社会边缘化作斗争，还要经常应对发育缺陷、缺乏技能培训和教育不足等问题。近 1/3 的人被诊断同时患有精神障碍和药物滥用。旧金山是人均公共卫生支出最高的城市之一，专门有一个办公部门致力于减少健康差距，但涌出的问题却有增无减。

与卫生保健和社会服务专业人员的职责相比，教练有不受干涉、不受监督的自由。在这个项目中，与公共卫生人员不同的是，教练不必对不富裕人群的身心健康进行全面评估。教练不需要进行药物和酒精筛查测试或监测药物的效果，也不必在病历中记录效果和风险。健康教练不必认可治疗计划，也不必去协调政府、公共卫生诊所和庇护所之间的事情。卫生保健和社会服务工作者必须保持专业水平，促进减少伤害的策略，与多学科团队加强合作。

健康和财富不平等

在评估不富裕人群的健康需求时，重要的是先承认公共卫生机构、非营利组织、教育工作者和其他发展团队为改善低收入者和边缘人群的福祉所做的努力，美国国家医学研究所在《健康差距》（*Health Disparities*）中提到了这一问题的严重性。通过共同努力，营养、就业、住房和教育的问题得到了部分改善，这也说明了因果因素的复杂性。

尽管在这些领域中取得了部分进展，但为最贫困的人群改善健康结果的速度还是太慢且不平等。一个国家和其他国家的贫富差距扩大，往往是由潜在的社会、经济和政治制度造成的。如果不强烈呼吁重新关注初级卫生保健的社会决定因素，未来我们将面临更大的危机。

为什么不富裕人群的病情更严重？这一困境没有标准答案。任何整合健康专业的学生都必须考虑造成"高风险"类别的复杂的多因素条件，即造成健康差距的潜在社会、经济和生物物理条件。我们首先要定义所谓的"高风险"指的是什么。如果一个人严重超重、大量吸烟，或应对能力和压力耐受差，或在性格塑造期有被虐待、忽视的经历，他们可能会因过早死亡和残疾概率增加而归入"高风险"类别。"高风险"还可以定义那些经历更多的孤独、社会孤立、社交能力弱或者社会关系薄弱的人。"高风险"的分类还延伸到工作过程中的那些"缺勤主义"和"出勤主义"①分子。上述所有的"高风险"类别只是可观察到的社会心理风险。

"高风险"的临床风险包括高胆固醇、血脂状况不佳、高密度脂蛋白比例不健康、高血压、代谢综合征、胰岛素抵抗。癌症、心血管疾病、哮喘和其他呼吸系统疾病的风险也会增加。人们长期缺乏安全措施，有更多的药物滥用和酗酒行为、更高的吸烟率，最后，肥胖率增加了两倍。

健康教练为服务不足地区的高风险客户提供的教练服务为那些获得健康收益的人带来了积极的价值，他们获得了惊人的丰厚回报。这些教练必须提高沟通能力和谈判技巧，使用适宜文化的语言和行为方式，同时要与公共卫生机构、病案管理团队、国家和地方援助支持的卫生保健系统密切合作。

健康教练需要的额外技能：

- 为客户及家庭成员确定关键计划
- 与医务人员和社会服务专业人员合作
- 建立时间计划，包括晚上和周末
- 推广低成本或免费的筛查、疫苗接种、生物学指标检测项目和咨询项目
- 评估激励计划（免费回扣、折扣、彩票、抽奖），使客户参与健康计划
- 鼓励客户参与并支持其朋友和家人参与促进健康的社会活动

3 个案例研究

案例 1：无家可归的男人

扎克是一位 48 岁的男性，他在城市街道上生活了 15 年。两年前，一位整合健康教

---

① 指员工因害怕被辞退而故意多出勤或延长加班时间的行为。——编者注

练（这位教练也是一名注册护士）以一种平和的、不具威胁性的方式与他接触，并询问他是否愿意参与为期 12 次会谈的免费健康教练。经过 3 次短暂的碰面，扎克才愿意谈论自己的健康状况，因为他开始表示，除了获得现金、酒精或香烟，他对任何东西都不感兴趣，教练无法获取他的医疗记录，但他似乎有严重的物质（药物和酒精）依赖及精神疾病，也许是分裂型人格障碍（Schizoid Personality Disorder）。就像许多双重诊断的人一样，他表现出奇怪的行为，发泄对现实扭曲的观点和信念，穿着奇怪的衣服（在炎热的天气里穿着厚重的外套），并且通常对靠近他的购物车或街道空间的路人感到焦虑或偏执。他的情感状态是不佳的，他所表现出的过度的社交焦虑是可以理解的，因为他忍受了大量的社交孤立。扎克和其他无家可归的人在同一条巷子里住了一年多，但是却坚持不懈地和其他街道居民一起外出。教练曾两次目睹了他被人赶走和贬低。扎克抱怨常常被骚扰、抢劫和殴打，"但是市长——他才不在乎呢"。

扎克说自己是一名"职业冲浪者"。还有一次他说："我有一份很重要的工作，只是不再需要这份工作了。"他经常吸食海洛因、美沙酮、大麻、可卡因或快克可卡因。他可以使用医用大麻，他说自己因慢性疼痛和周围神经病变而接受医用大麻，因为他抱怨四肢麻木或有"蚁行感"。他的腿和手臂出现了典型的艾滋病感染的缺血性坏死症状。他过去曾被诊断患有乙肝或丙肝。他的购物车里装着各式各样的大垃圾袋，里面还装着一些过期的药物，包括三环类抗抑郁药、美沙酮、乐瑞卡（普瑞巴林）、阿司匹林和羟考酮。他最近一次入院是因为出现了恶心的症状。"我只是觉得恶心，但总医院的人什么都不知道。"他这里说的总医院指的是旧金山总医院。

前两次教练会谈中他显得很焦躁，但他后来很期待与教练的会面，每次他都会早早地出现，并且带着一份要求清单、一袋可回收的塑料垃圾、一些字迹难以辨认的纸和空药瓶。因为"没有得到报酬"，后来他拒绝再参加剩余几次会谈，尽管每次会谈他都会收到星巴克优惠券、当地快餐连锁店的礼券或者施舍处的优惠券。

虽然大多数的教练会谈都是专门用来建立信任和融洽关系的，并且从扎克的内心唤起内在目标的过程往往是徒劳的，但有一个重大成就，即扎克承认街头生活对他的健康有害。这是在第八次会谈中完成的。他认可真正的住房，而不是他坚决拒绝的庇护所（"那里的人会杀了你"），他认为最好居住在公寓旅馆里。教练制定了从当地基金会那里获得公寓旅馆房间的逐步策略，该基金会拥有一个成功的、活跃的社会工作中心。

该中心要求扎克参加为期一年的戒毒和戒酒康复项目，并参加一个合适的职业培训项目。扎克认为后一项要求是不合理的。教练运用动机性访谈技术认同扎克的内心矛盾和阻力——动机性访谈技术是一个非常有用的工具。扎克尖叫着说自己被关在笼子里了，直到教练说："我真的明白你的意思。你认为完整的康复计划可能是你愿意做的事情，但目前的职业培训并不适合你。我明白。真的。"这种教练式的谈话是让扎克有可能结束自我强加的孤立、贫穷的循环，并在他不幸的生活中为这种可能性敞开大门唯一的方式。后来，扎克没有出现在最后一次教练会谈中，在过去的 4 个月里，没有任何街道居民在附近看到过他。

案例 2：庇护所居民

39 岁的特蕾莎是两个年幼孩子的母亲，最近在一次激烈的争吵后与她失业的伴侣分居，被迫离开与他兄弟合住的公寓。她说身体残疾使她无法全职工作，尽管残疾并不严重。她看起来身体强壮、自信且带防御性、个性冲动。她在一家慈善站兼职，负责分拣东西，收入低于一个四口之家的最低生活水平。在过去的一年里，她和她的两个孩子在街上流浪，与此同时，她与伴侣的关系变得更加不稳定了。她没有医疗保险，因为"有人把资料搞砸了"，她被拒绝申请医疗补助。她说她多年来在庇护所第一次感受到了安全。她对与健康教练交谈的态度是"好的，如果能帮助我得到我需要的其他东西"，我们需要教练和客户在一起的时候不断强调社会服务和教练之间的区别。

特蕾莎和她的教练共同制定了下列目标：①让她的孩子留在"某个好一点的学校"，参加"某个课外项目"；②让"她们和我有更好的食物"；③摆脱头痛。她说她"不知道什么是健康"，但对针灸感兴趣，"如果它不疼又不花一分钱的话"。

她的孩子（女孩，分别是 9 岁和 11 岁）"大部分时间"都在当地公立学校上学，有时还会参加特蕾莎大多数时间负担不起的课外项目，因此她们受到的照护是断断续续的。特蕾莎称赞教练帮助她获得了补充营养项目（食品券），她曾申请过，但从未成功。她说："这次我一步一步地解决了问题。这太酷了。"她很愿意接受明确的行动计划教练。在特蕾莎的口袋里放着资源清单，清单被很好地遵循了，因为她把自己的行动记录在一个迷你的螺旋装订本里。特蕾莎、她的教练和妇女收容所的组织者都在庆祝她完成制定好的每周行动目标的新能力。然而，她不愿意与慈善站的同事分享她的关系网，因为她害怕失去工作。

教练发现强化问责制对特蕾莎来说是一项挑战。有两次，她认为每周的行动记录不应该是她的责任，而是教练应该采取的行动，她说："*你应该这样做。*"她在第五次会谈中坚持认为教练应该去申请额外的市县援助。当她被提醒教练和社会服务机构人员不同的时候，她生气了，指责教练"浪费她的时间，干扰她了"。

特蕾莎的进步是缓慢的，倒退几乎和前进一样多。通过与教练共同设想和澄清过程，她意识到自己希望为家庭提供更多的钱、更好的食物和住房的这些目标并不会在短时间内实现。教练努力帮助她确定自己的优点（忠诚、幽默、机智、意志坚定），但她制定新策略的能力并不高明，她因此很快就变得心烦意乱、思路混乱，并且爱指责和胁迫他人。行为的反复是很常见的，尽管她会口头上宣布她已经准备改变（"我完全准备好了，我不知道你为什么不相信我！"），但她经常无法完成既定的目标。

最后，在培训的第三个月，也是最后一个月，她似乎很喜欢教练的头脑风暴会谈（"想出 10 个好主意，没有界限，没有好和坏的区分——只要做梦就好了"），她决定参加一个市政府主办的招聘会。一到那里，她就超越了自己的短期行动目标，申请了计算机技能培训项目。然而，她并没有递交申请，而是说她突然要去别的地方。

随后，她和教练进行了一场艰难的对话，讨论了妨碍她完成申请的实际情况。

这种督促客户如实地审视自己成功道路上的障碍的教练技术，对特蕾莎来说可能是令她排斥的。她缺席了下一次预定的教练会谈。只有在建立了足够的信任和融洽关系，以及客户能够主动承担责任并建立自主性的情况下，我们才可能解决具有强烈自我建构的、极具挑战的个人问题。特蕾莎缺席了接下来的两场会谈。当她回来的时候，她谈到自己越来越担心入不敷出，并说她为了给孩子支付课外项目费用而经常挨饿，她担心自己不能在工作培训上更进一步。

在这一点上，教练允许目标设定过程中出现倒退和失败，让特蕾莎知道这对每个人来说都是常见的，并让这种行为正常化。特蕾莎因为没有进步而继续苛责自己并责怪别人。谈话变得不和谐，充满分歧，因为她列举了过去的创伤、与父母和前伴侣的争吵，这些使她无法满足自己的需求。教练必须强调，其中一些话题可能更适合咨询师，她可以在社区心理健康诊所寻求帮助，但如果她想重回正轨，实现赚更多的钱和获得更好的生活质量的目标，教练就需要继续推进。

这种关于什么是教练、什么是治疗的对话是十分经典的。当教练认为一个人有能力时，他们会通过积极地倾听去了解发生改变的可能性。当特蕾莎被教练打断指责别人的长篇大论时，她很震惊，她的教练不愿意继续谈这个话题或者至少不愿意倾听。这是一个棘手的时刻，但事实证明，这在教练关系中是一次成功的冒险。

她结束了这个话题，说："那我们做点别的吧。"她希望有人能够帮助她解决她经常头痛的问题，并想知道这是否与她去免费的妇产科诊所有关，"他们说我有高血压，你认为是这样吗?"这就产生了一个新的教练目标,关注她的血压、体重管理和更多的健康问题。特蕾莎又开始了 12 周的教练会谈,因为正如她所说的:"如果我的健康状况不佳,那么孩子们将一无所有。"

案例 3:公租房居民

葛洛莉亚是一位在职母亲,住在公租房,以前无家可归,现在有工作。她和她的教练致力于既定目标,即改变她的饮食和寻找适合她的体育活动,以此帮助她更好地改善生活压力。她说,她一直担心要如何保住公租房的居住权、保住自己的工作,并保持更好的生活状态。谈话通常以她想要改变的营养问题开始。她知道快餐不是最好的选择,想知道有哪些健康又经济的选择。教练让葛洛莉亚想起了她听说过的吃全麦食品的想法,例如,她可能尝试用糙米代替白米并减少加工食品的摄入。葛洛莉亚制定了每天吃 2 份水果蔬菜的目标。她决定多喝水,并制定了每天喝 4 瓶水的目标。她和教练庆祝完成了所有的营养目标,然后,她把注意力放在锻炼身体上,在多次教练会谈后,她决定和儿子丹尼尔步行去学校,每周参加一节尊巴舞课。

葛洛莉亚还和教练共同进行深呼吸练习,她在自我调节压力方面获得了巨大进步。她的目标是在睡觉前或者在一周中至少 3 天里感到焦虑的时候专心练习深呼吸,持续时间为 2 ~ 5 分钟。最后,她几乎每天都会进行深呼吸练习,当她感到紧张时,就会开始深呼吸。

总的来说,教练对葛洛莉亚有积极的影响,包括葛洛莉亚将她每天的水果和蔬菜摄入量从 2 份增加到 3 份,将参加放松训练和压力管理项目的频率从每周 3 次增加到 5 次。她对自己和儿子的健康营养选择有了更全面的了解。

玛利亚是慈善居的一位居民,她抱怨自己长期患有纤维肌痛。在第一次会谈中,她把以前的自己称为"神奇女侠",总是忙个不停,照顾着每个人。最近她觉得自己几乎没有足够的精力来照顾自己。她很少出门,大部分时间窝在床上做文书工作。她有睡眠障碍,这使她白天更加疲劳。玛利亚发现做日常工作都有些困难,穿鞋也很累人。在前几年,玛利亚对烹饪充满了热情,但现在她发现自己烹饪需要的时间几乎是过去的 3 倍,这让她感到沮丧。

我们第一次谈话时,我意识到玛利亚对自己太苛刻了。她不断地把自己和以前的"神奇女侠"做比较。这种对比增加了她的压力,消耗了她很多精力。教练会谈的目的是让人们意识到这些消极的想法（无论是评判还是比较），并加以观察。让她观察想法的目的是为她自己创造一个同情的空间，从而缓解她的压力。

在过去 12 周的教练过程中，我们采取外部资源（去健身房、在附近散步）来减轻她的压力，但这些都遭到了种种借口、限制和挫折。玛利亚放弃寻求其他的外部资源，而是通过她的教练发现了内在的放松方法。这些都是即时的、免费的，不需要费劲去寻找。她开始听音乐，在时间和精力允许的时候做美味的饭菜，在回想过去快乐的记忆中放松自己，进行呼吸训练。玛利亚喜欢并一直使用正念练习和呼吸训练来帮助自己获得良好睡眠以及在工作中平静下来。

在最后一次会谈结束时，她说很愿意爱护自己，并愿意花时间让自己放松下来。通过观察自己的想法、善待自己，玛利亚能够减轻压力，并与一直存在于她内心的"神奇女侠"对话。

讨论

在低收入和处境不利人群中使用整合健康教练模式的优势在于，教练能够将自我意识和洞察力带给那些与教练结成支持性联盟并首次建立自我效能感的人。这个项目中的大多数人都不熟悉教练所特有的问责制谈话。教练积极鼓励客户创造具体的、可衡量的、切实可行的目标，建立具体的计划能够让他们尽早明确个人优势和价值观。

教练干预对补贴住房居民来说是最成功的，对住在庇护所的人来说成功率略低，对生活在街头的人来说成功率最低。对于无家可归者，表 14–1 展示了教练如何对流落街头不到 3 个月的人产生最积极的效果。对于那些流落街头 6 个多月的人来说，教练只不过是一个友好的伙伴，并没有使流浪者产生生活方式的积极变化或者改善其健康状况。

正如"抑郁"或"焦虑"的诊断术语并不能诉说完被社区压迫、驱赶的处境不利人群的全部故事一样，"内在动机"和"动机增强"的教练词汇也没有解决生活在资源贫乏的社会环境中的困境（Pearce & Smith，2003）。教练最贫穷的人（街头贫民和临时庇护所的贫民），需要更多地关注其安全住房、获得医疗保健、教育和职业培训、免受街头暴力和停止吃甜食等上游需求（McKinlay，1995）。教练本身并不能解决贫困、压迫、社会不依附和沉重压力对个人的全部表观遗传和神经病理学攻击。

表 14–1　教练对话如何改变街头流浪者的生活

时间线	流浪街头 0 ~ 3 个月	流浪街头 4 ~ 6 个月	流浪街头超过 6 个月	住在补贴住房
行为	危机模式 学习如何生存 新的冲突 侵犯 防御 惧怕权威	逐步适应 街头智慧在进步 会发生冲突但不严重 健康状况恶化	融入了街头文化 了解了"正确"以及"错误"的生存方式 对区域有所有权意识	担心是否能住下来,而不是被"赶出去" 担心被发现
教练干预	教练问他们是否知道如何减少对自己的伤害、建立安全感和寻找庇护所 在此阶段教练最有可能让其离开街头	教练启发现实的解决方案,客户专心处理当下存在的问题 请他们描述美好的一天 问他们认为什么是正确的及他们是如何重复这些行动的	尽管思路早已根深蒂固,但教练可以引入可能性思维,问他们希望事情有什么不同,他们是从哪里开始放弃的以及他们现在认为有什么可能性	商议一份健康目标和行动计划并制定具体策略,以保持长期居住、找到工作、改善健康状况、让孩子继续上学 教练强调如何与社会机构和公共卫生援助建立联系

下游和上游

教练在两个方面起作用:挖掘个人优势和识别外部资源。这种内部和外部的交互配合对那些住在补贴住房的人是很有效的,那里的服务系统和工作人员都已就位,可以与外部资源建立连接。两名案例管理人员和一名现场项目主任将全天候为慈善居单元的居民提供服务。慈善组织提供的服务,包括支持他们住在公寓、保住工作、让孩子上学、接受课后日托、接受家庭支持计划、通过现场食品银行派送更健康的食物、参加现场锻炼课程、获得申报税务帮助、参加计算机课、改善他们的健康和提高阅读能力。

对于流浪于街头和住在临时庇护所的人们来说,社会环境仍然是混乱且消耗健康的。一位无家可归者的教练总结道:"环境对这些人都是很不利的。我的'客户'每天都要搬到另一条小巷,但我们见面时,他仍和我共用他的硬纸板垫。他们没有像样的地方可以吃东西,没有可住的庇护所,他需要做膝盖手术了,但也没办法去诊所。"

一些与无家可归者建立的教练关系会过早结束。在汇报环节中,教练讨论了贫困的社会环境如何导致其个人行为无法得以改变。因此,把改变这一责任放在被剥夺权利者的肩上是不合理的,也是不仁慈的。与此同时,我们熟悉的老牌社会医疗慢性病管理机构不断削减预算并减少社会服务，这引发了失业率升高、教育体系不稳定、保障型住房的取消、预防性卫生服务缺乏、交通障碍、心理健康中心关闭，甚至当地的杂货店资源也不足。教练们与罗伯特·伍德·约翰逊公司（Robert Wood Johnson）对医生的调查中表达的观点一致，其中 85% 的医生承认其患者的社会需求尚未获得补给，但自己又无法满足这些需求（HealthCare's Blind Side，2012）。

建构能力

建构能力的概念与文化能力相结合，作为保持偏见和歧视的脚手架，通常没有明显的种族主义成分。建构能力意味着从业人员和卫生保健组织对决定身心健康的社会政策、体制结构和环境条件采取行动，运用技术减少健康不平等（Hansen，2013）。现在卫生保健人员已经不再关注*文化能力*的旧观念，这种观念认为葛洛莉亚是一个在个人层面不能够改变行为的人，因为她的非洲裔美国人身份或西班牙裔文化在某种程度上是一种绊脚石，或者是因为她的文化敏感性或语言能力问题没有得到解决。*建构能力*的新思维使我们能够以新的关注点着手解决健康差距和歧视方面根深蒂固的社会经济因素问题，以及潜在的偏见、政策、程序、繁文缛节、障碍，还包括"事情原本就是这样"的态度。

限制

这个项目的限制主要是语言障碍。与口译员和笔译员沟通有时很困难，特别是对于住在保障房的居民来说，他们只会说和阅读粤语或西班牙语。当他们遭遇诸多障碍和情绪困扰时，评估计划有效性的指标（包括 BMI、身体成分、血糖、血脂）都会被放弃。居民们认为体脂测试令人尴尬和沮丧，教练们担心家庭会退出教练联盟。培养同伴健康教练的计划并不成功，因为客户和邻居自己都需要广泛的支持，也不愿意帮助他人改变健康行为方式。因此，下一次教练项目将需要从更大的社区范围里招募同伴导师和教练，并提供为期 4 周的基础同伴健康教练会谈。

建立关系的阶段是最为艰巨的，需要用比首次计划更长的过程来克服语言和阶级障碍。然而，尚不清楚更多的时间是否能够解决问题，主要是因为服务资源匮乏的社会环境仍然是改善健康和减少差距的主要障碍。为了解决这一问题，未来的项目活动中还设置了教练每月与参与项目的现场案例经理、旧金山公共卫生部门的教育工作者、当地低成本诊所的负责人和整合医学医生进行一次合作头脑风暴会谈。

总结

整合健康教练和领导力试点项目是开发健康教练干预处境不利社区居民的最佳实践的第一步。整合健康教练模式从商业界演变而来，其中教练技术以积极倾听、唤起性探究和开发思维为中心，帮助人们利用内在优势和外在资源去实现个人成长和目标。

通过已被验证的教练技术唤起高管们的行为改变，与生活在接受社会、政治和环境干预措施中的低收入个体之间，在唤起行为改变方面有着惊人的相似之处（Witherspoon，1996）。然而，将这种教练模式应用于社会最底层的人（被剥夺支持性环境的无家可归者）绝不是一蹴而就的。但是，它已被证明是一个积极的学习过程，可以为卫生保健提供者给出以下建议：

- 增加教练沟通技巧，以便他们与需要改变个人生活方式的客户进行互动。

- 从文化能力的狭隘观点转移到对建构能力的更广泛的理解，认识到贫困的社会环境对低收入人群日常生活造成的微观侵害，以及肥胖、吸烟、高血压、低药物依从性、创伤后应激障碍、抑郁症是上游社会政策和环境政策的下游后果。

- 倡导开放报销和治疗规定，以便有时间与擅长处理处境不利人群相关问题的健康教育者和健康教练互动。

- 通过跨界的项目和联盟，将已经知道如何将人与资源联系起来的医生、健康教练和社会部门工作人员联系起来，缩小未满足的社会、临床和个人需求之间的差距。

反思练习

考虑与你合作的公共部门客户的上游因素和下游因素。

你将如何连接社区资源和支持性网络?

作为一名卓有成效的健康教练,你将如何准备为处境不利人群服务?

第 15 章

健康生活方式教练指南

完成本章后，你将能够：

- 确定主要慢性病的关键生物学指标。
- 利用循证的、经过医学审查的组织和卫生机构。
- 描述健康教练在传播健康生活方式信息中的作用。
- 熟悉降低慢性病风险的预防保健原则。

位健康教练需要掌握多少有关健康生活方式的信息？我在本书的开头提出过这个问题，你可以回想一下。虽然非临床的整合健康教练不应是一名卫生保健、疾病预防和健康促进的全能专家，但他们应具备健康生活方式的基础知识。这包括促进健康、管理压力、营养饮食、保持健康体重、定期锻炼、高质量睡眠、戒烟、适度饮酒以及知晓基本的生物学监测指标（如血脂、血压、BMI、体脂率、血糖的正常水平）。

健康教练需要对慢性疾病（如心脏病、脑卒中、代谢紊乱、癌症、糖尿病、关节炎和慢性呼吸系统疾病）的可改变行为风险因素有一定的了解。他们应熟悉减轻压力、提高情绪和促进心理健康的循证方法，并了解提高心理韧性和加强正念练习以及有意义、有目标地生活的好处。

与这种健康生活方式知识密切相关的是，当客户的健康状况发生急性、严重或意外的变化时，教练应知道何时引导客户联系他们的卫生保健专员或心理健康顾问。本章提供了由美国国立卫生研究院、美国生活方式医学学会、美国疾控中心（CDC）下属的美国国家疾病预防和健康促进中心以及其他组织提供的健康促进策略。健康教练在分享健康生活方式信息方面的作用是，按照客户要求促进健康核心领域的行为改变和心态转变。以下信息旨在保护、促进和维持健康与幸福。

生物学指标

- 关节炎
- 癌症
- 慢性炎症和代谢综合征
- 慢性呼吸系统疾病、哮喘和慢性阻塞性肺病
- 糖尿病和前驱糖尿病
- 锻炼和体育运动
- 健康体重、营养和补水

- 心脏病和脑卒中（心血管疾病）
- 高血压
- 适度饮酒或戒酒，避免药物滥用
- 超重、肥胖和 BMI
- 吸烟和烟草使用
- 睡眠
- 压力和情绪管理

关节炎

患病率：在美国，23% 的成年人（5 400 多万人）患有关节炎。在这些人中，60% 处于工作年龄（18 ～ 64 岁）。大约 2 400 万成年人因关节炎而活动受限，其中，超过 1/4 的成年人报告患有严重的关节疼痛。关节炎通常伴随其他慢性病，如糖尿病、心脏病和肥胖，使人们对这些疾病更加难以控制。

相关的问题：最常见的关节炎是骨关节炎。其他类型包括痛风、类风湿性关节炎和狼疮性关节炎。关节炎的症状是关节腔或关节周围疼痛、僵硬和肿胀。类风湿性关节炎和狼疮性关节炎可影响多个器官并引起多系统症状。事实上，有 800 万处于工作年龄的成年人表示，他们的工作能力因为关节炎而受到限制。例如，他们可能很难爬楼梯或者从停车场步行到工作场所。

成本：关节炎是导致工伤的主要原因，每年医疗成本和收入损失高达 3 035 亿美元。

关节炎的可改变风险因素：

- 超重或肥胖
- 每周运动少于 3 次
- 吸烟
- 不健康饮食

减少关节炎症状的生活方式计划

- **参加一项自我管理教育项目**，如慢性病自我管理项目，该项目将指导关节炎的伴病生活技能和信心。

- **积极进行锻炼**。体育活动（如散步、骑自行车和游泳）可以减少关节疼痛，改善功能、情绪和生活质量。患有关节炎的成年人全天应多动、少坐。建议每周至少进行 150 分钟中等强度的体育锻炼。不过，任何体育活动都比不动好。CDC 推荐的体育活动项目可以改善关节炎患者的健康状况。

- **保持健康的体重**。人们能够通过控制体重来降低患膝关节炎的风险。

- **保护你的关节**。人们能够通过减少导致关节损伤的各种活动预防骨关节炎。

- **与医生交谈**。医生的建议能够激励人们积极锻炼身体并参加自我管理教育计划。风湿性关节炎等炎症性关节炎的患者如果早诊断、早治疗并学会如何控制病情，就会有更好的生活质量。

癌症

患病率：在美国，每年有超过 160 万人被诊断为癌症，近 60 万人死于癌症。因此癌症成为美国第二大死亡原因，但是许多癌症都可以预防或及早发现。

相关的问题：最重要的是，癌症患者要信任他们的医疗团队，要有希望和毅力。抗癌治疗应该伴随着支持性治疗，这样病人就可以尽可能地保持接近正常的生活质量。许多支持性疗法不在保险范围内，不过，更多的整合肿瘤学项目被认为是优越的方法。避免陷入一些没有科学依据的替代疗法的支持性教练对话。继续鼓励客户与有经验的整合医疗团队合作。

成本：到 2020 年，癌症治疗的费用达到 1 740 亿美元。

可预防型癌症的可改变风险因素：

- 吸烟
- 日光浴时吸收了过多的紫外线
- 超重或肥胖
- 饮酒过量

降低癌症风险的生活方式计划

以下来自 CDC 的建议旨在减少可预防的癌症和改善癌症幸存者的健康。可预防型癌症的主要风险因素是吸烟、日光浴时吸收了过多的紫外线、超重或肥胖以及饮酒过量。

- **戒烟**。在美国，约 90% 的肺癌死亡是由吸烟和二手烟导致的。吸烟还会导致喉癌、口腔癌、食道癌、膀胱癌、肾癌、胰腺癌、子宫颈癌、结肠癌、直肠癌、肝癌、胃癌以及一种被称为急性髓系白血病的血癌。美国约有 3 400 万成年人吸烟，每天约有 1 600 名 18 岁以下的年轻人尝试吸第一根烟。在家或工作场所接触二手烟的非吸烟者患肺癌的风险比没有接触二手烟的人要高出 20% ～ 30%。在美国，二手烟每年导致 7 300 多名非吸烟者死于肺癌。每天有 5 800 万非吸烟者暴露在二手烟中。
- **减少日晒和日光浴**。皮肤癌是美国最常见的癌症。黑色素瘤是最致命的一种皮肤癌，大多数病例是由于暴露在太阳或日光浴的紫外线下造成的。尽管近年来防晒霜的使用略有增加，但晒伤在美国还是很常见的，大约 1/3 的成年人和超过一半的高中生都曾晒伤过。

- **采用健康饮食**。地中海饮食与低癌症风险相关。增加水果和蔬菜、全谷物、健康脂肪类食物（如特级初榨橄榄油、坚果和种子）的摄入。多吃优质蛋白质（如家禽、鱼和豆类）。限制红肉类、高脂肪乳制品、添加糖及饱和脂肪的摄入。

- **增加身体锻炼**。即使是对那些没有其他危险因素的人来说，缺乏足够的锻炼也会导致心脏病。同时，缺乏锻炼还会增加其他风险因素，包括肥胖、高血压、高胆固醇和 Ⅱ 型糖尿病。只有 1/4 的美国成年人和 1/5 的高中生得到了足够的体育锻炼。每周 5 天、每次 30 分钟的适度锻炼是合适的。

- **保持健康的体重**。超重、肥胖与至少 13 种癌症相关，包括子宫内膜癌（子宫癌）、绝经后妇女的乳腺癌、食道癌、肾癌、肝癌、胃癌、胰腺癌、甲状腺癌和大肠癌。这些类型的癌症占所有被确诊癌症的 40%。在美国，40% 的成年人有肥胖症，72% 的人超重或肥胖。

- **避免过度饮酒**。过度饮酒，无论是纵酒（男性一次喝 5 杯及以上，女性一次喝 4 杯及以上），还是酗酒（男性每周饮酒 15 杯及以上，女性每周饮酒 8 杯及以上），都会增加患乳腺癌（女性）、肝癌、结肠癌、直肠癌、口腔癌、咽喉癌和食道癌的风险。大约 17% 的美国成年人纵酒，6% 的人酗酒。

- **防治传染病**。人类乳头瘤病毒（Human Papillomavirus，HPV）会导致大多数宫颈癌，以及一些阴道、外阴、阴茎、肛门、直肠和口咽（喉咙后部的癌症，包括舌根和扁桃体）的癌症。HPV 疫苗有助于预防大多数此类癌症，从 11 岁或 12 岁开始，间隔 6 ～ 12 个月分两剂接种，效果最好。在全美国范围内，60% 的男孩和女孩至少接种了一剂 HPV 疫苗，这意味着许多青春期前的男孩和女孩没有接种 HPV 疫苗，这使他们容易患 HPV 感染引起的癌症。许多肝癌病例与乙型或丙型肝炎病毒有关。乙肝疫苗有助于降低肝癌风险，建议所有婴儿和未接种疫苗的儿童及成人接种乙肝疫苗。目前还没有针对丙肝的疫苗，但许多人可以从治疗方案中获益，这些治疗方案可以将病毒从体内清除，并防止肝脏进一步受损。许多患有丙肝的美国人并没意识到这个方面。疾控中心建议所有 18 岁及以上的成年人至少进行一次丙肝检测。

- **接受医生的建议进行检查**。接受建议进行筛查有助于预防大肠癌和宫颈癌。对有正常风险的成年人进行筛查，也可以在治疗效果最好的早期及时发现乳腺癌、宫颈癌和结肠癌。然而，这些癌症的筛查率仍然低于"健康公民 2020 计划"（美国为改善所有国人健康状况而提出的议程）制定的目标。

慢性炎症和代谢综合征

功能医学从业者认为，慢性炎症和代谢综合征是可以预防和逆转的，他们根据个人的全套生化和基因组检测、病史和健康状况制定了严谨的生活方式改变策略。主要的慢性病包括高脂血症、Ⅱ型糖尿病和高胰岛素血症（胰岛素抵抗）。

患病率：很难估计慢性炎症和代谢综合征的患病率，因为它是许多慢性病的潜在疾病。

相关的问题：慢性炎症是由持续的压力、炎症性饮食、睡眠质量差、久坐不动的生活方式和有害的环境引起的。代谢综合征是一个涉及全身分子信号因子失调的专业术语，主要是由于高血糖和异常血脂水平（以及缺乏热量消耗）进一步损坏了胰岛和细胞代谢的正常功能，从而增加了许多慢性病的风险。

成本：慢性炎症的医疗成本是几种慢性病医疗成本的累积总和。

可改变的风险因素：

- 吸烟
- 压力过大
- 有害环境、霉菌、病原体
- 缺乏体育锻炼
- 缺乏睡眠或睡眠不足
- 劣质食品、不健康的脂肪、糖分过多的食品、精制食品
- 超重或肥胖
- 饮酒过量

健康教练可以将代谢综合征视为一组风险因素，这些因素会增加你患心脏病和其他健康问题（如糖尿病和脑卒中）的风险。必须同时存在以下至少 3 个危险因素才能被诊断为代谢综合征：

- **腰围过大**。这也被称为腹部肥胖或"苹果形身材"。与身体其他部位（如臀部）过多的脂肪相比，胃部脂肪过多是心脏病的更主要的危险因素。

- **甘油三酯水平高**（或者正在服用治疗高甘油三酯的药物）。甘油三酯是一种存在于血液中的脂肪。

- **高密度脂蛋白（HDL）胆固醇水平低**（或者正在服用治疗低 HDL 胆固醇的药物）。HDL 有时被称为"好"胆固醇。这是因为它有助于清除动脉中的胆固醇。HDL 胆固醇

过低会增加患心脏病的风险。

- **高血压**（或者正在服用治疗高血压的药物）。血压是心脏泵血时血液推向动脉壁的力量，是心脏舒张、收缩之间的压力。如果这种压力随着时间的推移而升高并保持较高水平，它会损害你的心脏并导致斑块积聚。

- **空腹血糖值高**（或者正在服用治疗高血糖的药物）。轻度高血糖可能是糖尿病的早期征兆。

降低慢性炎症和代谢综合征风险的生活方式计划

- 适度锻炼，参与恢复活力的运动
- 压力管理
- 抗炎饮食
- 戒烟
- 适度饮酒，不滥用药物
- 恢复高质量睡眠
- 减肥和健康的体重管理

慢性呼吸系统疾病、哮喘和慢性阻塞性肺病

慢性呼吸系统疾病以慢性阻塞性肺病（Chronic Obstructive Pulmonary Disease，COPD）和哮喘为主。戒烟以及避免室内烟雾和空气污染是最为重要的。专门从事戒烟的健康教练可以在降低高死亡率和减少因慢性呼吸系统疾病造成的数十亿生产力损失方面发挥作用。

患病率：慢性下呼吸道疾病，主要是慢性阻塞性肺病，是 2018 年美国第四大死亡原因。近 1 570 万美国人被诊断患有慢性阻塞性肺病。此病多见于男性，但疾控中心报告称，自 2000 年以来，女性的死亡人数已超过了男性。在吸烟率正在下降的部分地区，慢性阻塞性肺病的发病率也在下降。总的来说，全球哮喘发病率正在上升。在美国，每年有超过 3 000 万人患有哮喘，其中 800 万是儿童。

相关的问题：慢性阻塞性肺病分为两种类型。一种是慢性支气管炎，因支气管慢性感染，引起细支气管增厚，产生黏稠黏液，使痰液难以咳出；另一种是肺气肿，它会破坏肺泡壁，导致肺部氧气和二氧化碳交换表面积减少。大多数患者同时患有这两种疾

病。肺容量和氧容量减少会导致疲劳和心力衰竭。6分钟步行试验（6-Min Walk Test，6MWT）是一项运动试验，可测量慢性阻塞性肺病患者的功能状态，并提供氧饱和度的数据。

哮喘的特征是阵发性支气管痉挛、气道和气道周围组织炎症、黏液分泌过多、反应性细支气管（小气道）壁水肿。症状包括喘息、咳嗽、呼吸急促和胸闷。

慢性呼吸系统疾病的风险因素：

- 吸烟
- 遗传
- 过敏
- 呼吸道感染（特别是在幼儿期或婴儿期）
- 环境：污染物、化学品、刺激物、火或燃木火炉、烟雾

降低慢性呼吸系统疾病风险的生活方式计划

以下为疾控中心有关降低慢性阻塞性肺病和哮喘风险的建议：

- **戒烟**。这对患有慢性呼吸系统疾病的人来说绝对是至关重要的。在室内和室外避免吸烟和任何形式的烟草污染。
- **调整锻炼**。患有哮喘的儿童和成人需要从医生那里获得运动处方。健康教练可以询问客户是否和医生制定了运动方针和最大心率。
- **常规医疗护理**。根据医生的处方，使用支气管扩张剂（吸入剂）、类固醇以减少气道炎症，使用口服药物治疗哮喘。
- **开展自我管理**。人们可以学习如何监测哮喘状况，在症状恶化之前及时寻求医务人员的帮助或使用吸入剂。
- **使用辅助供氧**。根据慢性进行性呼吸系统疾病的严重程度，有些患者需要便携式氧气罐来保持氧饱和度。
- **避免肺部感染**。肺部感染可导致慢性阻塞性肺病患者出现严重并发症。某些疫苗，例如，流感疫苗和肺炎球菌疫苗，对慢性阻塞性肺病患者尤其重要。
- **肺部康复和物理治疗**。健康状况差和疲劳是疾病晚期的症状。康复和物理治疗可以提供个人健康策略以提高生活质量，并为饮食和活动提供指导，以便患者能够管理有限的能量储备并更好地呼吸。

糖尿病和前驱糖尿病

慢性糖尿病包括Ⅰ型糖尿病和Ⅱ型糖尿病。Ⅰ型糖尿病是一种慢性疾病，患者的胰腺无法产生胰岛素，必须注射或泵送胰岛素。在Ⅱ型糖尿病中，患者的胰腺不能产生足够的胰岛素，或者细胞受体对胰岛素反应不良。潜在可逆的糖尿病类型包括前驱糖尿病和妊娠糖尿病。

健康教练可以帮助任何类型的糖尿病患者制订健康饮食、进行锻炼和定期复诊的计划。

患病率：超过 3 400 万美国人患有糖尿病。另外，有 8 800 万美国成年人患有前驱糖尿病（血糖水平高于正常水平，但还没有高到足以被诊断为Ⅱ型糖尿病的程度），这是一种不好的健康趋势。前驱糖尿病患者是Ⅱ型糖尿病、心脏病和脑卒中的高危人群。

相关的问题：糖尿病还会增加患心脏病和脑卒中的风险，并可能导致其他严重并发症，如肾衰竭、失明、脚或腿部截肢。与没有糖尿病的人相比，患有糖尿病的人在医疗保健上花费更多钱，工作年限更短，缺勤更多。

成本：2017 年，治疗糖尿病的总估计成本为 3 270 亿美元，其中包括 2 370 亿美元的直接医疗成本和 900 亿美元的由缺勤、生产力下降和无法工作造成的损失。

Ⅰ型糖尿病的风险因素：

- 家族史

- 环境因素

- 胰岛细胞自身免疫性损伤

- 地理因素（某些国家的患病率较高）

糖尿病的不可改变的风险因素：

- 家族史：父母、兄弟、姐妹患有Ⅱ型糖尿病

- 年龄超过 45 岁

- 环境因素

- 胰岛细胞自身免疫性损伤

- 妊娠糖尿病或分娩巨大儿（出生时体重超过 8 斤的婴儿）

Ⅱ型糖尿病和前驱糖尿病的可改变风险因素：

- 超重或肥胖

- 少动（每周运动少于 3 次）

- 吸烟

- 不健康饮食

- 高血压

- 胆固醇和甘油三酯水平异常

血糖的测量：

健康教练应该熟悉这些测量方法。

- **糖化血红蛋白试验：** 测量过去 2 ～ 3 个月的平均血糖水平。糖化血红蛋白低于 5.7% 为正常，5.7% ～ 6.4% 为前驱糖尿病，6.5% 及以上为糖尿病。

- **空腹血糖试验：** 在禁食一晚后测量血糖。空腹血糖 99mg/dL 及以下为正常，100 ～ 125mg/dL 为前驱糖尿病，126mg/dL 及以上表明可能有糖尿病。

- **葡萄糖耐量试验：** 在饮用含有葡萄糖液体前后测量血糖。在测试前一晚禁食（不吃东西）并抽血以确定空腹血糖水平。然后饮用葡萄糖，并在 1 小时、2 小时，必要时可在 3 小时后检查血糖水平。2 小时后，血糖水平 140mg/dL 及以下为正常，140 ～ 199mg/dL 为前驱糖尿病，200mg/dL 及以上表明患有糖尿病。

- **随机血糖试验：** 测量你在检测时当下的血糖。你可以随时进行测试，不需要禁食。血糖水平 200mg/dL 及以上表明患有糖尿病。

降低患 II 型糖尿病的风险

美国疾控中心的国家糖尿病预防项目（National Diabetes Prevention Program，National DPP）是一项公私合作组织的项目，致力于建立一个全国性的系统，提供经证明可能预防或延迟 II 型糖尿病的负担得起的、有循证医学支持的生活方式改变计划。该项目的参与者将学习到如何选择健康的食物、如何更积极地锻炼身体，并找到应对问题和减压的方法。**这些生活方式的改变可以将人们患 II 型糖尿病的风险降低 58%（60 岁或以上人群降低 71%）**。2018 年 4 月，生活方式改变计划成为前驱糖尿病医保受益人的承诺服务。这是医疗保险和医疗补助创新中心的第一个预防服务模式，该模式已经扩展到医疗保险项目中，这是公共卫生领域的一个里程碑。

美国疾控中心目前正与美国国家卫生和文化中心合作，将教练方法引入美国国家糖尿病预防项目系统。

降低糖尿病和前驱糖尿病风险的生活方式计划

- **保持健康的体重**。超重或肥胖的人患 II 型糖尿病的风险更高。在美国，72% 的成年人超重或患有肥胖症。CDC 的 DPP 项目表明，体重减轻是降低糖尿病发病率的主要预测因素。根据饮食和运动的调整，每减轻 1 公斤体重，患糖尿病的风险将降低 16%（Hammon，2006）。

- **锻炼**。没有足够的体育锻炼会增加 II 型糖尿病的发病风险。这是因为体育锻炼有助于控制血糖、体重和血压，同时提高"好"胆固醇水平和降低"坏"胆固醇水平。它还可以帮助糖尿病患者预防心脏和血液流速问题，降低心脏病和神经损伤的风险，这些都是糖尿病的严重并发症。然而，只有 1/4 的美国成年人和 1/5 的美国高中生得到了足够的体育锻炼。

- **戒烟**。吸烟者患 II 型糖尿病的风险比不吸烟者高 30% ～ 40%。有证据表明，吸烟可增加腹部脂肪，而腹部脂肪增加是 II 型糖尿病的已知危险因素。吸烟越多，患有 II 型糖尿病的风险就会越高。吸烟的糖尿病患者比不吸烟的糖尿病患者更难控制血糖。吸烟的糖尿病患者还有更高的严重并发症的风险，如心脏病、肾病、神经病变、视网膜病变以及下肢血流不畅可能导致的感染、溃疡及截肢。

锻炼和体育运动

第 12 章"整合健身和体育锻炼教练"中详细介绍了关于锻炼和体育活动的健康生活方式信息，包括目标心率、形式、频率、强度、持续时间、水分、模式方法以及观察运动危险信号等多个指南。健康教练应该意识到锻炼对身心健康的好处，最新研究发现规律锻炼可以增强大脑功能。越来越多的证据表明，运动可以显著降低罹患部分癌症、焦虑和抑郁、高血压、心脏病、脑卒中以及糖尿病等慢性病的风险。

以下为美国体育运动医学学院修订的关于成年人最佳锻炼和体育活动的信息，可作为健康教练的快速参考。

- 建议所有 18 ～ 65 岁的健康成年人参加每周 5 天，每次至少 30 分钟的中等强度的有氧运动，或者每周 3 天，每次至少 20 分钟的高强度的有氧运动。

- 建议每位成年人每周至少有 2 天进行保持或增加肌肉力量和耐力的运动。

- 大多数健康成年人不需要医生指导就可以开始锻炼。

- 正在就医治疗或者患有慢性病的成年人应该基于他们当前的健康状况、病史和体能评估来接受锻炼指导。

- 孕妇和产妇每周应进行 150 分钟中等强度的有氧运动。

健康体重、营养和补水

第 11 章 "食物、营养和体重教练" 中介绍了有关该主题的健康生活方式信息。

NBHWC 建议，健康教练需要坚持一切以客户为中心，熟悉主导的健康机构提供的建议和有用的资源。关于什么是最健康的饮食，营养学专家们有着各种各样的意见。教练应考虑客户的品味、兴趣、文化偏好、生活习惯、年龄、热量需求和健康状况。当需要对消化系统和代谢性疾病进行特殊饮食调整时，健康教练应将客户转介给注册营养师和临床营养师。

心脏病和脑卒中（心血管疾病）

心脏病包括冠状动脉疾病、心律失常、先天性心脏缺陷、心脏瓣膜病、心肌病（心肌疾病和心脏感染）。心脏病一词最常指的是心血管疾病，其特征是冠状动脉（动脉粥样硬化）或通往大脑的动脉（颈动脉）中脂肪胆固醇斑块的积聚。其症状和体征包括疼痛，眩晕，胸部压迫或不适（心绞痛），呼吸急促，腿部、颈部、下巴、喉咙、后背或上腹感到疼痛或麻木。如果你怀疑自己有心脏病或脑卒中发作，请立即就医。

患病率：在美国，每 3 人中就有 1 人因心脏病和脑卒中这两类疾病死亡。每年有超过 868 000 名美国人死于心脏病、脑卒中或其他心血管疾病——占美国所有死亡人数的 1/3。

相关的问题：不加管理的心血管疾病会使人衰弱并威胁到生命。它仍然是美国人死亡的主要原因。症状和体征包括胸部疼痛、紧绷、压迫或不适（心绞痛），呼吸急促，以及腿部、颈部、下颌、喉咙、背部或上腹部的疼痛或麻木。如果怀疑有心脏病或中风发作，需要立即就医。应及早采取预防保健措施，以减少危险因素，避免心脏疾病。

成本：这类疾病还会造成经济损失，每年使美国医疗保健系统损失 2 140 亿美元，仅由此导致的过早死亡就会造成 1 380 亿美元的生产力损失。

心脏病和脑卒中的可改变风险因素：

- 高血压

- 低密度脂蛋白胆固醇升高

- 糖尿病和前驱糖尿病

- 吸烟

- 不健康饮食

- 没有足够的体育活动

- 口腔健康较差

- 压力

心脏病和脑卒中的不可改变风险因素：

- 家族史

- 年龄

- 性别为男性

降低心脏病和脑卒中风险的生活方式计划

人们能够通过摄入低钠健康饮食、维持运动锻炼、保持健康的体重以及遵医嘱服药来降低血压和血脂水平。

- **保持健康的体重。**与正常体重的人相比，超重、肥胖的人患心脏病、脑卒中的风险更高，其风险因素包括高血压、低密度脂蛋白胆固醇（LDL-C）升高、高密度脂蛋白胆固醇（HDL-C）降低、甘油三酯升高和Ⅱ型糖尿病。在美国，72% 的成年人超重或患有肥胖症。

- **管理高血压。**高血压是心脏病和脑卒中的主要危险因素，因为血压升高会破坏动脉内壁，使动脉更容易形成斑块，从而使通向心脏和大脑的动脉变窄。大约 1.08 亿美国成年人（占总人口 1/3）患有高血压，这些人中只有大约一半人（48%）的高血压得到了控制。首次心脏病发作和脑卒中发作的人中分别有大约七成和八成患有高血压。

- **限制钠的摄入。**摄入过多的钠会导致高血压。两岁及以上的美国人平均每天摄入约 3.4 g 的钠，远远超过《美国饮食指南》建议的每天 2.3 g。美国人摄入的钠中有 70% 以上是在家庭之外产生的（购买前），而不是在餐桌上或在家做饭时作为盐摄入的。

- **和医生共同管理糖尿病。**成年糖尿病患者死于心脏病或脑卒中的可能性是非糖尿病患者的 2～3 倍。随着时间推移，高血糖会破坏心脏血管，并阻塞通往大脑的血管，导致脑卒中。近 3/4 的糖尿病患者患有高血压。糖尿病还会导致低密度脂蛋白胆固醇升高。

- **改善血脂。**低密度脂蛋白胆固醇升高还会使人患心脏病的风险增加一倍。这是因为过量的胆固醇会积聚在动脉壁上，阻止血液流向心脏、大脑、肾脏、其他器官和腿部。尽管近 8 600 万美国成年人可以通过服药来控制他们过高的低密度脂蛋白胆固醇水平，但也只有大约 55% 的人服药。

- **低密度脂蛋白胆固醇**被认为是"坏"胆固醇，因为它会导致动脉斑块形成；**高密度脂蛋白胆固醇**被认为是"好"胆固醇，因为较高的 HDL-C 可以在一定程度上预防心脏病。**甘油三酯**是随着糖摄入量增加而升高的血脂。
  - o 低密度脂蛋白胆固醇：低于 140 为正常；超过 200 为过高。
  - o 高密度脂蛋白胆固醇：介于 35 ~ 50 为正常；低于 35 为过低。
  - o 甘油三酯：低于 150 为正常。
- **选择健康饮食**。健康的饮食可以降低患心脏病的概率。健康的饮食强调水果和蔬菜、全谷物和优质蛋白的摄入，并限制饱和脂肪酸、反式脂肪酸、添加糖和钠的摄入。
- **增加身体锻炼**。缺乏足够的体育锻炼也会导致心脏病——即使是那些没有其他风险因素的人。缺乏体育锻炼还会导致其他危险因素的发生，包括肥胖、高血压、高胆固醇和Ⅱ型糖尿病。只有 1/4 的美国成年人和 1/5 的高中生进行了足够的体育锻炼。足够的体育锻炼指每天进行 30 分钟中等强度运动，每周 5 天；每天进行 45 分钟剧烈运动，每周 2 ~ 3 天。运动种类包括柔韧性、伸展运动和力量训练，每周 2 次，针对所有主要肌肉群进行锻炼。
- **定期口腔护理**。不健康的牙齿和牙龈会让细菌进入血液，导致心内膜炎。
- **戒烟**。吸烟是心脏病和脑卒中的主要原因，每 4 例死亡中就有 1 例是由吸烟引起的。吸烟会通过下列几种方式损害身体：
  - o 使血液黏稠，容易凝结，从而阻塞心脑血管。
  - o 破坏血管内的细胞。
  - o 增加血管斑块（脂肪、胆固醇、钙以及其他物质）积聚。
  - o 导致血管增厚和狭窄。
  - o 造成甘油三酯升高，高密度脂蛋白胆固醇（也称为"好"胆固醇）降低。

高血压

健康教练能培养健康行为，从而管理好客户的血压，降低其罹患严重健康问题的风险。

患病率：某些种族群体，如非洲裔美国男性的高血压发病率较高，脑卒中或心脏病发作的风险也较高。

相关的问题：高血压会导致严重的健康问题，影响心脏、大脑、肾脏、动脉系统和眼睛。高血压会损害动脉，使其失去弹性，从而减少血液和氧气流向心脏，导致心脏病。血管中的血流减少会导致心脏病发作或组织缺氧。高血压随着时间的推移而发展，通常是不健康生活方式的结果，如肥胖、吸烟、久坐。某些类型的高血压与肾脏疾病有关。怀孕也会造成暂时的高血压问题。

测量：

血压用两个数字代表测量结果：*收缩压*是心肌收缩时动脉的压力。*舒张压*是心脏在两次跳动之间休息时动脉的压力。如果测量读数为收缩压 120 和舒张压 80，你会说"120/80"或写作"120/80mmHg"。

来自美国心脏病学会和美国心脏协会的水平说明（2017 版指南）：

- 正常血压：收缩压< 120mmHg，舒张压< 80mmHg
- 血压升高：收缩压介于 120 ～ 129mmHg，舒张压< 80mmHg
- 高血压：收缩压持续≥ 130mmHg，舒张压持续≥ 80mmHg

美国高血压预防、检测、评估和治疗联合委员会（2013 年）制定的高血压判断标准略低：

- 高血压前期（有风险）：收缩压介于 120 ～ 139mmHg，舒张压介于 80 ～ 89mmHg
- 高血压：收缩压≥ 140mmHg，舒张压≥ 90mmHg
- 高血压危象：收缩压≥ 180mmHg，舒张压≥ 120mmHg

高血压可改变的风险因素：

- 超重
- 少动
- 吸烟
- 多盐、多钾饮食
- 饮酒
- 压力
- 某些慢性病：肾病、睡眠呼吸暂停综合征、糖尿病

不可改变的风险因素：

- 年龄

- 家族史

降低高血压风险的生活方式计划

- 定期复查和管理药物
- 每周至少进行 150 分钟体力锻炼（每天大约 30 分钟，每周 5 天）
- 戒烟
- 饮食健康，包括限制钠（盐）和酒精的摄入
- 保持健康的体重
- 管理压力

适量饮酒或戒酒，避免药物滥用

NBHWC 的建议："药物滥用指的是服用了对行为及健康产生负面影响的、造成精神和行为改变的药物。重要的是，药物滥用咨询超出了健康教练的执业范围。然而，自我用药行为在客户中很常见，尤其是那些有慢性疼痛的人，所以教练应该意识到这一危险信号。对于那些风险行为超出教练理论和执业范围的客户，如酗酒、处方止痛药和其他药物滥用，了解何时以及如何对其进行适当的专业转介非常重要。"

大量饮酒会损害心脏、肝脏、大脑和其他器官。

女性每天饮酒一杯以上以及男性每天饮酒两杯以上会影响血压和认知功能。

梅奥医学中心（Mayo Clinic）对健康成人的建议如下：适度的酒精摄入量为女性每天最多喝一杯，男性每天最多喝两杯。一杯相当于约 350 毫升啤酒、150 毫升葡萄酒或 50 毫升 80 度的烈酒。

超重、肥胖和 BMI

第 11 章"食物、营养和体重教练"中介绍了有关该主题的健康生活方式信息。

吸烟和烟草使用

烟草使用是导致过早死亡和慢性病的第一大健康风险。戒烟是教练帮助客户改变的

最为重要的健康生活习惯。

患病率：美国疾控中心报告称，目前 100 位 18 岁及以上的美国成年人中有近 14 人在吸烟。1 600 多万美国人患有与吸烟相关的疾病。好消息是，吸烟率已从 2005 年的 20.9% 下降到 2019 年的 14.0%。

相关的问题：各种形式的烟草使用（香烟、烟斗、咀嚼烟草）都与多种癌症、心血管疾病、生殖问题、Ⅱ型糖尿病和类风湿性关节炎等慢性病有关。研究发现，电子烟对上皮细胞有损害（Munzel，2020）。烟草使用的产品领域在不断变化，教练要了解诸如最近电子烟的流行等趋势。

教练应熟悉下列为戒烟客户提供的支持服务：

- 通过定期报名参加当地医疗中心或当地卫生部门组织的团体项目获得行为支持。
- 准备一些健康的零食来满足吸烟渴望。
- 认识到吸烟的诱因并改变习惯。
- 改变例行习惯。
- 增加朋友中不吸烟者的比例。
- 通过自我同情更快地从挫折和复吸中恢复。
- 鼓励致电戒烟支持热线。
- 增加支持戒烟的理由；减少继续吸烟的理由。
- 从美国国家癌症研究所了解烟草的各种危害。

睡眠

现代生活似乎剥夺了倍受推崇的每天 8 小时的睡眠时间。工作—生活的不平衡造成数百万人睡眠质量差和睡眠时间不足，导致很多原本可预防的疾病和伤害。缺乏睡眠的负面影响包括生理和心理方面，如加剧焦虑和抑郁。长期睡眠不足会导致内分泌、免疫、消化、心肺和神经系统功能不佳。睡眠不足通常是争吵、生产力下降、交通事故、受伤、医疗以及工作失误的罪魁祸首。美国疾控中心的"睡眠与慢性病"网站上有一些关于睡眠剥夺引发的问题的完整描述。

健康教练应基本了解睡眠及其对身体健康和幸福感的重要作用，并且熟悉健康睡眠的常用策略。美国睡眠基金会（Sleep Foundation）的以下建议可以帮助你的客户建立起培养舒适睡眠的习惯。

睡眠卫生计划

- 规律的睡眠时间表。每天在相同的时间睡觉及起床可以改善睡眠。

- 安静的睡眠环境。卧室内应保持光线黑暗，没有过亮的灯光。睡前避免电视机、电脑等电子产品发出的蓝光。上床睡觉的时候不要带手机！

- 睡前几小时避免摄入咖啡因或酒精。这些饮料会干扰入睡或影响睡眠时间。

- 药物。一些处方药，如利尿剂会增加如厕频次，这可能会使服药者在夜间醒来。安眠药，无论是非处方药还是处方药，都可能导致服药者白天嗜睡及其他副作用。

- 打鼾时寻求医疗帮助。虽然有些打鼾是正常的，但过度打鼾会影响睡眠者或睡眠者的伴侣。呼吸暂停和吸气时突然打鼾是阻塞性睡眠呼吸暂停的症状。这需要医疗介入，因为它与心血管疾病有关。

- 睡眠障碍。失眠会引起入睡困难或保持睡眠困难，导致睡眠质量差。噩梦和频繁唤醒均会影响睡眠质量，这些都是嗜睡症的夜间症状。

- 心理健康疾病。抑郁和焦虑在失眠症患者中很常见。这可能会导致患者在晚上思绪奔涌，或者无法彻底放松和好好入眠。

压力和情绪管理

管理压力和建立对压力源的心理韧性是健康教练的热门话题。其内容包括如何建立客户的心理韧性，有时也涉及悲伤或抑郁的话题。第 5 章讨论了何时通过生活方式策略支持客户的心理情绪健康，以及何时向心理健康咨询师求助。关于压力消极和积极方面的更完整的讨论见第 13 章，此章还有关于支持客户积极的心理健康和心智成长的信息。

情绪健康可以通过关注建立情绪智力的 4 个方面来支持：①觉察和识别不同的情绪与感觉；②学习如何以适当的方式自我调节和调适情绪；③提高对他人情绪和情感的觉察力；④学习如何调整和适应与他人沟通交流时的情绪性发言。

压力管理的生活方式计划

教练有许多的工具和技能可以用以开展压力管理。这些内容分为几个类别。

- 健康的生活方式（饮食、营养、锻炼）。

- 通过社会支持网络缓解社会孤立，提高情商。

- 有效沟通的支持性关系、认知重建、社会支持、冲突解决、非暴力沟通、尊重式倾听、文化胜任力。

- 身心技巧、引导想象、呼吸训练、瑜伽疗法、身体自我放松。

- 自我照顾的安全措施：健康体检、免疫接种、系安全带、戴自行车头盔。

- 自我意识：增强监测自己的反应并阻止不良习惯和过度反应的情绪状态的能力，以此管理你的精神状态和情绪。

- 正念、冥想和沉思练习，以支持平和、情绪平静，并激发意义感和目标感。

4

Part Four

第四部分

现在，开始你的
整合健康教练生涯

第 16 章
教练的多元化、公平性和包容性

完成本章后，你将能够：

- 了解各种提升文化意识、知识和能力水平的方法。
- 提高你与不同背景客户的沟通和倾听技巧。
- 发现自己存在的偏见，并愿意在有挑战的环境下成长和发展。
- 为客户提供安全、可信赖、包容的教练空间。

你如何评估自己的文化能力水平？本章提供了对多元化、公平性、包容性及文化能力水平的新思考，我们邀请想要建立桥梁和消除障碍的你加入新一代的健康教练行列。消除健康差异至关重要；我们都需要努力改变和消除各种形式的不公正、偏见等遗留问题，以及尚存的不平等和歧视的结构体系。

整合健康教练需要认识到，不同群体的个人要获取医疗保健资源和得到治疗，这个过程可能充满障碍、刻板印象和偏见，应努力消除这些障碍。具有文化敏感性的教练会考虑各种参与者对话中关于其健康和幸福感的不同观点。与不同人群合作时，如少数民族，或不同阶级、社会经济地位、年龄、神经认知功能、性别的人，需要的不仅是良好的心态和谨慎的言辞。在改变文化敏感性和文化能力水平的过程中，教练需要直面自己内心的偏见和刻板印象，严格注意自己评判他人的倾向，无论是有意识的还是无意识的。这些倾向的产生与我们的个人历史、成长、经历和教育分不开。

想要在无偏见、不主观臆断、不加以假想的情况下提供教练服务，你应诚实地面对自己对他人的看法和信任。你可能会觉得这是一项艰巨的任务，实际上你并不孤单。

愿意挑战不适

大多数善良的人会尴尬地发现自己对其他文化群体、族群、老年人，甚至肥胖或"身材高大"的人抱有一些歧视或刻板印象。在一个偏见容易被忽视的世界里，生活着身体有缺陷或存在神经系统多样性的人（阅读障碍、运动障碍、自闭症、阿斯伯格症、多动症）。例如，如果你在一个比较单一的环境中长大，来自另一个种族或民族的人在首次教练会谈中和你交流时会发生什么呢？

啊哦，他将是一个巨大的挑战……

我怀疑自己是否能够填补这个差距……

我怕会无意中冒犯到这个客户。一切都是那么个性化。

当你不适应的时候，你自然会对存在明显文化差异的对话感到焦虑。我们大多数人在严格的多元化、公平性和包容性的工作方面是新手。教练和客户随时可能发生冲突，这取决于他们的背景、个人经历。如果教练或客户中有一方感觉对方的无知或无意识的言论是对自己的攻击，很可能就会导致愤怒的防御性反驳。此时，人们不愿去理会什么是冒犯，而更倾向于脱离，认为这段关系不值得付出努力。

掩盖冲突或轻度攻击是常见的反应，这会导致错过澄清事实、加深理解和建立合作联系的机会。这是一种很虚伪的对话，试图通过"色盲"（"哦，我根本就看不清颜色"）或"精神回避"（"在这一切之下，我们都是一体的"）的说法来掩盖双方的差异。问题在于，"这一切"实际上在以前和现在都是压迫和创伤性的。

初学者的另一个误解是无意识的他者化（othering）。

你们会吃很多油炸食品，是吗？

我能摸摸你的头发吗？它很不一样。

难怪你的成绩这么好，你是亚洲人。

我对勒布朗的口才感到惊讶。

他者化不仅用"我们"对抗"他们"的想法，还强化了不同人群刻板印象的老套故事，这些故事为持续的压迫提供了正当理由，无论这种压迫是明显的还是隐晦的。在我们的讲话中，总是会发生他者化的事情。

教练们应该检查他们自己使用的词语，某些词语在无意中可能会被认为是对身心残疾的人的贬低：

你在做什么？那太蹩脚了。

做个决定吧——你表现得像有躁郁症！

我告诉他的每件事他都像聋了一样没反应。

尊重和直接的沟通是称职、支持性教练的标志。

从根本上说，这是尝试尊重他人。

人们需要很长时间才能获得更全面的认识，并停止夸大、扭曲和想象其他群体的落后、不文明、低劣或危险，主要是因为这些具有破坏性的观念早已**扎根**于我们的工作单位、司法系统、执法部门、少年拘留中心、学校、流行文化、电影、社交媒体、家庭故事、个人神话等。你必须加强深刻的自我教育，让自己理解、欣赏差异，并将其视为对大自然多样性和丰富性的颂扬，同时学习分享体现多样化的共同语言，努力实现包容和社会正义。

与其试图压抑自己的想法，还不如承认自己很担心、不确定、尚无准备，这需要保持一种比平常更开放和好奇的态度。为了跨越这道鸿沟，你需要了解这个人存在哪些文化差异。好奇心——真诚的，无警戒心的，友好的，还有脆弱的——将帮助你度过第一阶段，以及之后的许多阶段。

> 作为一名教练，我要对你彻底坦诚，你知道，我从来没有教练过像你这样的人（身材、性别等），所以我可能会说错话，我想让你知道这一点，我愿意为我的冒犯而道歉。但我希望我们有很多东西可以互相学习，无论你有什么目标，我都仍然可以为你提供强有力的支持。

没有人能假装差异对我们没有造成任何影响，从而以一种"文化盲目"的方式工作。这种假定的思维降低了多元化的价值，使你以一种人们很快就能看穿的生硬而虚假的方式交流。

跨文化的教练和建立联盟

无论是在已知的还是未知的群体中，你对与其他文化合作了解多少？强调文化认同和自我认同的群体具有相似之处的方式是多元化数十年来的培训方法，但是这些方法在帮助不同背景的人建立持久的合作关系和解构差异性方面的作用是有限的。现在我们面临着一个难题。传统的多元化培训建议卫生保健专业人员关注文化的适宜性和敏感性，并根据每个文化群体的特定偏好调整其沟通方式，就好像有一套模板或一种共同的风格一样。其实，认为群体中的个体会有相同的行为、好恶，这原本就是一种傲慢和侮辱。所以，最好先以教练的方式询问客户的真实喜好。

为了教练的有效性，教练和客户都必须能够准确、适当地发送和接收信息。沟通理论建议我们要确保发送者和接受者都能传达他们的信息。

- *我能理解吗？他们呢？*
- *我是否领会了信息背后的情感内容？我对他们的世界观或观点有基本的了解吗？*
- *我能理解他们的所有信息吗？包括言语的和非言语的？*

请记住，30% ～ 40% 的信息是通过言语传达的，60% ～ 70% 是非言语的（Sue & Sue，2018）。事实上，非言语线索和信号在跨文化教练中占有重要地位。只要想想西方文化和非西方文化在保持眼神交流方面的差异就清楚了。对于传统的亚洲客户（尤其是老一辈）来说，盯着别人看是不礼貌的或不尊重的行为；而回避眼神接触的行为，会被非西班牙裔的北美白人教练理解为客户害羞、不说实话、逃避某些事情，其实客户是在表达尊重。

类似地，当我还是一名新教练时，我有一次有机会为一群日本草药从业者提供教练培训。我在那段时间的教练风格是非常有活力的，力求尽早发现问题并解决问题（直击问题的核心，而不是拐弯抹角），然而这并不奏效。我很快意识到是我的风格太快、太直了。我需要放慢节奏，尊重客户沉思的过程，尽管有时他们对行动步骤没有做出回应或表达明显的认同。

还有一次，我在印度德里为一群成功的企业家和医生进行教练培训讲座，他们都是在职的成年人。他们的思路经常领先我好几步！这和我的日本同伴在风格、步骤和交流方式上都有很大的不同。这一次，我花了更多的精力让大家慢下来，试着把某个问题换一种更开放的说法，而不是下达权威的指令。幸运的是，当我们试图完全理解对方在说什么或演示什么时，我们经常哈哈大笑。有很多时候，他们会感到非常沮丧，因为他们习惯了成为最优秀、最聪明、最成功的人，他们不喜欢别人给他们反馈说："哦，对不起，这不是教练，这更像是提出强烈的建议，让我们再试一次。"

我与大家分享这些故事，是因为无论你的民族、背景、经济地位、教育背景、能力、身体情况如何，你都会与客户存在不少**差异**。我们愿意相信教练与客户的背景（西班牙裔教练和拉丁裔或西班牙裔客户合作、与原住民一起工作的美国原住民教练等）越接近，就越能被客户理解、支持、协调价值观。这是一种假设，相似的人可能会更好**相处**。但并非总是如此。即使教练和客户都来自同一民族，当教练对有关金钱、财务、住房所有权和其他特权方面的议论不太敏感时，阶级和社会经济差异也可能会在教练和客户之间造成巨大裂痕。我们确实需要更多能代表教练对象的健康教练。代表性至关重要。

什么是包容性？

多元化培训最终超越了早期时代的象征主义。如果包容性问题没有得到解决和积极支持，不同民族、能力和阶级的代表就是空洞的。

仅仅关注个人的归属动机并不能完全解决群体或社会身份如何在包容（和排斥）的动态过程中发挥作用。包容性是指成员如何提供方式，让每个人跨越多种类型的差异，参与、贡献、有发言权，并让他们感到是相互联系的、有归属的，所有这一切都不会让人失去个人的独特性，也不会让人放弃自己有价值的身份。

包容性包括认识、欣赏和利用多元化，以便允许不同文化和身份群体的成员——例如，跨越国籍、性别、年龄、能力、残疾、文化背景以及其他差异，在可能的情况下利用这些差异来实现共同利益（Ferdman，2010）。我认为，在许多教练谈话中，客户会这样说："*我不确定这份工作是否适合我。我只是觉得它不太合适。*"或者，"*是的，我开始接受瑜伽老师的培训，但我觉得我的风格对他们来说太不同了。*"在与不同背景的人共事时，我发现许多人很快就会察觉到社会排斥，并且会很快放弃目标。这就是教练帮助别人向更自信的旅程跨出的一大步；下一步则是成为一个向更具包容性的社会敞开大门的盟友。这一切都始于富有同情心的倾听和实践这些包容性行为。

什么是包容性行为？

- 提高你的倾听技巧。
- 发现并适应你在不同员工中会遇到的各种不同的倾听行为。
- 认识并调整自己的倾听技巧，以了解不同的观点。
- 以文化假设、认知和期望为基础进行倾听。
- 观察并监督自己的表达。
- 了解其他观点、工作方式、假设和需求。
- 鼓励其他人也这样做。
- 乐于询问一些关于术语、发音等方面的问题。
- 坦诚地询问自己是否冒犯了对方，并且要了解如何在将来避免此类行为。
- 要求对方明确目标、方向和指示，以确保达成共识。
- 必要时改变参照系。
- 表明理解是相对的。
- 表现出对其他价值观、态度和信仰的同理心和理解。区分同理心和赞同。
- 灵活处理各种情况。做事情有多种策略。采用建设性方法管理冲突。
- 明确冲突中的问题，关注利益，而不是立场。
- 努力理解他人的观点。
- 表达对冲突的不同文化假设和对处理冲突的不同方法的理解。
- 建立一种合作（双赢）的解决问题的方法。

如何与客户进行多元化的会谈？

多元化的对话或圈子，以及多元化的工作通常都始于陈述个人立场。好吧，让我们退一步。我的经验告诉我，在此之前，关于尊重的对话、不受干扰的倾听，以及从个人经验出发以"我"的视角进行陈述是很重要的。一旦这些到位了，就可以解决立场问题。

立场是对你所处的位置的描述，表明你是如何来到这里的，你说话的视角是什么。

你首先要识别你的许多"自我"、身份、特权和成就。以下是我的例子：

- *我是一个中年女性，在芝加哥郊区长大，父母是从爱尔兰和意大利移民过来的。*
- *我很荣幸能够获得博士学位。*
- *作为研究生院的教授，我有幸在我的学科中得到了认可。*
- *一件困扰我的事是因为年纪大而没有人听我的。*
- *另一件困扰我的事是多年来我一直遭受职场性骚扰。*
- *我是一名注册护士及医学人类学家。*
- *我是两个孩子的母亲和两个孩子的祖母，很高兴我与所有人保持着密切的关系。*
- *作为一个不断学习多元化、公平性和包容性的人，我加入了这个小组，但我不是专家。*
- *我以谦卑和不断努力做得更好的经验为基础。*

然后你可以邀请教练团队中的其他人或你的客户介绍他们的许多"自我"。

研究健康差距和不平等

本章并不关注（也因为篇幅不足）具体描述各种群体所经历的大量的医疗卫生不平等和健康差距。我们建议读者阅读由美国疾控中心发布的《健康差距和不平等报告》（*Health Disparities and Inequality Report*），全面了解收入、教育水平、性别、民族、就业状况与美国人群健康状况的关系。这些报告中包括一些较大的健康差距：

- 2015—2016 年，成年西班牙裔（47.0%）和非西班牙裔黑人（46.8%）的肥胖率高于非西班牙裔白人（37.9%）；
- 2011—2014 年，成年非西班牙裔黑人的糖尿病患病率为 18.0%，西班牙裔成人为 16.8%，非西班牙裔白人为 9.6%；

- 2004 年，非洲裔美国人的总体癌症死亡率是白人的 1.2 倍。

在大型公共卫生事件突发期间，对任何卫生从业者、教育者或教练来说，当前的挑战是在传统医疗体系内受到较差照护或被完全忽视的群体中建立融洽的关系和信任，这些群体的问题是被慢性病的高发病率所困扰，经济条件使其不再需要居住在庇护所，而是能够自由地与公众互动，从事基本服务的低收入工作，乘坐公共交通工具，居住在人群密集的住宅区中。健康教练处于一种独特的信用地位，通过提供无条件的积极关注，将客户视为自我管理的代理人和自我生活专家，并相信客户的改变能力，同时保持所有的互动带有尊重和非评判性。

扩大对话：处理健康的社会决定因素

虽然解决健康的社会决定因素问题（保健、教育、住房、就业、粮食安全、环境、社会网络）通常是公共卫生、流行病学和社会工作的范围，但健康教练工具包中的工具需要扩充，包括教练这些问题的技能。你愿意从更广阔的视角来扭转长期存在的健康差距吗？这并不意味着你要学习如何为人们提供住房，而是意味着你要促进服务对象的技能，增强他们的信心，让他们追求更好的生活。教练方式提供了一种尊重的、同侪式的对话，启发而不是劝诫，避免仅提供建议或说教，而是以自己的同理心去引导客户，同时建立融洽关系并跟踪进展。扩展教练对话，积极支持客户与就业、教育、食品、住房和安全的严酷现实进行斗争，教练可能需要在调节情绪、保持界限和暴露脆弱的一面进行更多的培训和技能传授。以下"新一代文化能力水平"相关内容提供了拓展对话的策略。

健康教练的新一代文化能力水平

- 使用工具评估个人文化有效性（例如，美国国家文化能力中心测量自我识别能力目标的增长）。
- 检查无意识的偏见和判断性假设。
- 单独存放易泄露的信息。
- 详细了解关于客户文化背景的信息。
- 练习包容性的语言和信息表达。
- 从开放、好奇、敏感的不同视角引出问题。

- 学会进行困难的跨种族对话。

- 在积极倾听创伤或不公的故事时，培养自我调节情绪的技能；找到处理内疚、脆弱或内在优越感的方法。

- 从代表性不足的群体中招募和培训健康教练。

- 坦诚地听取反馈；真诚地道歉，主动提出弥补方法。

- 和那些看起来和你不同的人交朋友。

- 努力学习如何成为盟友并了解、倾听不同的声音。

- 参与终生学习和成长的过程，同时练习自我同情。

跨文化和身份的交流

下面的这份跨文化交流表（表 16-1）可以供你思考差异性、记录个人经验、进行自我教练。这绝不是人类自我认同的全部方式。这是一种挑战，让你可以识别某些群体的文化。当你对跨越差异进行对话越来越有信心时就会获取更准确的反馈。

你需要思考：

- 宗教虔诚度较高的族群可能更倾向于使用祈祷而不是正念冥想来减压。

- 中国、日本和其他亚洲国家的老一辈人可能不会表达出影响人际关系和谐的负面情绪，因此，教练需要细致地询问与家庭相关的不同的个人问题。

- 考虑交叉性，即客户拥有的所有不同的身份。

表 16-1　跨文化交流表（样例）

文化	交流方式（开放、包容、控制的程度）	什么被视为支持性的？	什么是被高度重视的？	期望的礼貌用语是什么？首选语言或术语是什么？	有家庭还是单身？如何尊重其隐私？	首选的联系方式是什么？问候和仪式是什么样的？
国籍						
中国人						
日本人						
越南人						

续表

文化	交流方式(开放、包容、控制的程度)	什么被视为支持性的?	什么是被高度重视的?	期望的礼貌用语是什么? 首选语言或术语是什么?	有家庭还是单身? 如何尊重其隐私?	首选的联系方式是什么? 问候和仪式是什么样的?
韩国人						
英国人						
德国人						
现状 / 安全性						
低收入的						
失业的						
住房安全						
食物安全						
能力 / 失能						
听力损害						
视觉损害						
发育性问题						
身体残疾						
神经多样性 / 多动症 / 孤独症						
学习障碍						
其他问题						

　　这个练习的另一个目的是让你思考：这些行为有多少主动性，我们每隔多久会无意识地这样做，并意识到它们是无效的。因此，除了泛泛而谈之外，怎样才能与来自不同背景的客户进行有效沟通呢？

　　你可能会认为，在某些情况下，这些概括可能是适用的。例如，在公共卫生文献中，你会读到那些自认为是西班牙裔的人会更重视家庭包容性。一些研究表明，年长的西班牙裔男性可能会更加尊重卫生保健部门的权威。然而，认真研究健康心理学后，你会发现这些类型存在细微差别（Alarcon et al., 2016）。

密歇根大学的研究人员发现，尽管年长的西班牙裔男性对医生和传统权威人物更加顺从，但西班牙裔女性却有所不同。研究人员发现，当她们的医生给她们建议时，这些女性看起来同意医生的意见，但一旦她们回到自己的社区或家庭，她们的依从性远远低于男性，甚至低于其他种族的女性。因此，就所有西班牙裔人对传统的卫生保健提供者的信任度下定论，这样做是武断的、没有根据的。一位专门为不同种族、服务缺乏和边缘化社区提供教练服务的教练在与不同文化背景的客户合作时，提供了最佳经验法则，贝尔玛·冈萨雷斯（Belma Gonzalez）说："只要礼貌、真诚地询问，不要做任何假设，当你试图真实、支持性地进行接触时，人们通常会理解你。"

关键点

学习与不同背景的人有尊严地交流，最好是在方便的时候对话，这样你会意识到每个人都会犯错误，在坦诚的了解过程中，你并不会受到太多攻击或变得愚蠢。

疏离感和不适感一旦被表达出来，实际上会引发对话，从而产生一种归属感，而多元化教练的促进可能对这种转变起到至关重要的作用。

最后，如果我们对彼此的了解浮于表象，我们将永远不会理解、成长或发展智慧和同情心。当你为一个人提供关爱性的、以行动为导向的综合教练时，你就会从狭隘的视角转变为文化上广阔的、丰富的和获益的视角。世界上许多地方的社会文化会使你感到人类大家庭的文化多样性就像自然界的生物多样性那样丰富。当我们学会并肩发展时，我们会做得更好。大家对这一原则的赞同以及与不同人群合作的能力不断提升，会带来更加包容和公正的未来。

反思练习

在与不同背景的人一起工作时，你有过哪些经历？你如何处理事情？你可以使用哪些资源？

当一个客户不能接受他人的差异性时，你会如何处理？

为了发展和实践你对多元化的承诺，你会做出哪些努力或参与哪些培训？

你如何看待生活在多元化世界中的自己？

你所认同的多元社会、文化、经济身份是什么？

第 17 章

为你的教练生涯做准备

完成本章后，你将能够：

- 在多个行业背景中定位教练职业。
- 制订整合健康教练技能的营销计划。
- 展示如何与卫生保健团队沟通。
- 描述如何保证教练记录和进度记录的保密性。

作为一个新兴领域，健康教练可能是近50年来进入卫生保健领域的最重要的一环。正如我们多次提到的，整个世界，不仅仅是美国，都需要能够促进生活方式改善的专业人士。慢性病的全球流行有力地证明了人们对健康教练的巨大需求。

公共部门（学校、政府部门、社区机构）或保险公司的大部分健康教练和健康计划将重点关注导致美国人年死亡率超过50%的4种不良行为，包括久坐的生活方式、吸烟、营养不良和过度饮酒。在大多数公共资助项目中，教练需要解决这4种行为。整合健康教练坚持将注意力从这4种高风险行为扩展到健康的社会经济决定因素上。

健康教练的工作机构有哪些？

- 保险公司
- 疾病管理公司
- 企业健康计划
- 保险经纪公司
- 人力资源部门
- 卫生保健系统
- 独立医疗机构
- 个体企业

- 公共部门（地方卫生部门、非营利组织、免费或低成本诊所、社区卫生服务中心）
- 社区娱乐中心
- 健康俱乐部、健身中心、水疗中心
- 老年中心、老年公寓、疗养院
- 学校健康中心

健康教练可以通过与卫生保健人员有效沟通，激发期望，并发送健康目标实现的进展报告，担任卫生保健人员之间的联络人，他们专注于患者照护的不同方面，如物理医学、心脏病学和初级卫生保健。健康教练还可以通过确定其他社区资源，联系机构和娱乐项目来提供帮助，这些机构甚至可能不知道彼此的存在。这些行动将教练网络扩展到了专业保健人员以及具备健康倡议和运动项目的地方机构组织之中。

健康教练提供服务的时候需要始终保持一种开放的心态。当你制订计划让别人积极参与讨论时，你就是在利用公司、学校或诊所对集体健康的各种兴趣。人们明白他们需要把健康和保健作为日常的优先事项，但他们通常没有计划或策略来实现这一点。健康教练为客户提供服务，也提供了设计和实施健康计划的个人网络，这些构成了一个强大的团队。安排时间与一群志趣相投的健康专业人员集思广益，他们希望与你建立网络，提供从疾病管理、办公室按摩到愉快的减压项目等服务。

健康保险公司

目前，大型健康保险公司可能是最需要健康教练的地方。他们的工作要求多种多样，从确保客户遵循自我照顾目标的简要电话教练、药物提醒和降低健康风险的提示，到更精细、功能更强、涉及慢性病管理的技巧教练。当教练在疾病管理公司工作时，他们负责让患者参与治疗过程，旨在改善结果。一对一的教练已经被证明可以提高对医疗管理、处方药和自我健康管理的依从性和坚持度。健康教练可以帮助客户减少不必要的检查和急诊费用，以进行更适合初级卫生保健系统的检查和流程。

根据保健工作组（WorkCare Group）的定义，教练应该学习如何在知情同意下做出医疗决策。这些包括：输入（我的问题是什么？）；需要（为什么我需要做这个测试？）；事实调查（我在哪里可以了解更多关于我的问题的信息？）；选择（我的选择是什么？它们的相对收益、风险和成本如何？）。乔治·普菲弗在其他企业健康促进工具中教授这个模型，帮助个人更好地控制他们的健康决策，并为组织提供培训和技术，以支持明智的消费者行动。

健康保险经纪公司

保险经纪公司是为大型企业雇主提供医疗保险政策、福利计划、养老金和退休基金以及员工援助方面计划的中型咨询公司。他们的作用是"代理交易"——找到更好的价格，协商条款——所有这些费用都可能是项目总成本的一部分。例如，基根联营公司（Keegan & Associates）是负责监管公司健康项目的保险经纪公司。

好健康（Bravo Wellness）是一家赢得了全美关注的经纪公司，公司总部位于美国俄亥俄州雅芳市。它采用了三管齐下的方法来激励员工参与公司的健康计划：

- 关于健康生活方式及其益处的教育
- 参与健康计划的经济激励
- 社区支持和角色榜样以维持承诺

好健康采用以下的声明和统计数据来教育成员。作为一名向潜在客户推销健康服务的教练，你可能会发现这些方法很有用。

工作场所

尽管我们很多人都希望看到私营部门的工作场所雇佣更多的健康教练，但只有员工超过 5 000 人的公司才会为自己的员工提供健康教练计划。大多数公司与健康保险经纪公司或保险公司签订合同，为员工提供健康教练服务。WellCall 是一家为大型保险公司和企业提供健康教练服务的健康倡导公司，另外还有 Vida、HingeHealth、Aware、Joyable、Better Therapeutics 等。当健康教练直接为公司工作时，他们通常是通过人力资源部门或健康计划组织起来的。

学校

这些学校包括幼儿中心、小学、初中、高中、学院及大学，这些学校承认健康是所有学习努力的基础。健康教练服务进入学校通常是与县或市支持的学校项目一并完成的。

健康数据

"与生活方式有关的慢性病占全国医疗费用的 75%。美国疾控中心的 11 项独立研究表明，工作场所的健康项目可以显著改善员工的健康状况。"
——美国疾控中心，《慢性疾病概述》，2007 年

"53% 的美国成年人认为，要求那些生活方式不健康的人为他们的医疗保险支付更多的费用是公平的。这比 3 年前的 37% 有所上升。"——《华尔街日报》，哈里斯互动民意调查

"医疗费用正以惊人的速度飙升。因此，在过去 5 年里，企业的医疗保险费用增长速度快于通货膨胀近 5 倍，快于工资增长 4 倍。"——亨利·凯泽家族基金会，《雇员健康福利：2006 年年度调查》，2006 年 9 月 26 日

"美国主要雇主在健康计划中采用的健康激励措施越来越多，从 2007 年的 62% 增长到 2008 年的 71%。"——《劳动力管理》（*Workforce*

Management), 2008 年 9 月 16 日

　　"超重和肥胖的人患 II 型糖尿病、心脏病、高血压、关节炎、睡眠呼吸暂停综合征、胆囊病、呼吸系统疾病、脑卒中、子宫内膜癌、乳腺癌、前列腺癌、结肠癌、女性生殖健康不良、抑郁症的风险更高。"——美国心肺与血液研究所，2000 年

　　"美国雇主每年产生超过 1 960 亿美元的额外成本和因烟草使用而造成的生产力损失——平均每个吸烟者每天额外花费 15 美元，每年额外花费 5 445 美元。"——《吸烟造成美国医疗保健支出》(*Medical Care Expenditures Attributable to Cigarette Smoking–United States*), 1993 年

　　"实施一项健康计划可以大大减少与生活方式相关的健康风险因素，并提供显著的投资回报率。针对工作场所健康项目的研究得出的结论是，每投资 1 美元，总体效益成本比为减少医疗保健成本 3.48 美元，减少旷工成本 5.82 美元。"——《职业与环境医学杂志》(*Journal of Occupational and Environmental Medicine*)

　　"80% 的医疗支出是由 20% 的员工产生的。明年 59% 的高支出人口将来自今年的低医疗支出人口。"——弗里斯（Fries）、库普（Koop）和比德尔（Beadle），1998 年

卫生保健系统

对于那些选择在卫生保健机构工作的健康教练，例如，有执照的卫生保健专业诊所、医疗门诊部、医院门诊区，需要遵守 HIPAA 法规和掌握医学术语知识。

什么是健康保险流通与责任法案（HIPAA）？

巴斯蒂尔大学的自然疗法医生提出了以下关于 HIPAA 的建议。它也适用于在医疗机构工作的健康教练。由美国卫生与公众服务部（HSS）管理的 HIPAA 是健康保险流通

和责任法案，是 1996 年通过的美国联邦法律和法规，对医疗保健提供者、医疗计划和与医疗保健行业相关的企业具有监管作用。这些法律必须被遵守，否则可能会造成罚款和（或）监禁的严重后果。有 3 类法规，每一类都有不同的界限。

使用电子通信存储或传输关于患者的信息（包括账单、索赔、资格、实验室检测、医疗信息、医疗记录交换等）的医疗保健提供商或组织被视为"覆盖实体"。电子通信包括但不限于以下媒体：计算机数据库、磁带、光盘、电讯、传真、互联网及通信网络。因此，几乎所有的卫生保健提供者或组织都受到 HIPAA 法规的约束。有人认为这些法律只涉及联邦医疗保险系统的计费和其他问题，但事实并非如此。HIPAA 法规涉及个人医疗保健信息的所有电子存储和通信。

作为一名健康教练，如果你向医生传递或记录客户（患者）的任何信息，必须遵守HIPAA 规定。首要的也是最重要的是了解法规和具体要求。小企业没有必要花很多钱聘请顾问、购买合规工具或培训。在互联网上有大量非常有用的免费信息。此外，对于小型卫生保健企业来说，遵守 HIPAA 法规的成本不会很高。创建一组与 HIPAA 法规一致的政策、程序、表单和文档就可以满足大多数需求。

整合医学资源的健康教练

整合健康教练帮助医师和中心促进患者积极的行为改变。事实上，整合教练教练以公开支持的方式接受了循证补充和替代医学疗法，这也允许教练通过一系列复杂的选项进行高质量的协作和患者导航。

美国布莱威尔合作组织将整合医学描述为具有以下特点：

- 聚焦于以患者为中心的照护，关注整体、思想、身体和精神。
- 对患者进行教育和赋能，使他们积极参与自己的健康管理，并对自己的健康负责。
- 将西医科学与对疾病、治疗和健康的广泛理解相结合。
- 利用所有适当的治疗方法和基于循证的全球医疗模式，以实现最佳健康状态和疗愈。
- 鼓励建立健康服务提供者和患者之间的伙伴关系，并支持个性化照护。

专业健康保健组织和会议

● 美国国家整合健康教练委员会（NBHWC）

有关获得美国国家整合健康教练委员会认证的信息，见第 2 章。

● 美国国家健康研究所（NWI）

NWI 成立于 1977 年，旨在为健康促进和健康专业人员提供优质的资源和服务，促进职业和个人成长。这一使命继续推动了 NWI 的发展，并按时进行一年一度的全美健康协作会议，这是一个在健康保健方面备受赞誉的专业会议，提供在线研讨、会议记录、改进措施和合作网络，为工作场所健康专家和工作场所健康经理提供认证。

● 美国健康委员会（WELCOA）

美国健康委员会总部位于美国东北部奥马哈市，成立于 1987 年，是一个全国性的非营利性会员组织，致力于为所有美国人推广更健康的生活方式，特别是通过在工作场所开展健康促进活动，为健康管理人员提供有用的技巧和资源。

● 整合健康医学研究院（AIHM）

整合健康医学研究院是一个全球性的跨专业的整合健康协会，致力于改革卫生保健——身体、心理、精神、社区和地球。自 1978 年成立以来，AIHM 一直是整体化社区的领先专业组织。

● 健康促进的艺术与科学会议

健康促进和保健领域专业人士的年度高级别会议，参加人员包括健康经理、主管、雇主、雇员福利计划负责人、保险公司。

● 健康保健研讨会

为服务不足的人提供整合医学服务。

雇主们在寻找什么样的人？

下面是一个大学医院招聘健康教练的例子。

健康教练

家庭和社区医学项目

全日制

59708BR

职务概述

健康教练已经成为一种有效的模式，以改善慢性病的管理，包括心血管疾病、糖尿病、慢性阻塞性肺病或哮喘，特别是对低收入和处境不利人群。健康教练可以潜在地解决一些循证照护的障碍，包括获得照护机会有限、照护协作不佳、对卫生保健系统不信任和缺乏参与、错过预约、对治疗依从性不足以及患者与服务提供者之间的沟通不足。

健康教练可以作为患者及家属的非临床资源及联络人，在整个住院和就诊期间提供个性化支持。健康教练在这一运作系统中拓展专业知识，以解决跨部门的问题。

健康教练将与肺病专家和患有慢性阻塞性肺病、哮喘或睡眠呼吸暂停综合征的患者密切合作，以探索健康教练促进肺部健康管理的可行性和潜在影响。个人将在就业之初接受广泛的培训，以获得用个性化的方式与患者共享信息所需的知识和技能。健康教练将和呼吸科专科护士一起工作。工作职责包括审查患者记录，收集相关数据，接待转介患者，协助患者进行慢性阻塞性肺病和哮喘的基础健康教育，咨询呼吸系统专家，并对患者进行跟踪，包括安排初级卫生保健医生及接受专家指导。

健康教练将作为研究团队的代表，与健康中心的临床医师、工作人员和患者进行互动。健康教练将以专业和友好的方式与来自不同背景的利益方和合作伙伴进行互动，并识别和区分不同文化背景的人群。健康教练作为一个团队成员，需要在不同的调查人员和同事之间担负不同的职责。健康教练需要有组织地行动以满足项目的最后期限。

部门描述

初级保健卓越中心（Center for Excellence in Primary Care，CEPC）为促进区域、国家和国际各级初级卫生保健机构的转型而服务。CEPC通过开发、测试和培训各家服务机构的实践转型，以及创新初级卫生保健及补充服务模式来开展研究和评估。

美国加州大学旧金山分校家庭和社区医学系的使命是在患者照护、患者教育、研究、倡导和社区赋能方面进行卓越与创新的探索，从而提升人们的健康水平。我们致力于建设一个公正平等的社会，同时我们也认识到健康与疾病是由人们的环境所决定的。家庭和社区医学系因其在初级卫生保健和社区卫生领域的开创性研究项目而获得全美认可。该系在旧金山总医院有大量的教学、研究和临床项目工作，占整个家庭和社区医学系项目活动的一半以上。

所需资格

- 相关专业本科学历，1 年以上相关工作经验，或同等工作及培训经验。
- 具备流利的西班牙语阅读、写作和口语技能。
- 具备数据收集、汇编和分析技术知识。
- 熟练使用 Microsoft Word、Excel、Outlook 等 Windows 操作系统软件。熟悉各职能部门使用的计算机系统和软件。
- 掌握理解和评估患者情况的技能，提供教育与所需资源的联系。具备解决问题的实用知识。
- 愿意学习医学术语、患者隐私标准、临床工作原理和以患者为中心的沟通技术。
- 具备良好的口头和书面沟通能力。
- 能够在快节奏、高要求的环境和适当的监督下独立工作；能够同时管理和监督多个项目。
- 具备良好的人际关系和客户服务技能；交际能力强，有较强的组织能力；能够在压力下保持冷静，并进行合理的判断。
- 能够在旧金山市内和附近的社区站点之间执行出差任务。
- 能够并愿意采纳弹性工作时间制，包括工作日晚上和周末。

注意：需要进行身体健康检查。

优先资格

- 经认可的医疗助理培训课程结业证书。
- 至少 6 个月的服务健康资源缺乏或处境不利人群的经历。
- 至少 6 个月的应对成人慢性阻塞性肺病（COPD）或哮喘的工作经验，以帮助他们管理自己的慢性病。

- 至少 6 个月的电子医疗记录系统工作经验，以审查患者记录，识别医疗护理差距，并在医疗护理团队成员之间进行沟通。

- 部门组织的工作知识和经验。

关于加州大学旧金山分校

加州大学旧金山分校（UCSF）是一所领先的大学，致力于通过先进的生物医学研究、生命科学和健康专业的研究生水平教育，以及卓越的患者照护来促进世界各地的健康。它是加州大学 10 个校区系统中唯一的专门致力于健康科学的校区。我们汇集了世界上几乎所有卫生领域的顶尖专家。这里有 5 位诺贝尔奖得主，他们推动了癌症、神经退行性疾病、衰老和干细胞的认知领域发展。

值得骄傲的价值

加州大学旧金山分校是一个由掌握多种技能和才能的人组成的多元化社区。我们希望应聘者具有丰富的工作经验和社区服务经验，能够为我们的职业精神、尊重、正直、多样性和卓越做出更多的贡献，这也是我们值得骄傲的价值。

除此之外，UCSF 还致力于公平——无论是在我们提供护理的方式上，还是员工队伍方面。我们积极推动建立一个更加多元化的社区，培养一种欢迎和支持的文化，为具有文化素养的教育、发现和患者照护提供不同的想法。

同等就业机会

加州大学旧金山分校遵循机会平等原则。所有符合条件的申请人都将获得就业考虑。

预计工资范围

根据经验和学历，18 ～ 43 美元 / 小时或 2 983 ～ 7 566 美元 / 月。

维护客户记录（非正式的私人笔记）

随着你对客户的了解，你可能会想要记下他们目前的健康习惯。如果你是私人健康教练，在教练关系中并不一定要有记录表格，但有些教练喜欢记录他们的客户在追求更为健康的生活方式上的成功。这种记录在教练中并不常见，其原因有两个：①实现和超越目标的问责严格来说属于客户负责范围；②正式的记录是具有执照的职业性记录。目前没有要求教练处理此类文件。然而，教练职业的道德准则是一个动态的工具，健康教练的专业化可能很快就会改变这种情况。

对于那些在保险公司或卫生保健系统工作的健康教练，由公司或组织来决定正式的摄入量记录和进展记录。在这种情况下，教练必须遵守雇主的方案。

以下提供了一个例子，上一个教练开发了一个私人的"记忆的唤醒者"表格（表 17–1）来跟踪她的众多客户的信息。并非所有这些类别都能吸引你。你可能会觉得一些信息不妥当或不重要。

请务必对这些信息保密。如果它存储在与他人共享的计算机上，请将它加密。如果文件是以纸质文件的形式保存的，应将文件锁在一个只有你一个人能接触到的柜子里，并将副本提供给你的客户。

表 17–1　客户信息记录表（样例）

姓名：	最初状态	结果
年龄		
教练联盟的开始		
联系方式		
职业		
近期健康习惯		
锻炼		
体重		
饮食 / 营养		
－ 纤维类		
－ 脂肪类		
－ 水果 / 蔬菜		
－ 非营养摄入		
－ 喜好 / 购物习惯		
－ 早餐		
压力管理		

续表

姓名：	最初状态	结果
血压		
安全 / 安全带 / 头盔		
疼痛（腰部，膝关节）		
酒精摄入		
医疗自我照顾 / 筛查		
社会支持		
家庭联系		
娱乐		
育儿 / 照护老人		
激励因素		

反思练习

制定一份生活方式问卷，将它作为你与医生及临床机构合作的"名片"。

询问医务人员希望你采取何种方式与他们核对患者行为改变的进展。

对你的教练技能进行自我审查并以公开的方式提供反馈。

附　录

附录 A

健康教练知情同意书

本人_____自愿参与健康教练计划，并承认我的整合健康教练是_____。我了解在我需要时可以通过致电_____或发送电子邮件至_____联系我的教练。

我理解参加教练计划的协议意味着：

我同意我的教练亲自或通过电话与我联系，进行约60分钟的初始会谈，然后进行___分钟的教练会谈，频次由我和教练协商。

我明白参加教练计划是自愿的，我可以在任何时候通知我的教练退出。

我同意整合健康教练不是咨询或心理治疗。教练是一个独特的过程，它利用了实现目标的策略。我的教练在此过程中发挥引导作用。如果我的教练认为治疗服务是必要的，我们可以讨论合适的转介方案。

我明白我的职责是按时完成所有的会谈，如果发生不可避免的冲突，我会至少提前24小时打电话重新安排时间。

我明白教练服务是一个支持性的、综合的过程，其目标是实现健康和幸福。我可以选择谈论的话题包括营养、饮食、锻炼、压力、时间管理、健康挑战、娱乐、工作目标或生活平衡。

我明白并同意，在寻求教练服务时，我像大多数人一样可能需要新的视角来实现我自己无法实现的目标。在这些情况下，我的教练可能会问一些试探性的问题或者将我推出"舒适圈"，这时我可能会感到暂时的不适。我同意我的责任是告诉我的教练什么有效、什么无效，并诚实地告诉他我希望他如何引导我。

我申明，我对我生活中的选择和决定负全责。

我确认我年满18周岁。

　　本人已阅读以上内容（或以上内容已向本人解释），同意参加整合健康教练计划并遵循指导方针。我将与我的教练一起协商教练会谈的次数并评估进度，以及在最后一次会谈时决定是否继续。本协议可经双方协议延长或终止。

　　保密性：基于伦理问题，我的教练在下面签名，确认他将对我分享的所有个人信息严格保密。唯一的保密例外情况是当教练有合理的理由相信存在严重伤害我或他人的威胁时，教练有义务将情况报告给相应的负责人。我在本协议上签名表明我知晓上述要求和意图，并了解本计划的详细情况。作为客户，我理解并同意，我对自己在教练会谈进程中的健康状况，包括我的选择和决定负有全部责任。

　　签名_____日期_____
　　（客户）

　　签名_____日期_____
　　（教练）

附录 B

决策平衡表

决策平衡表用来衡量维持当前行动方案的收益（优点）和代价（缺点）。

如果我完成这一改变并实现我的生活目标，对我个人和职业有什么好处？

实现我的生活目标的成本是多少？

我维持现状，不为实现我的生活目标而做出改变，又有什么好处呢？

我不改变和忽视我的生活目标的代价是什么？

维持当前行动方案的收益	维持当前行动方案的代价	进行改变的收益	进行改变的代价

　　这时教练是一位积极的抄写员，并以书面形式记录这些利弊。邀请客户查看清单，大声朗读出来，以便他们确认其准确性。然后，教练会促进讨论以在客户的回答中找到意义，并最终帮助客户就未来的行动方案做出决定。

附录 C

目标和行动计划工作表

　　该工作表根据其紧迫性、重要性和客户的相关优势对目标进行优先排序。**紧迫性**指的是我们感到迫切需要马上完成的事情。**重要性**是那些对我们非常重要，但并不需要立即采取行动的事情。**优势**提醒客户他们的内在资源将在这个过程中帮助他们。**支持、盟友**被证明是有帮助的。此外，应提前确定应急方案（变通方法）。

目　　　标#1 _____

紧　迫　性　高　中　低

重　　要　　性 _____

优　　　　势 _____

步骤编号	行动步骤	日期	问责制和跟踪	盟友和支持
1				
2				
3				

应急方案（变通方法） _____

目　　　标#2 _____

紧　迫　性　高　中　低

重　要　性 _____

优　　　势 _____

步骤编号	行动步骤	日期	问责制和跟踪	盟友和支持
1				
2				
3				

应急方案（变通方法） _____

目　　标#3 _____

紧　迫　性　高　　中　　低

重　要　性 _____

优　　　势 _____

步骤编号	行动步骤	日期	问责制和跟踪	盟友和支持
1				
2				
3				

应急方案（变通方法） _____

附录 D

健康转盘、营养转盘、压力转盘

健康转盘

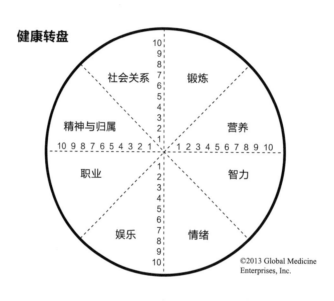

©2013 Global Medicine Enterprises, Inc.

营养转盘

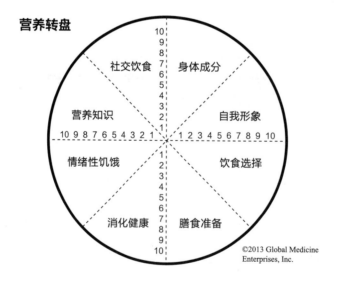

©2013 Global Medicine Enterprises, Inc.

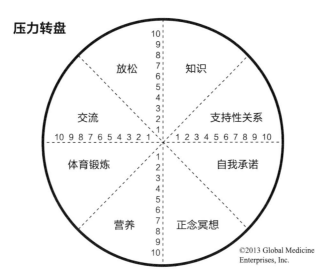

压力转盘

©2013 Global Medicine
Enterprises, Inc.

附录 E

de-stressors 减压源

diabetes 糖尿病

pre-diabetes 前驱糖尿病

discrimination 歧视

Diversity, Equity, Inclusion（DEI）多元化、公平性和包容性

dopamine 多巴胺

E

Elicit-Provide-Elicit 引出 — 提供 — 引出

emotions 情绪

Emotional Freedom Technique（EFT）情绪释放技术

emotional intelligence 情商

empathy 共情

Enneagram 九型人格

external resources 外部资源

F

Feldenkrais 费登奎斯法

food pyramid 食物金字塔

G

Gestalt 格式塔

Global Wellbeing Index 全球幸福指数

Goal Planning and Action Worksheet 目标和行动计划工作表

guided imagery 引导想象

H

happiness 幸福

harambee 哈兰比，齐心协力

health insurance companies 健康保险公司

healthy plates 健康餐盘

heart disease 心脏病

Hierarchy of Needs 需求层次

high blood pressure（hypertension）高血压

HIPAA 健康保险流通与责任法案

human flourishing 人类繁荣

humanistic psychology 人本主义心理学

I

Illness-Wellness Continuum 疾病 — 全面健康连续体

immune system 免疫系统

Initial Session Template 首次会谈模板

insurance brokers 保险经纪公司

integral health 整合健康

internal strengths 内在优势

International Coaching Federation（ICF）国际教练联合会

Interpersonal Neurobiology 人际神经生物学

intuition 直觉

J

job task analysis 工作任务分析

L

Lifestyle Medicine 生活方式医学

locus of control 控制点

Logotherapy 意义疗法

M

mental health counseling 心理健康咨询

Mental-Emotional Well-being Self-Assessment 心理 — 情绪健康自我评估

metacognitive process 元认知过程

microbiome 微生物群

mindfulness 正念

Motivational Interviewing 动机性访谈

Myers-Briggs Type Indicator（MBTI）迈尔斯 — 布里格斯类型指标

N

National Board for Health and Wellness Coaching（NBHWC）美国国家整合健康教练委员会

National Center for Complementary and Integrative Health（NCCIH）美国国家辅助和整合健康中心

National Wellness Institute 美国国家健康研究所

Naturopathic Medicine 自然疗法

neurodiversity 神经多样性

neuroplasticity 神经可塑性

nonviolent communication 非暴力沟通

O

Ongoing Session Template 后续会谈模板

open-ended questions 开放式问题

optimism 乐观

P

Patient Activation Measure（PAM®）患者积极度量表

personality 人格

positive psychology 积极心理学

precontemplation stage 前意向阶段

preparation stage 准备阶段

presence 临在

preventive health 预防保健

Psychoneuroimmunology（PNI）心理神经免疫学

Q

Qigong 气功

R

reframe 重构

registered dieticians 注册营养师

Relational Cultural Therapy 关系文化疗法

resilience 心理韧性

resting heart rate 静息心率

righting reflex 翻正反射

roll with resistance 顺应阻抗

S

Salutogenesis 健康本源学

scope of practice 执业范围

self-awareness 自我意识

self-care 自我照顾

Self-Determination Theory 自我决定理论

self-directed learning 自我导向学习

self-efficacy 自我效能感

self-inquiry tools 自我探询工具

sleep 睡眠

Social Cognitive Theory 社会认知理论

somatic education 身心教育

strengths 优势

stroke 中风

T

tai chi 太极

target heart rate 靶心率、目标心率

tracking progress 跟踪进展

traditional Chinese medicine 传统中医

Transtheoretical Model 跨理论模型

U

unconditional positive regard 无条件的积极关注

V

visualization 可视化

vulnerability 脆弱性

W

well-being 幸福

wellness wheels 健康转盘

World Health Organization（WHO）世界卫生组织

附录 F

团体教练基本要素

什么是团体教练？

团体教练是指在一个由 6～9 人组成的团体中，通过个体教练中的基础技能，运用对话驱动式的方式，最大限度地利用团队集体的洞察力以实现特定目标。团体教练需要一个安全、信任的氛围，建立这种氛围需要与一对一教练中建立信任和融洽关系一样的专注。团体教练领导者利用团队成员的见解和经验，为每个团队成员的利益提供帮助。

谁适合参加团体教练？

通过评估两个因素来确定是否适合参加团体教练：

• 潜在参与者是否有自我意识并能够将这些反思对外表达？换句话说，如果个人在社交场合中表达困难，那么对于团体来说可能是尴尬和困难的情况。这个人更适合进行个别教练或治疗。

• 这个人是否能够对反馈做出响应？是否能够在听取反馈时不回避、不妨碍或敌对？你是否不需要花费大部分时间来处理他们的情绪状态？

如果对于任一问题的回答都是明显的"不"，那么可教练度指数就低。他们很可能最好进行私人教练或治疗。

团体教练与个体教练有何不同？

团体教练领导者同时教练团体和团体中的每个人。这是一个艰巨的任务，对吧？所以，关键在于创建合适的空间，让团队成员真正学会互相教练。这些发生在教练领导后：①设定教练对话的范例；②学习带着尊重倾听、非评判性和好奇心；③建立相互尊重和深度倾听。

责任感可以由团体共同承担，也可以仅针对个人。议程是由教练和团体共同制定的，而不是由个体制定的。目标由个体和团体共同设定。参与者因个人目标、专业目标或兴趣而聚集在团体中。团体教练适用于健康问题、过程目标、专业工作团体、技能开发和生活转变。

团体教练与团体培训有什么区别?

在团体教练中,个体在团体环境中努力实现个人和专业目标。整合团体教练中的价值观与个体教练类似:鼓励反思和诚实,尊重脆弱性和扩展性,知道失败是学习的一部分,愿意接受新的观点。教练团体的成员对于以个人的能力、技能或个人成长为目标的发展负责,这在团体培训形式中可能不是必要的。

典型的团体培训(有时称为团体教练)涉及学习如何共同努力实现某些目标或提高生产力,以实现更高效的团队表现,例如需要协调角色和行动以共同完成组装过程的工厂工人,或者一组进行太空行走协调训练的宇航员。该价值观包括团队合作和协作决策,结果是基于团队而不是个人的。培训被认为具有大量需要由教师或领导者分享的内容,具有明确定义的目标,通常有一套既定的协议和学习标准。

然而,教练过程要求每个成员对其学习方式和应用知识负责,并采取可衡量的方式进行反思、发展洞察力、检验发现和见解、采取行动,并记录自己的个人进展。在团体教练模式中的进展速度可以被个体追踪,不需要像上述例子中需要的精度和凝聚力一样的对齐度,例如在装配线工人和宇航员中所需的对齐度。一个致力于职业增强的教练团队可能服务于许多不同的能力水平、教育背景和广泛的选择。

教练和促进团队有什么区别?

当涉及与团队合作时,教练和促进团队的技能有很多共同之处。促进者会在会谈开始时引导团队获得关于内容主题、讨论框架、期望的结果以及团队如何进行自我管理的共识,这通常被称为行为准则的基础协议。这个促进过程所涉及的技能类似于教练技能:积极倾听、支持和建立关系、澄清、拓宽视角、重构、总结、管理进展、处理障碍和建立维持参与性环境的能力。

假设你正在促进一个团队的合作,该团队有意提升并发展某些能力,如如何不再拖延。团队合作可能会像这样开展:9 名成员中的 2 名开始讨论一些在规定时间内完成任务的小技巧。还有人说她不认为拖延是一个问题，她意识到自己正在不知不觉地工作，并以不同的角度看待整个话题。更多关于工作期限的优缺点的想法开始涌现出来——有关创意过程、在压力下工作、大脑恢复时间等。另一个人开始获得更多的洞见，他从这种集体分享中受益，第一次开口发言。团队开始发挥自己对"及时完成任务"这一主题的智慧。其他人正在建立如何应用之前建议的新连接。然后转变发生了。教练领导人发现团队正在自己教练——这是团体教练的最高境界！他们正在讨论，以不同的视角看待问题，并获得新的洞见、想法和不断发展的智慧……很多事情正在发生。现在轮到教练领导人来捕捉、总结和提问：

- 什么？*你学到了什么？*
- 那又怎样？*那次学习、那个见解有什么意义？*
- 现在怎么办？*既然你有了这个见解，你计划怎么做？*

教练中的"现在怎么办"提示了团体教练会谈之间的家庭作业内容。

除了核心教练技能之外，团队还需要哪些技能？

除了核心的教练技能之外，您需要掌握个体教练和团体教练的技能。就像在格式塔训练中所说的那样，您需要同时从两个角度看问题：关注个人成长，关注团队作为其自身生活的整体社会系统的出现。在本书中提供的所有知识和技能之外，您需要具备以下额外的技能：

- 知道何时承担责任。为每个人的议程和团队议程提供空间。这要求您维护团队和谐，并在愿景、目标、计划和问责制方面取得有意义的进展。
- 必要时打断。您需要指出"即时"的学习和发现。
- 熟练掌握欣赏式探询技巧。关注杯子半满的一面并挖掘积极性。
- 计划适当的团队流程。掌握多种练习方法以增加团队能量，当团队活力下降时，学会解读团队能量和动力。
- 以友好的方式表达坚定的态度。学会邀请那些喋喋不休的人休息稍作停顿，或者听得更多；学会邀请那些没有发言的人参与或加入。
- 创建并维持一个充分参与、有吸引力、促进成长的公平竞争的环境。
- 为每个成员和整个团队培养自我意识。
- 展现具有同理心和勇气的教练形象。

- 促进每个成员的改变过程；记住每个成员的改变看起来都是不同的。

- 创建一个安全和信任的环境。

- 引导团队讨论适当的主题和预期的结果。

- 继续培养您的专业促进能力。

- 展示专业的态度和强大的教练对话。

- 号召团队探索。这个团队环境对于帮助人们以不同的方式看待某些事情有什么作用？

- 号召团队采取行动。这个社交环境对于帮助成员建立新的联系、收集见解并从见解发展到行动有什么作用？

团体教练的好处是什么？

健康促进系统（Health Enhancement Systems）的研究报告称，"参加由 4～7 人组成的团体，成功的可能性几乎是孤身一人进行任何健康行为改变的 2 倍。"与孤立的个体进行行为改变的艰苦工作相比，自愿与团体或朋友共同行动的行为更容易成功。

团队成员之间分享的想法和见解非常丰富，通常超过了一对一教练中所发生的事情，因为众人的智慧胜过个人，特别是在解决问题或拓宽视野方面。此外，当有人在下一次会谈之前宣布要执行某项行动时，他们不仅对自己的教练做出了承诺，而且对整个团体做出了承诺，这种额外的公开声明会对许多人产生影响。团队成员还会将彼此作为资源，形成团体之外的联系。他们开始看到其他学习方式的优点，并从尝试新事物中受益。其他时候，他们受益于看到他们的"困境"被其他人分享，并且在幽默和轻松的氛围中允许挫折感转化为自我接受。克服恐惧和脆弱性是缺乏信心采取行动的人的主要挑战。在适当的引导下，团队成员可以极大地支持某人采取初步行动。

团体教练的其他好处包括：节省时间，节省金钱（成本效益），可扩展性，更广泛地影响团体的变革，可以帮助文化变革和挑战并提高组织的留存率。由于在个人层面上很难进行改变，对团体的忠诚可能有助于个人更长时间地坚持改变过程，并通过改变习惯获得长期成功。

教练们最常提到的好处之一是可以更有效地利用自己的工作时间。他们还报告说，团体教练非常适合于：

- 领导力发展

- 健康地应对慢性健康挑战

- 减轻压力，找到更多快乐

- 建立心理韧性，通过改变茁壮成长

- 开始并坚持健康的身体活动

- 彻底改变饮食以获取饮食乐趣和活力

- 从同辈中学习

- 听取各种可能性，以推进目标或行动

- 避免被告知该做什么（只会引起阻抗）

- 创建社区感并从同辈中获得支持

- 了解团体能量和思想，利用洞见

- 感知"我不是一个人"；增强包容性和归属感

- 在团体中学习实践情商的基础知识

- 在团体中学习沟通技巧

如何为团体教练设置议程？

尽管团体可以共同创建议程，但是将团体团结在一个共同的主题下会更有用：例如，*这个团体致力于Ⅱ型糖尿病患者的健康生活*。一个团体计划可以解决压力、工作与生活平衡或职业发展等问题。一旦团体被一个共同的主题团结在一起，开放讨论中就会出现一些特定的价值观和达成目标的策略。

始终要问：在我们讨论这个主题时，你们想讨论哪些具体的话题？因此，即使一个中心主题（慢性疾病患者的健康生活）将所有人聚集在一起，团体仍然通过澄清工作和价值观清单来设定议程。

团体教练中的基本流程是什么？

流程必须遵循结构，否则团体将无法获得必要的动力。

1. 开始时设定一个总体团体教练主题。

2.每次会谈开始时进行简短的签到。这可以定时进行，也可以简单到只是一个单词。这个阶段很重要，可以发现每个成员的心态和情绪。

3.将个体议程转化为团体议程。您可以通过要求成员就今天的主题陈述他们想要涵盖的问题来完成这一点。这些问题反映了他们个体的议程。将它们放在一起（记笔记！）将作为您的团体议程。在团体教练中，设定议程不同于确定总体主题——您可以在市场营销和定义任务时这样做。议程是针对每个会谈主题的即时解决方案。

4.确定本次会谈的**优先事项**。这将随着您倾听各参与者提出的各个议程而出现。当您一起考虑它们时，您必须决定哪些将为大多数成员在本次会谈中提供最大的利益和最大的好处。您的目标是为在场所有人提供最大的影响力。

5.提醒每个人（或第一次告诉他们）您的基本协议。为参与者探索空间，同时保持方向、灵活性、积极倾听和支持。

6.开场问题往往是：

o 第一次会谈：*关于这个主题和你的经验，你可以分享哪些故事？*

o 后续环节（下一环节）：*在过去的一周里，你对这个主题有什么体验？你最大的收获是什么？*

o *什么？那又怎样？现在怎么办？（发生了什么？那么，你学到了什么？鉴于这种学习，现在你对下一步的设想是什么？）*

7.开始提出有力的问题——通常是具有挑战性和开放式的问题。要耐心等待几个回答出现，对他们的勇气、渴望、乐观或其他出现的情绪予以认可。

8.培养相互激励的过程，但也要保持对团体系统层面的总体视角。

9.牢记教练的周期。激发愿景，关注优先事项，明确个人兴趣、现实步骤和目标。保持对自我负责的承诺。

10.锚定和总结团体学习。

11.要求对团体过程进行评估。

12.坚持承诺的时间框架。

13.强调家庭作业和下一次会谈的时间。

除了上文描述的过程外，教练们还有 4 种不同的风格：

1. 一对一风格：

有些教练喜欢在团队中遵循纯粹的教练模式。领导者将像平常一样与每位成员进行一对一的对话，而其他人则会倾听和观察。一旦领导者将对话扩大到更大的团体，他们就可以参与，但通常要等到那时。然后领导者与下一位成员进行互动（通常由一个问题来提示——*这个价值观在您过去的一周中是如何体现的？*）

2. 开放式教练模式：

教练领导人提出一个想法，然后促进一个类似于整体疗法的过程，在此过程中，讨论建立在参与者的想法和见解之上。如果这个团体的意图是基于积极心理学原理建立改变能力，领导者将试图发掘或激发采用新心态或健康习惯的动机。

3. 教学和教练模式：

在这种模式中，教练从教学开始，尽可能以交互方式进行对话，然后将其余部分开放给教练对话，从成员中引出他们的态度、信念、见解、阻力、障碍、成功以及有关采取某个提议的行动的想法。*在下周之前，你想试试其中一种领导力理念吗？*

4. 使用价值观清单：

什么价值观对你来说最重要？这个话题对你来说最重要的是什么？ 一个好的方法是把团队分成两人一组，让每个人写下其搭档在一起工作时表达的价值观。

当你们回到团队状态时跟进：你们的讨论中反映出了哪些价值观？

团队教练为每个成员提供了自我洞察的路径。尽管每个人都在听取和讨论相同的对话，但这些洞察对每个人来说都是不同的。这是因为团队共享的学习和发现会被个体利用。每个人都会通过自己的个人过滤器来处理对话，激活记忆并动摇他们的旧信念。例如，苏听到的内容会触及她的学习情感联系，她可能会在团队中退缩，感到受到了伤害。可以理解的是，另一位参与者卢对团队的自信、意志坚定、富有表现力的投入会让苏感到沉默。卢并非要让苏闭嘴，但他表达的热情、能量和支配性的语气对她产生了这种影响。教练领导者注意到了两者之间的这种动态影响。考虑一下，作为一名教练领导者，你会怎么做？你的第一反应会是什么？去解救苏吗？要求卢退让吗？始终保持教练思维，并提出战略性的问题。

在团体教练过程中，应该加入哪些附加特点？

与每个参与者进行预先访谈，以确定他们对团队的期望。

问：

- *你想从参与这个团体教练计划中获得什么？*

解释他们对团体的投资是参与过程的一部分。通常情况下，他们在团体中的收获会和他们所投入的一样多。只是作为一个被动的观察者，他们可能会感到沮丧，这可能会有碍于他们的目标。即使他们一开始有些害羞，他们也应该尽力参与并对自己负责。

团体教练中需要避免的主要错误是什么？

- 未关注破坏团体议程或使各个成员沉默的团体动态
- 未将见解和团体学习与实际行动联系起来
- 必要时未强调基本协议
- 陷入提供建议的误区
- 不相信团体过程
- 未进行重要的总结与分析：*什么？那又怎样？现在怎么办？*

1.*什么？* 团体教练的第一个阶段是理解"什么"。

- *你经历了什么？*
- *你做了什么？*
- *你对刚刚发生的事情有什么看法？*
- *你在本次团体教练的那个练习中或上周做的事情期间有什么感觉？*

2.*那又怎样？* 这是反思阶段。成员要反思过去一周发生在他们身上的事情或者在当前的团体教练会谈中回答一系列问题时自己的感受。这个*"对你来说那又怎样？"*的问题是团体教练的一个关键部分，因为人们需要在更深层次上参与到他们的经历中，并反思这一点，这样才能使教练与一种来了又去的体验区分开来。

- *对于你来说，那又怎样？*
- *你在那个练习中刚刚发现了什么？*
- *它与你的生活有什么关系？*

- *你的生活中可能发生了哪些变化或受到了哪些影响？*

- *你学到了什么？*

3.*现在怎么办？* 这是将学到的内容应用的阶段。现在你可以利用这个见解、这次学习做些什么？在这个关键的阶段中，领导者必须将这些见解与每个成员的实际生活和工作联系起来。忽略这个关键步骤是一个重大错误。你可以通过加强这个"现在怎么办"的部分来将一个普通的团体转化成一个强大、积极的团体。

- *现在，你能做什么不同的事情吗？*

- *在得到这些新的见解或学习后，你如何将它们应用到你的日常生活、家庭中？*

- *你需要采取哪些步骤来应用你刚刚发现的东西？*

如何管理团体中的干扰和阻碍？

如果干扰具有敌意且令所有成员感到不安：指出这种行为不利于团体目标或议程。要求该团队成员与您进行一对一教练。如果敌意仍然明显或可感知，则请他们离开。在单独会谈期间，确定其是否愿意合作并遵守教练协议中关于尊重对话的规定，然后再允许该成员返回团体。

如果干扰在当时是可以管理的：在任何团队中，紧张局势可能暂时升级，情绪激烈，但当你作为教练发言并打断对话时，要求每个人暂停一下，评估一下这个简单的行动是否能使"温度"下降。当你要求每个人都安静地呼吸一会儿时，应该会有镇静的效果。承认事情已经发生了变化，可能每个人都感到不舒服。承认有些人可能比其他人更不舒服，并邀请每个人（在心里）"为自己或他人提供一些自我同情，如果你愿意的话"。提醒成员遵守基础协议。接着问一个有关过程的签到问题。

接下来，通过在前几分钟采取控制来恢复对话。你需要树立一个榜样，展示如何回到开放、好奇、非评判性的对话。

问：

- *你现在需要什么？不需要大声回答。*

如果两个人之间存在紧张关系，问最困扰的人：

- *你希望我们了解你最珍视的东西吗？*

- *现在最重要的是什么？*

- *你对另一个人有什么要求？*

然后问另一个人：

- *你想分享关于你的最重要的事情吗？*

- *你在哪里发现了一些可以提高自我意识的模式？*

- *这种成长的自我意识如何指导你未来的行动？*

请记住，有些人最初在团体中可能感到不安全，但如果你首先为他们提供一些一对一的教练，让他们逐渐适应过程本身，他们就可以缓解进入团体教练的压力。还有些人则需要确保保密性得到保护，因此通常需要在每次会谈开始时提醒他们这一点。

什么样的人不适合团体教练？

那些害怕在团体中发言的人，除非他们希望在团体环境中克服这种恐惧并练习参与。

问：

- *你今天可以采取什么行动来扩大你的舒适区？*

同样不适合进行团体教练的情况包括：

- 那些极端独断、判断性的言论，无法通过您的积极要求和引导进行管理。

- 成员的敌意、欺凌或不断的打断。

- 未经请求的谈话、孤立、两极分化和三角关系的尝试。

你如何开发自己作为团体教练促进者的领导技能？

为了提高自己作为促进者的技能，您应该在团队环境中熟练掌握行动计划。可以组织小型会谈，将价值观和愿景联系起来，或者增强对行动的洞察力，然后引导讨论以加强人们为自己采取实际行动步骤的意识。确保每个人都在离开时感到一种积极的结束感。如果您认为有人退缩或被忽视了，可以进行一对一的跟进会谈。创建强大的会谈或课程评估。

在会谈结束时征求反馈意见：

问：

- *这次会谈对你有什么帮助？*

● *你希望增加什么内容?*

学会如何点燃一个变得陈旧或缺乏能量的团队的火花。如何开展一场充满活力的、参与性的对话,恢复热情和积极的冒险感和主动感?

要灵活实践。当出现停顿时,准备好工具、材料和练习,但如果有一些强大的动态正在推动团队,立即放弃原计划的练习。团队将具有自己的新生能量和生命力。当发生积极的事情时,请相信每个在场的人都能从中获得比您计划的练习更多的好处。

团体教练会谈之间应该发生什么?

家庭作业!练习!这在团体教练中非常重要。

团体教练可以有多种形式,例如:

● 每周 1 小时的持续会谈,持续数周

● 每周 2 小时的电话会谈,持续 1 个月

● 3 个晚上的强制出席会谈

● 持续 6 个月的会谈,可以请假缺席

鉴于以上多种形式,团体教练的领导者有很大的自由度来分配会谈之间的练习或家庭作业。

如何维持团体会谈的交流方式?

团体可以面对面、通过电话或网络程序来进行会谈。许多教练喜欢在网络程序中设置群组,以便团体内的小组可以在会谈之间就各种问题或主题继续支持彼此的工作。

如何推广团体教练?

潜在客户希望知道团体是否有效、他们花费的时间是否值得、其他人是否实现了承诺的效益、价格是否合理、是否能产生一致的结果,并且它是否为客户提供了一些感知价值。

开发您的推广材料:

● 教练计划的描述和主题

● 项目大纲或提纲

- 日程安排、时间、会谈时间和持续时间等相关信息
- 价格
- 推荐信或其他客户的评价
- 参加团体教练的好处

除本书内容外的推荐材料及相关参考资料可扫描二维码获取。

后记

　　自本书第 1 版发行以来，职业健康教练领域取得了惊人的进步。最显著的进步是由学术界的同行、健康专家和高级教练合作，在美国成立了第一个国家整合健康教练委员会（NBHWC），这一进步不仅带来了国家标准的出台，还带来了越来越多的令人印象深刻的研究；最重要的是，这为提高健康教练的质量提供了充足的信息和资源。本书的第 2 版试图收集这些辛勤工作和集体智慧的成果，以及我个人十几年来教授健康教练的经验。

　　我想感谢这些年来帮助我学习教练艺术和科学的人们。感谢我在加州整合大学的研究生们，他们让我重新认识了学习这一强大对话的必要性；也感谢我在美国国家整合健康教练委员会的朋友和同事们，我们一起探讨教练这个快速发展的职业的标准、定义，以及道德准则，尤其是凯伦·劳森（Karen Lawson）、露丝·沃尔夫（Ruth Wolever）、迈克尔·阿洛斯基（Michael Arloski）、玛格丽特·摩尔（Margaret Moore）、辛迪·舒尔茨（Cindy Schultz）、琳达·巴克（Linda Bark）、弗兰克·阿迪托（Frank Ardito）、琳达·史密斯（Linda Smith）、蒂姆·克莱恩（Tim Cline）、阿加塔·巴特勒（Agata Butler）、利 - 安·韦伯斯特（Leigh-Ann Webster）和尼科尔·波普（Nicole Pope）。我还要感谢安德鲁·韦尔整合健康教练中心的负责人，即洛奇·克罗克（Rocky Crocker）、莫利·伯克（Molly Burke）和凯伦·默卡多（Karen Mercado），他们就如何将整合视角纳入整合健康教练的过程中开展了丰富的讨论。感谢功能医学教练学院的桑德拉·谢恩鲍姆（Sandra Sheinbaum），她帮助我完成了"为处境不利人群提供健康教练"的章节。

与那些具有前瞻性的专业伙伴合作总是一件令人愉快的事，他们是健康促进策略的先驱，奠定了教练的基础，包括劳夫·梅特卡夫（Lauve Metcalfe）、乔治·普费弗（George Pfieffer）、迈克尔·奥唐奈（Michael O'Donnell）、杰克·特拉维斯（Jack Travis）和我的游艇漂流伙伴约翰·芒森（John Munson）。我很感激能有机会与美国退伍军人管理局健康教练的第一批领导者戴维·莱切纳（David Rychener）和他辛勤工作的团队成员马克·德勒西克（Mark Dreusicke）、坎迪斯·格雷戈里（Candace Gregory）、萨拉·里格斯特（Sara Regster）一起进行头脑风暴和展望梦想。我还要感谢我在加州整合大学的健康心理学同事梅根·利普塞特（Megan Lipsett），感谢她的友谊以及对健康教练未来的开阔愿景。我最亲爱的朋友南希·吉列（Nancy Gillette）是一名适应性体育教育专家，她制定了健身指南，并规定了水疗日和高尔夫球日，以此来激励我坚持下去。

最后，我要向许多心理学家、精神病学家和社会工作者致以衷心的感谢，他们建立了临床和研究基地，供大家借鉴和发挥，其中包括詹姆斯·普罗查斯卡（James Prochaska）、珍妮丝·普罗查斯卡（Janice Prochaska）、约翰·利文斯通（John Livingstone）和乔安妮·加夫尼（Joanne Gaffney），他们都是世界一流的人！

似乎"做了所有事"的医疗

我并不总是有那么多优秀的同事可以学习。20 世纪 80 年代末，一位心理学家转型为商业顾问（教练），他自称是"游艇心理医生"，只带"最富有的首席执行官"登上他在圣弗朗西斯游艇俱乐部的价值百万美元的游艇。我第一次听到这个消息时，他的工作是很艰难的。他帮助他们面对这样一个事实：身居高位是孤独的。尽管被他的浮夸风格所震惊，但我还是被他所说的教练与客户之间一对一的亲密联盟所吸引。

"这些高管不需要'修正'。他们只需要有人能够从不同的视角看待自己当前的境况，并指出哪里存在空缺，这样他们就可以走出困境，继续实现他们的战略目标。作为一名教练，我确保他们完成了所有的工作。"

我在重症监护和行为健康部门做注册护士已超过 25 年，习惯了"做所有工作"的医疗体系，也许他的陈述给我留下了最深刻的印象。当时，医学没有为共同决策或协作医疗留出空间。在过去的几十年里，患者（或客户）分担护理责任的理念不断发展，商界（而非医学界）首先将"教练"理念引入健康和治疗领域。目前，从质量控制到组织动力和领导力发展原则，为所有人的利益而共同努力的模式已经从商界转移到医疗保健领域。

在健康教育中，大多数降低风险和行为修正项目的主要内容都集中在以逻辑为导向的模式上，即向患者提供他们糟糕的统计数据，如身体质量指数（Body Mass Index, BMI）、血脂、阳性家族史，然后期望他们自己做出必要的生活方式改变。几十年来，人们一直希望这种"吓到他们，他们就会改变"的模式能够奏效，但如今，人们都变得更久坐、更肥胖，而且慢性病和慢性疼痛的发病率不断上升。

我帮助人们养成健康习惯的旅程始于我作为一名注册护士指导心脏康复的时候。我所在的团队在洛杉矶开设了美国第一家依托医院的健康中心。大约在同一时间，我与美国有氧体适能协会（AFAA）的一些杰出女性共创了第一个会员制健身协会，提供团体锻炼培训和认证，并创办了《美国健身杂志》（*American Fitness Magazine*），这是一本面向健康和健身专业人士的商业杂志。我参加了全国运动，成为美国国家健康研究所（National Wellness Institute, NWI）的董事会成员，然后成为 NWI 董事会的首位女性联席主席。作为一名健康记者，我主持了数以千计的新闻广播、电台节目和热播视频节目，来宣传健康和健身的理念。当我想到早期关于如何让患者在服药时"顺从"的谈话时，我感觉很尴尬。导致医生、护士和营养师职业倦怠的一个普遍原因是对让人们不断改变饮食习惯和锻炼感到沮丧。我知道我们和患者的对话中遗漏了一些内容，因此问责是不合适的。即使在今天，那些所谓的健康指导项目也只不过是建议患者听从服药医嘱和遵守预约时间安排。

行为改变：可交付的成果

在过去的"软硬兼施"的健康教育模式中，我们敦促人们为延年益寿的"奖励"而努力，避免加速衰老的"惩罚"。当他们没有达到我们的目标时，我们愤怒地埋怨自己。现今，医疗体系中需要一种新的职业——行为改变专家，该职业依赖于不断发展的行为改变理论。相信没有什么比可靠的理论更能支持你了。了解如何提高自我效能感和内在动机，以及如何帮助客户认识到这种改变，是一个将健康指导提升到专业水平的过程。

对我来说，深入了解教练过程改变了我的生活。我认为，如果你不从自身开始改变，就不可能成为一名健康、生活或商业教练。教练过程的核心，即"可交付的成果"，是火花，是触发思想、心灵、态度和信念改变的生成时刻。教练的首要宗旨是"如果人们相信自己能够解决问题，他们就会更有动力走上艰难的道路或改变消极的习惯"，这对客户来说是一种激励。

体育教练会说："你必须自己在比赛中多加把劲。"当你体验了很好的教练时，会出现一个宝贵的"啊哈！"时刻，那时你的眼睛发亮，姿势也随之改变。意识像电流一样辐射全身，客户被震撼了，因为她通过自己的努力找到了解决办法。但是，这并不总是在一瞬间发生的。有时，教练必须站在客户的立场，帮助他们克服矛盾心理和意想不到的障碍。

在这一过程中，那些接受过教练的人意识到：他们正处于期待已久的变化中，他们不再像过去那样思考或做事。一个不想要的习惯终于改掉了。韧性和自我导向的行动都值得庆祝，这些对于教练和客户来说都是丰富的体验。客户在转变时刻分享的感受，让教练们对这个帮助人们变得更好的高尚职业感到兴奋。

梅格·乔丹博士
整合健康研究专家
加州整合大学

内 容 提 要

　　教练技术作为后现代的行为改变方法，融合了脑科学、心理学、医学、组织行为学等学科内容。整合健康教练是一个帮助他人实现并保持健康生活方式的新兴职业。作为美国国家健康教练认证标准的制订者，美国加州整合大学的梅格·乔丹教授于本书系统阐释了健康教练基本理论技能、整合健康原则、道德准则、循证模型和实践工具。这本全面的健康教练培训教科书将帮助你掌握健康教练的基础理论和核心技能，了解疾病的预防、治疗和康复，为你的教练生涯做好准备。

图书在版编目（CIP）数据

　　如何成为一名整合健康教练 /（美）梅格·乔丹（Meg Jordan）著；骆宏，许维娜，武敏译 . -- 北京：中国纺织出版社有限公司，2023.6
　　（整合心理治疗书系）
　　书名原文：How to Be a Health Coach: An Integrative Wellness Approach（Second Edition）
　　ISBN 978-7-5229-0233-3

　　Ⅰ. ①如… Ⅱ. ①梅… ②骆… ③许… ④武… Ⅲ. ①保健— 教练员 Ⅳ. ①R161

　　中国版本图书馆CIP 数据核字（2022）第253757 号

责任编辑：关雪菁　朱安润　　　责任校对：王花妮
责任印制：王艳丽

中国纺织出版社有限公司出版发行
地址：北京市朝阳区百子湾东里 A407 号楼　邮政编码：100124
销售电话：010—67004422　传真：010—87155801
http://www.c-textilep.com
中国纺织出版社天猫旗舰店
官方微博 http://weibo.com/2119887771
北京华联印刷有限公司印刷　各地新华书店经销
2023 年 6 月第 1 版第 1 次印刷
开本：889 × 1194　1/16　印张：28.25
字数：500 千字　定价：138.00 元

凡购本书，如有缺页、倒页、脱页，由本社图书营销中心调换